实用全科护理技术

主　编　毛佩佩　郑谷一　刘丽芹

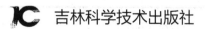吉林科学技术出版社

图书在版编目（CIP）数据

实用全科护理技术 / 毛佩佩，郑谷一，刘丽芹主编
. -- 长春 : 吉林科学技术出版社，2021.7
ISBN 978-7-5578-8348-5

Ⅰ．①实… Ⅱ．①毛… ②郑… ③刘… Ⅲ．①护理学
Ⅳ．①R47

中国版本图书馆 CIP 数据核字 (2021) 第 127702 号

实用全科护理技术

主　　编　毛佩佩　郑谷一　刘丽芹
出 版 人　宛　霞
责任编辑　刘健民
封面设计　长春美印图文设计有限公司
制　　版　长春美印图文设计有限公司
幅面尺寸　185mm×260mm
字　　数　300 千字
印　　张　13
印　　数　1—1500 册
版　　次　2021 年 7 月第 1 版
印　　次　2022 年 5 月第 2 次印刷

出　　版　吉林科学技术出版社
发　　行　吉林科学技术出版社
地　　址　长春市净月区福祉大路 5788 号
邮　　编　130118
发行部电话/传真　0431-81629529 81629530 81629531
　　　　　　　　　　81629532 81629533 81629534

储运部电话　0431-86059116

编辑部电话　0431-81629518

印　　刷　保定市铭泰达印刷有限公司

书　　号　ISBN 978-7-5578-8348-5
定　　价　60.00 元

编 委 会

主　编　毛佩佩（青岛市城阳区人民医院）

郑谷一（山东省宁津县人民医院）

刘丽芹（济南市莱芜人民医院）

前　言

　　当今世界科技飞速发展，临床医疗技术日新月异，不断有新理论、新技术、新方法问世。如何为服务对象提供高品质的服务，已成为广大护理人员面临的重要课题，尤其是整体护理的深入实施，更加要求护理人员具备广博的专业知识及熟练的操作技能。为了使护理人员在日常工作中能够进一步学习护理知识，特编写本书。

　　本书内容从临床实际出发，详细介绍了临床各科常见疾病的护理知识。全书语言简洁，内容丰富，侧重实用性和可操作性，力求详尽准确，可供护理人员及相关医务工作者参考阅读。全书由多位护理专家在总结自身临床经验并参考国内外相关文献的基础上精心编纂而成，在此，特别感谢编者们做出的巨大努力。

　　感谢所有专家和同道给予的鼓励和支持。书中若有疏漏之处，恳请广大读者及同道提出宝贵意见，以供今后修改完善。

目　　录

第一章　内科护理

第一节　慢性阻塞性肺疾病

慢性阻塞性肺疾病(COPD)简称慢阻肺,是全世界范围内发病率和死亡率最高的疾病之一,是一种常见的以持续性气流受限为特征的可以预防和治疗的疾病。这种气流受限呈进行性进展,不完全可逆,多与气道和肺对有害颗粒物或有害气体的异常炎症反应增强有关。此病与慢性支气管炎和肺气肿密切相关。当慢性支气管炎、肺气肿患者肺功能检查出现持续气流受限时,则能诊断为慢阻肺,如无气流受限,则不能诊断。

一、病因与发病机制

(一)病因

COPD 有关发病因素包括个体易感因素及环境因素两个方面,这两者相互影响。

1.个体因素

(1)遗传因素:常见遗传危险因素是 α_1 抗胰蛋白酶的缺乏,先天性 α_1 抗胰蛋白酶缺乏多见于北欧血统的个体,我国尚未见正式报道。

(2)气道高反应性:哮喘、特异性以及非特异性气道高反应性可能在 COPD 中起作用。

2.环境因素

(1)吸烟:是引起 COPD 的主要危险因素,吸烟时间越长,烟量越大,患 COPD 的风险越大。烟草中含有焦油、尼古丁等,能损害支气管上皮纤毛,使纤毛运动发生障碍,降低局部抵抗力,削弱肺泡吞噬细胞的吞噬、灭菌作用,易致感染,又能引起支气管痉挛,增加呼吸道阻力。

(2)职业粉尘、烟雾和有害气体接触:接触硅和镉可引起 COPD。接触其他粉尘的工人如煤矿、棉纺、谷物、某些金属冶炼等作业工人,也可认为是 COPD 的高危人群。

(3)感染:呼吸道感染是 COPD 发病和加剧的一个重要因素。目前认为肺炎链球菌和流感嗜血杆菌是 COPD 急性发作的最主要病原菌。病毒也对 COPD 的发生和发展起重要作用,常见病毒为鼻病毒、流感病毒、腺病毒及呼吸道合胞病毒。

(4)气候:冷空气刺激、气候突然变化,使呼吸道黏膜防御能力减弱,易发生继发感染。

(二)发病机制

尚未完全阐明,主要有炎症机制、蛋白酶-抗蛋白酶失衡机制、氧化应激机制以及在自主神经功能失调等共同作用下产生两种重要病变:第一,小气道病变,包括小气道炎症,小气道纤维组织形成,小气道管腔黏液栓等,使肺泡对小气道的正常牵扯拉力减弱,小气道较易塌陷;第二,肺气肿使肺泡弹性回缩力明显降低,这种小气道病变与肺气肿病变共同作用,造成慢阻肺特征性的持续气流受限。

二、临床表现与诊断

(一)临床表现

1.症状

轻度 COPD 患者很少有或没有症状,晨起咳嗽、反复呼吸系统感染、体力劳动时呼吸困难等应引起重视。

(1)慢性咳嗽:常为首发症状,初起咳嗽呈间歇性,早晨较重,以后早、晚或整日均有咳嗽。

(2)咳痰:一般为白色黏液或浆液性泡沫性痰,清晨排痰较多,急性发作期痰量增多,合并感染时咳脓性痰。

(3)气短或呼吸困难:是 COPD 的标志性症状。早期仅于剧烈活动时出现,后逐渐加重,以致日常活动甚至休息时也感气短。

(4)喘息和胸闷:部分患者特别是重度患者有喘息;胸部紧闷感通常于劳力后发生,与呼吸费力,肋间肌等容性收缩有关。

(5)其他症状:晚期患者常有体重下降,食欲缺乏,精神抑郁和(或)焦虑等。合并感染时可咳血痰或咯血。

2.体征

早期可无任何异常体征。随疾病进展,视诊可多见桶状胸,肋间增宽,呼吸幅度变浅,频率增快,触诊双侧语颤减弱。叩诊呈过清音,心浊音界缩小或不易叩出,肺下界和肝浊音界下降;听诊心音遥远,呼吸音普遍减弱,呼气延长,并发感染时,肺部可有湿啰音。

3.辅助检查

(1)肺功能检查:是确诊 COPD 的必备条件,也是判断持续气流受限的主要客观指标,使用支气管扩张药后,第一秒用力呼气量(FEV$_1$)/用力肺活量(FVC)<70% 可确定为患者存在持续气流受限,即 COPD。肺功能检查对 COPD 的诊断及估计其严重程度、疾病进展和预后有重要意义。

(2)X 线检查:早期可无异常,反复发作者可见两肺纹理增粗、紊乱等非特异性改变,以及肺气肿改变,如胸廓扩张,肋间隙增宽,肋骨平行,活动减弱,两肺野透亮度增加,横膈位置低平,心脏悬垂狭长。

(3)血液气体分析:如出现明显缺氧及二氧化碳潴留时,则动脉血氧分压降低,二氧化碳分压升高,并可出现失代偿性呼吸性酸中毒,pH 降低。

(4)胸部 CT 检查:CT 检查一般不作为常规检查,CT 检查可见慢阻肺小气道病变的表现、肺气肿的表现及并发症的表现,主要临床意义在于当诊断有疑问时,高分辨率 CT(HRCT)有助鉴别诊断。

(二)诊断

1.诊断

主要根据临床症状、体征及肺功能检查结合有无吸烟等高危因素史,并排除其他相关疾病,综合分析确定。肺功能检查见持续气流受限是慢阻肺诊断的必备条件。

2.稳定期病情严重程度评估

COPD评估的目标是明确疾病的严重程度,疾病对患者健康状况的影响,以及某些事件的发生风险(急性加重、住院治疗和死亡),同时指导治疗。

(1)症状评估:见表1-1-1。

表 1-1-1　症状评估

改良呼吸困难指数(mMRC 分级)	呼吸困难症状
0 级	剧烈活动时出现呼吸困难
1 级	平地快步行走或爬缓坡时出现呼吸困难
2 级	由于呼吸困难,平地行走时比同龄人慢或需要停下来休息
3 级	平地行走 100m 左右或数分钟后即需要停下来喘气
4 级	因严重呼吸困难而不能离开家或在穿衣脱衣时即出现呼吸困难

(2)肺功能评估:可使用 GOLD 分级,慢阻肺患者吸入支气管扩张药后 $FEV_1/FVC<70\%$;再依据其 FEV_1 下降程度进行气流受限的严重程度分级,见表1-1-2。

表 1-1-2　慢阻肺患者气流受限严重程度的肺功能分级

肺功能分级	患者肺功能 FEV_1 占预计值的百分比($FEV_1\%$ pred)
GOLD 1 级:轻度	$FEV_1\%$ pred$\geqslant 80\%$
GOLD 2 级:中度	$50\%\leqslant FEV_1\%$ pred$<80\%$
GOLD 3 级:重度	$30\%\leqslant FEV_1\%$ pred$<50\%$
GOLD 4 级:极重度	$FEV_1\%$ pred$<30\%$

(3)急性加重风险评估:上一年发生 2 次或以上急性加重或 $FEV_1\%$ pred(第一秒用力呼气量占预计值百分比)$<50\%$,均提示今后急性加重的风险增加。

三、治疗要点

(一)稳定期治疗

1.祛除病因

教育和劝导患者戒烟;因职业或环境粉尘、刺激性气体所致者,应脱离污染环境。接种流感疫苗和肺炎疫苗可预防流感和呼吸道细菌感染,避免它们引发的急性加重。

2.药物治疗

主要是支气管舒张药,如 β_2 肾上腺素受体激动剂、抗胆碱能药、茶碱类和祛痰药、糖皮质激素,以平喘、祛痰,改善呼吸困难症状,促进痰液排泄。某些中药具有调理机体状况的作用,可予辨证施治。

3.非药物治疗

(1)长期家庭氧疗(LTOT):长期氧疗对 COPD 合并慢性呼吸衰竭患者的血流动力学、呼吸生理、运动耐力和精神状态产生有益影响,可改善患者生活质量,提高生存率。

①氧疗指征(具有以下任何一项):a.静息时,$PaO_2 \leqslant 55mmHg$ 或 $SaO_2 < 88\%$,有或无高碳酸血症。b.$56mmHg \leqslant PaO_2 < 60mmHg$,$SaO_2 < 89\%$伴下述之一:继发红细胞增多(红细胞压积$> 55\%$);肺动脉高压(平均肺动脉压$\geqslant 25mmHg$);右心功能不全导致水肿。

②氧疗方法:一般采用鼻导管吸氧,氧流量为 $1.0 \sim 2.0L/min$,吸氧时间> 15 小时/d,使患者在静息状态下,达到 $PaO_2 \geqslant 60mmHg$ 和(或)使 SaO_2 升至90%以上。

(2)康复治疗:康复治疗适用于中度以上 COPD 患者。其中呼吸生理治疗包括正确咳嗽、排痰方法和缩唇呼吸等;肌肉训练包括全身性运动及呼吸肌锻炼,如步行、踏车、腹式呼吸锻炼等;科学的营养支持与加强健康教育亦为康复治疗的重要方面。

(二)急性加重期治疗

最多见的急性加重原因是细菌或病毒感染。根据病情严重程度决定门诊或住院治疗。治疗原则为抗感染、平喘、祛痰、低流量持续吸氧。

四、主要护理诊断/问题

1.气体交换受损

与呼吸道阻塞、呼吸面积减少引起通气和换气功能受损有关。

2.清理呼吸道无效

与呼吸道炎症、阻塞、痰液过多有关。

3.营养失调

低于机体需要量与长期咳痰、呼吸困难致食欲下降或感染机体代谢加快有关。

4.焦虑

与日常活动时供氧不足、疲乏有关、经济支持不足有关。

5.活动无耐力

与疲劳、呼吸困难有关。

五、护理措施

1.气体交换受损

与呼吸道阻塞、呼吸面积减少引起通气和换气功能受损有关。

(1)休息与体位:保持病室内环境安静、舒适,温度 $20 \sim 22℃$,湿度 $50\% \sim 60\%$。卧床休息,协助患者生活需要以减少患者氧耗。明显呼吸困难者摇高床头,协助身体前倾位,以利于辅助呼吸肌参与呼吸。

(2)病情观察:监测患者的血压、呼吸、脉搏、意识状态、血氧饱和度,观察患者咳嗽、咳痰情况,痰液的量、颜色及形状,呼吸困难有无进行性加重等。

(3)有效氧疗:COPD 氧疗一般主张低流量低浓度持续吸氧。对患者加强正确的氧疗指导,避免出现氧浓度过高或过低而影响氧疗效果。氧疗装置定期更换、清洁、消毒。急性加重期发生低氧血症者可鼻导管吸氧或通过文丘里(Venturi)面罩吸氧。鼻导管给氧时,吸入的氧浓度与给氧流量有关,估算公式为吸入氧浓度$(\%) = 21 + 4 \times$氧流量(L/min)。一般吸入氧浓度为 28％～30％,应避免吸入氧浓度过高引起二氧化碳潴留。

(4)呼吸功能锻炼:在病情允许的情况下指导患者进行,以加强胸、膈呼吸肌肌力和耐力,改善呼吸功能。

①缩唇呼吸:目的是增加气道阻力,防止细支气管由于失去放射牵引和胸内高压引起的塌陷,以利于肺泡通气。方法:患者取端坐位,双手扶膝,舌尖放在下颌牙齿内底部,舌体略弓起靠近上颌硬腭、软腭交界处,以增加呼气时气流阻力,口唇缩成“吹口哨”的嘴形。吸气时闭嘴用鼻吸气,呼气时缩唇,慢慢轻轻呼出气体,吸气与呼气之比为 1∶2,慢慢呼气达到 1∶4。吸气时默数 1、2,呼气时默数 1、2、3、4。缩唇口型大小以能使距嘴唇 15～20cm 处蜡烛火焰随气流倾斜但不熄灭为度。呼气是腹式呼吸组成部分,应配合腹式呼吸锻炼。每天 3～4 次,每次 15～30 分钟。

②腹式呼吸:目的为锻炼膈肌,增加肺活量,提高呼吸耐力。方法:根据病情采取合适体位,初学者以半卧位为宜。

a.仰卧位的腹式呼吸:让患者髋关节、膝关节轻度屈曲,全身处于舒适的肢位。患者一手放在腹部上,另一只手放在上胸部,此时治疗师的手与患者的手重叠放置,进行缩唇呼吸。精神集中,让患者在吸气和呼气时感觉手的变化,吸气时治疗师发出指令让患者放置于腹部的手轻轻上抬,治疗师在呼气的结束时,快速地徒手震动并对横膈膜进行伸张,以促进呼吸肌的收缩,此训练是呼吸系统物理治疗的基础,要对患者进行充分的指导,训练的时间每次 5～10 分钟,训练的效果随次数增加显现。训练时注意:把握患者的呼吸节律:顺应患者的呼吸节律进行呼吸指导可避免加重患者呼吸困难程度。开始时不要进行深呼吸:腹式呼吸不是腹式深呼吸,在开始时期指导患者进行集中精力的深呼吸,可加重患者的呼吸困难。腹式呼吸的指导应在肺活量 1/3～2/3 通气量的程度上进行练习。应理解腹式深呼吸是充分的腹式呼吸。应了解横膈的活动:横膈在吸气时向下方运动,腹部上升,了解横膈的运动,易理解腹式呼吸。

b.坐位的腹式呼吸:坐位的腹式呼吸的基础是仰卧位的腹式呼吸。患者采用的体位是坐在床上或椅子上足跟着地,让患者的脊柱伸展并保持尽量前倾坐位。患者一手放在膝外侧支撑体重,另一手放在腹部。治疗师一手放在患者的颈部,触及斜角肌的收缩。另一手放在患者的腹部,感受横膈的收缩。这样能够发现患者突然出现的意外和不应出现的胸式呼吸。正确的腹式呼吸是吸气时横膈膜开始收缩,然后斜角肌等呼吸辅助肌使收缩扩大,呼气时吸气肌放松处于迟缓状态。

c.立位的腹式呼吸:手法:患者用单手扶床栏或扶手支撑体重。上半身取前倾位。治疗师按照坐位的腹式呼吸指导法指导患者训练。

d.用药护理:按医嘱给予支气管舒张气雾剂、抗生素等药物,并注意用药后的反应。应用氨茶碱后,患者在 21 日出现心率增快的症状,停用氨茶碱加用倍他乐克减慢心率治疗后好转。

2.清理呼吸道无效

与呼吸道炎症、阻塞、痰液过多有关。

(1)减少尘埃与烟雾刺激,避免诱因,注意保暖。

(2)补充水分:饮水(保持每天饮水 1.5～2L 以上)、雾化吸入(每日 2 次,每次 20 分钟)及静脉输液,有利于痰液的稀释便于咳出。

（3）遵医嘱用药，口服及静滴沐舒坦祛痰，静滴氨茶碱扩张支气管。

（4）注意无菌操作，加强口腔护理。

（5）定时巡视病房，加强翻身、叩背、吸痰。指导患者进行深呼吸和有效的咳嗽咳痰，定期（每2小时）进行数次随意的深呼吸（腹式呼吸），吸气末屏气片刻，然后进行咳嗽；嘱患者经常变换体位以利于痰液咳出，保证呼吸道的通畅，防止肺不张等并发症。

3.焦虑

与日常活动时供氧不足、疲乏有关、经济支持不足有关。

（1）入院时给予热情接待，注意保持病室的整洁、安静，为患者创造一个舒适的周围环境。

（2）鼓励家属陪伴，给患者心理上带来慰藉和亲切感，消除患者的焦虑。

（3）随时了解患者的心理状况，多与其沟通，讲解本病有关知识及预后情况，使患者对疾病有一定的了解，说明不良情绪对病情有害无利，积极配合会取得良好的效果。

（4）加强巡视病房，在患者夜间无法入睡时适当给予镇静治疗。

4.营养失调

营养低于机体需要量，与长期咳痰、呼吸困难致食欲下降或感染机体代谢加快有关。

（1）评估营养状况并了解营养失调原因，宣传饮食治疗的意义和原则。

（2）制定适宜的饮食计划，呼吸困难可使热量和蛋白质消耗增加，因此应制定高热量、高蛋白、高维生素的饮食计划，不能进食或输注过多的糖类，以免产生大量CO_2，加重通气负担。改善患者进食环境，鼓励患者进食。少量多餐，进软食，细嚼慢咽，避免进食易产气食物。

（3）便秘者给予高纤维素食物和水果，有心衰或水肿者应限制水钠的摄入。

（4）必要时静脉补充营养。

5.健康教育

（1）COPD的预防主要是避免发病的高危因素、急性加重的诱发因素以及增强机体免疫力。戒烟是预防COPD的重要措施，也是最简单易行的措施，在疾病的任何阶段戒烟都有益于防止COPD的发生和发展。

（2）控制职业和环境污染，减少有害气体或有害颗粒的吸入，可减轻气道和肺的异常炎症反应。

（3）积极防治婴幼儿和儿童期的呼吸系统感染，可能有助于减少以后COPD的发生。流感疫苗、肺炎链球菌疫苗、细菌溶解物、卡介菌多糖核酸等对防止COPD患者反复感染可能有益。

（4）指导患者呼吸功能锻炼，防寒保暖，锻炼身体，增强体质，提高机体免疫力。

（5）对于有COPD高危因素的人群，应定期进行肺功能监测，以尽可能早期发现COPD并及时予以干预。

第二节　支气管哮喘

支气管哮喘简称哮喘，是多种细胞（如嗜酸粒细胞、肥大细胞、淋巴细胞、中性粒细胞和气道上皮细胞等)和细胞组分参与的气道慢性炎症疾病。这种慢性炎症导致气道高反应性和广泛多变的可逆性气流受限,并引起反复发作性喘息、气急、胸闷或咳嗽等症状,常在夜间和(或)清晨发作、加剧,多数患者可自行缓解或经治疗缓解。

一、病因和发病机制

(一)病因与诱因

病因是导致正常人发生哮喘的因素,诱因是引起哮喘患者的哮喘症状急性发作的因素。目前导致哮喘发病的病因不完全清楚,患者个体过敏性体质及环境因素的影响是发病的危险因素。哮喘与多基因遗传有关,同时受遗传和环境的双重影响。已知的哮喘诱因如表 1-2-1。

表 1-2-1 哮喘的常见诱因

常见诱因	举例
吸入性过敏原	尘螨、动物、花粉、真菌、羽毛等
理化刺激因素	烟雾、冷空气、刺激性气体
药物	阿司匹林、普萘洛尔等
呼吸道感染	病毒、细菌、支原体
精神因素	紧张、情绪变化等
内分泌因素	月经、妊娠
运动、气候变化	

(二)发病机制

哮喘的发病机制尚未完全清楚。变态反应、气道炎症、气道反应性增高及神经等因素及其相互作用被认为与哮喘的发病关系密切。

二、临床表现与诊断

(一)临床表现

1.症状

哮喘发作前可有干咳、打喷嚏、流泪等先兆,典型表现为发作性呼气性呼吸困难、喘息、胸闷。患者被迫采取坐位或呈端坐呼吸。

2.体征

发作期间,可表现为胸廓饱满、心率增快,辅助呼吸肌参与呼吸运动,说话困难。肺部听诊可闻及广泛的哮鸣音,尤以呼气相为明显,一般哮鸣音随哮喘的严重度而加重,但当气道极度收缩加上黏痰阻塞时,哮鸣音反而减弱,甚至完全消失,是病情危重的表现,应积极予以抢救。发作缓解后可无任何症状及体征,但常反复发作。

3.辅助检查

(1)痰液检查:部分患者痰涂片显微镜下可见较多嗜酸粒细胞。

(2)胸部 X 线检查:肺部透亮度升高,并发感染时可见肺纹理增多及炎症阴影。

(3)血常规检查:合并感染时白细胞计数和中性粒细胞升高。

(4)肺功能检查:①通气功能检测,哮喘发作时呈阻塞性通气功能障碍表现,用力肺活量(FVC)正常或下降,第一秒用力呼气量(FEV_1)、1秒率(FEV_1/FVC%)以及最高呼气流量(PEF)均下降;残气量及残气量与肺总量比值增加。其中,以FEV_1/FVC%<70%或FEV_1低于正常预计值的80%为判断气流受限的最重要指标。缓解期上述通气功能指标可逐渐恢复。病变迁延、反复发作者,其通气功能可逐渐下降。②支气管激发试验(BPT),用以测定气道反应性。常用吸入激发剂为乙酰胆碱和组胺,其他激发剂包括过敏原、单磷酸腺苷、甘露醇、高渗盐水等,也有用物理激发因素如运动、冷空气等作为激发剂。观察指标包括FEV_1、PEF等。结果判断与采用的激发剂有关,通常以使FEV_1下降20%所需吸入乙酰胆碱或组胺累积剂量(PD20-FEV_1)或浓度(PC20-FEV_1)来表示,如FEV_1下降≥20%,判断结果为阳性,提示存在气道高反应性。BPT适用于非哮喘发作期、FEV_1在正常预计值70%以上患者的检查。③支气管舒张试验(BDT):用以测定气道的可逆性改变。常用的吸入支气管舒张药有沙丁胺醇、特布他林。当吸入支气管舒张药20分钟后重复测定肺功能,FEV_1较用药前增加≥12%,且其绝对值增加≥200mL,判断结果为阳性,提示存在可逆性的气道阻塞。④PEF及其变异率测定:哮喘发作时PEF下降。由于哮喘有通气功能昼夜节律变化的特点,监测PEF日间、夜间变异率有助于哮喘的诊断和病情评估。若昼夜PEF变异率≥20%,提示存在可逆性的气道变化。

(5)动脉血气分析:严重发作时可有PaO_2降低,由于过度通气可使$PaCO_2$下降,pH上升,表现为呼吸性碱中毒;如气道阻塞时,可出现CO_2潴留,$PaCO_2$上升,表现为呼吸性酸中毒;如缺氧明显可合并代谢性酸中毒。

(6)过敏原测试:①用放射性过敏原吸附法可直接测定特异性血清IgE,哮喘患者的血清IgE常升高2～6倍;②在哮喘缓解期用可疑的过敏原做皮肤划痕或皮内试验,可呈阳性反应结果。

(二)诊断标准

(1)反复发作喘息,呼吸困难,胸闷或咳嗽,多与接触过敏原、病毒感染、运动或某些刺激物有关。

(2)发作时双肺可闻及散在或弥散性,以呼气期为主的哮鸣音,呼气相延长。

(3)上述症状可经治疗缓解或自行缓解。

(4)对症状不典型者(如无明显喘息或体征),应最少具备以下一项试验阳性:①若基础FEV_1(或PEF)<80%正常值,吸入$β_2$受体激动药后FEV_1(或PEF)增加15%以上;②PEF变异率(用呼气峰流速仪测定,清晨及入夜各测1次)≥20%;③支气管激发试验(或运动激发试验)阳性。

(三)支气管哮喘的临床分类与分期

1.临床分类

(1)按发作时间可分为速发型哮喘和迟发型哮喘。速发型哮喘反应在接触过敏原后哮喘立即发作,迟发型哮喘反应在接触过敏原数小时后哮喘才发作或再次发作加重。

(2)按致病因素可分为外源型哮喘、内源型哮喘和混合型哮喘。外源型哮喘多见于有遗传过敏体质的青少年,患者常有过敏病史和明显的过敏原接触史,一般有明确的致病因素。而对一些无明确致病因素者,则称为内源型哮喘。但近来认为任何哮喘都是外因和内因共同作用的结果。哮喘在长期反复发作过程中,外源性哮喘和内源性哮喘可相互影响而混合存在,使症状复杂或不典型,称为混合型哮喘。

(3)其他类型:咳嗽型哮喘、运动型哮喘、药物型哮喘等。咳嗽型哮喘大多有个人或家族过敏史,春秋季节多发。常以咳嗽为主要症状,多表现为刺激性干咳,听诊无哮鸣音,对止咳药和抗生素治疗无效,而对平喘药有效,可发现气道反应性升高,支气管舒张试验阳性。运动性哮喘一般在运动6～10分钟和停止运动10～15分钟出现胸闷、气急、喘息和哮鸣音,30分钟内逐渐缓解,少数持续2～4小时。药物性哮喘为无哮喘病史者应用某药物后引起哮喘或哮喘患者应用某药物诱发哮喘或使哮喘加重。常为使用非甾体抗炎药如阿司匹林、吲哚美辛、安乃近和布洛芬等诱发哮喘发作。

2.临床分期

根据临床表现哮喘可分为急性发作期、慢性持续期和缓解期。

哮喘急性发作是指喘息、气急、咳嗽、胸闷等症状突然发生或原有症状急剧加重,常有呼吸困难,以呼气流量降低为其特征,常因接触过敏原等刺激物或治疗不当等所致。其程度轻重不一。病情加重可在数小时或数天内出现,偶尔可在数分钟内危及生命,故应对病情做出正确评估,以便给予及时有效的紧急治疗(表1-2-2)。

慢性持续期是指在相当长的时间内,每周均有不同频度和(或)不同程度地出现症状(喘息、气急、胸闷、咳嗽等),其病情严重程度分级见表1-2-3。

缓解期是指经过治疗或未经治疗症状、体征消失,肺功能恢复到急性发作前水平,并维持4周以上。

表 1-2-2　哮喘急性发作时病情严重程度的分级

临床特点	轻度	中度	重度	危重
气短	步行、上楼时	稍事活动	休息时	—
体位	可平卧	喜坐位	端坐呼吸	—
讲话方式	连续成句	单词	单字	不能讲话
精神状态	可有焦虑,尚安静	时有焦虑或烦躁	常有焦虑、烦躁	嗜睡或意识模糊
出汗	无	有	大汗淋漓	
呼吸频率	轻度增加	增加	常>30次/分	
辅助呼吸肌活动及三凹征	常无	可有	常有	胸腹矛盾运动
哮鸣音	散在,呼吸末期	响亮,弥漫	响亮,弥漫	减弱,乃至无
脉率(次/分)	<100	100～120	>120	脉率变慢或不规则
奇脉	无,<10mmHg	可有,10～25mmHg	常有,>25mmHg	无,提示呼吸肌疲劳

续表

临床特点	轻度	中度	重度	危重
使用 β₂ 受体激动药后 PEF 预计或个人最佳值（％）	＞80％	60％～80％	＜60％或＜100L/min 或作用时间＜2 小时	—
PaO₂（吸空气，mmHg）	正常	≥60	＜60	—
PaCO₂（mmHg）	＜45	≤45	＞45	—
SaO₂（吸空气,％）	＞95	91～95	≤90	—

表 1-2-3 哮喘慢性持续期病情严重程度的分级

分级	临床特点
间歇（第一级）	症状＜每周 1 次,短期出现,夜间哮喘症状≤每月 2 次,FEV₁≥80％预计值或 PEF≥80％个人最佳值,PEF 或 FEV₁ 变异率＜20％
轻度持续（第二级）	症状≥每周 1 次,但＜每天 1 次,可能影响活动和睡眠夜间哮喘症状＞每月 2 次,但＜每周 1 次,FEV₁≥80％预计值或 PEF≥80％个人最佳值,PEF 或 FEV₁ 变异率20％～30％
中度持续（第三级）	每天有症状,影响活动和睡眠,夜间哮喘症状≥每周 1 次,FEV₁ 占预计值为 60％～79％或 PEF 60％～79％个人最佳值,PEF 或 FEV₁ 变异率＞30％
严重持续（第四级）	每天有症状,频繁出现,经常出现夜间哮喘症状,体力活动受限,FEV₁＜60％或 PEF＜60％个人最佳值,PEF 或 FEV₁ 变异率＞30％

危重哮喘一般多指哮喘的急性严重发作,常规的吸入和口服平喘药物,包括静脉滴注氨茶碱等药物,仍不能在 24 小时内缓解者。

三、治疗原则

治疗原则为消除病因、控制发作及预防复发,同时应加强对患者的教育和管理。对于危重哮喘,应给予氧疗、补液、糖皮质激素、沙丁胺醇（舒喘灵）雾化吸入或注射、异丙托溴铵溶液雾化吸入、氨茶碱静脉滴注或静脉注射,同时应注意电解质平衡、纠正酸中毒和二氧化碳潴留。

（一）脱离过敏原

脱离过敏原是哮喘治疗最有效的方法。如能找出引起哮喘发作的过敏原或其他非特异性刺激因素,应立即使患者脱离过敏原的接触。

（二）药物治疗

1.缓解哮喘发作

此类药物的主要作用是舒张支气管,故又称为支气管舒张药。

（1）β₂ 肾上腺素受体激动药：主要通过舒张支气管平滑肌,改善呼吸道阻塞,是控制哮喘急性发作的首选药物。常用短效 β₂ 肾上腺素受体激动药有沙丁胺醇、特布他林和非诺特罗,作用时间为 4～6 小时。长效 β₂ 肾上腺素受体激动药有丙卡特罗、沙美特罗和福莫特罗,作用时间为 12～24 小时,β₂ 肾上腺素受体激动药的缓释型和控制型制剂疗效维持时间较长,适用于防治反复发作性哮喘和夜间哮喘。

(2)茶碱类:为黄嘌呤类生物碱。可通过抑制磷酸二酯酶,提高平滑肌细胞内 cAMP 浓度,拮抗腺苷受体,刺激肾上腺素分泌,扩张支气管,增强呼吸肌收缩,增强呼吸道纤毛清除功能等。小于呼吸道扩张作用的低血浓度茶碱($5\sim10\mu g/mL$)具有明显抗炎、免疫调节和降低呼吸道高反应性的作用,是目前治疗哮喘的有效药物。

(3)抗胆碱药:为 M 胆碱受体拮抗药。异丙托溴铵雾化吸入约 5 分钟起效,维持 $4\sim6$ 小时。吸入后阻断节后迷走神经通路,降低迷走神经兴奋性而使支气管扩张,并有减少痰液分泌的作用。与 β_2 肾上腺素受体激动药联合协同作用,尤其适用于夜间哮喘和痰多者。

2.控制哮喘发作

此类药物主要治疗哮喘的呼吸道炎症,又称为抗炎药。

(1)糖皮质激素:主要通过多环节阻止呼吸道炎症的发展及降低呼吸道高反应性,是当前防治哮喘最有效的抗炎药物。其可采用吸入、口服和静脉用药。

(2)色甘酸钠及尼多酸钠:是一种非糖皮质激素抗炎药。其主要通过抑制炎症细胞释放多种炎症介质,能预防过敏原引起速发和迟发反应,以及过度通气、运动引起的呼吸道收缩。因口服本药胃肠道不易吸收,宜采取干粉吸入或雾化吸入。妊娠妇女慎用。

(3)白三烯(LT)调节剂:通过调节 LT 的生物活性而发挥抗炎作用。同时,也具有舒张支气管平滑肌的作用。常用半胱氨酰 LT 受体拮抗药,如扎鲁司特、孟鲁司特。

(三)急性发作期的治疗

治疗目的:①尽快缓解呼吸道阻塞;②纠正低氧血症;③恢复肺功能;④预防哮喘进一步加重或再次发作;⑤防止并发症。临床根据哮喘分度进行综合性治疗。

1.轻度

每天定时吸入糖皮质激素。出现症状时吸入短效 β_2 受体激动药,可间断吸入。如症状无改善可加服 β_2 受体激动药控释片或小剂量茶碱控释片或加用抗胆碱药(如异丙托溴铵)气雾剂吸入。

2.中度

糖皮质激素吸入剂量增大,规则吸入 β_2 受体激动药或口服其长效药。症状不缓解者加用抗胆碱药气雾剂吸入或加服 LT 拮抗药或口服糖皮质激素<60mg/d。必要时可用氨茶碱静脉滴注。

3.重度至危重度

β_2 受体激动药持续雾化吸入或合用抗胆碱药;或沙丁胺醇或氨茶碱静脉滴注,加用口服LT 受体拮抗药。糖皮质激素(琥珀酸氢化可的松或甲泼尼龙)静脉滴注,病情好转,逐渐减量,改为口服。适当补液,维持水、电解质、酸碱平稳。如氧疗不能纠正缺氧,可行机械通气。目前,预防下呼吸道感染等综合治疗是治疗重、危重症哮喘的有效措施。

(四)哮喘非急性发作期的治疗

哮喘经急性发作期治疗症状好转后,其慢性炎症病理生理改变仍存在,必须制订长期的治疗方案,防止哮喘再次急性发作。注意个体差异,以最小量、最简单的联合应用,不良反应最少和最佳控制症状为原则,根据病情评价,按不同程度选择合适的治疗方案。

1.间歇至轻度

根据个体差异,采用 β_2 受体激动药吸入或口服以控制症状。或小剂量氨茶碱口服或定量吸入糖皮质激素。

2.中度

定量吸入糖皮质激素。按需吸入 β_2 受体激动药,效果不佳时加用吸入型长效 β_2 受体激动药,口服 β_2 受体激动药控释片、小剂量茶碱控释片或 LT 受体拮抗药等,亦可加用抗胆碱药。

3.重度

吸入糖皮质激素。规则吸入 β_2 受体激动药或口服 β_2 受体激动药、茶碱控释片或 β_2 受体激动药合用抗胆碱药或加用 LT 受体拮抗药口服,如症状仍存在,应规律口服泼尼松或泼尼松龙,长期服用者,尽可能使用维持剂量 $\leq 10 mg/kg$。

(五)免疫疗法

1.特异性免疫疗法(又称为脱敏疗法或减敏疗法)

采用特异性过敏原(如尘螨、花粉等制剂)做定期反复皮下注射,剂量由低至高,以产生免疫耐受性,使患者脱敏。

2.非特异性免疫疗法

如注射卡介苗、转移因子等生物制品抑制过敏原的过程有一定辅助疗效。目前,采用基因工程制备的人重组抗 IgE 单克隆抗体治疗中重度过敏性哮喘已取得较好疗效。

四、常见护理问题

1.焦虑/恐惧

与哮喘发作时伴濒死感有关。

2.低效性呼吸形态

与支气管平滑肌痉挛、气道炎症和高反应性有关。

3.清理呼吸道无效

与支气管平滑肌痉挛、痰液黏稠、无效咳嗽有关。

4.气体交换受损

与支气管痉挛致低氧血症有关。

5.活动无耐力

与发作时呼吸困难有关。

五、护理措施

1.一般护理

提供安静、舒适的休息环境。保持空气流通,室温维持在 18℃～22℃,保持病室湿度在 50%～70%,定期空气加湿;室内避免放置花草、地毯、皮毛,整理床铺时避免尘埃飞扬等。根据病情提供舒适体位,如为端坐呼吸者提供床旁桌以作支撑,减少体力消耗。提供清淡、易消化、足够热量的饮食,避免进食硬、冷、油煎食物,不宜食用鱼、虾、蟹、蛋类、牛奶等易过敏食物。鼓励患者多饮水,饮水量>2500mL/d,以补充丢失的水分,稀释痰液,防止便秘。

2.氧疗

急性期给氧,有二氧化碳潴留的,应低流量氧气吸入,保持呼吸道湿化。重症哮喘患者鼻导管、面罩吸氧无效时,尽快给予人工呼吸机辅助呼吸。

3.病情观察

观察患者神志、面容、出汗、发绀、呼吸困难程度、血气分析、血电解质、肺功能等,监测呼吸音、哮鸣音变化,了解病情和治疗效果。加强对急性发作患者的监护,及时发现危重症状或并发症,如自发性气胸、肺不张、酸碱失衡、电解质紊乱、呼吸衰竭、肺性脑病等。

4.协助排痰

使用蒸汽吸入,遵医嘱给予祛痰药物,并定期为患者翻身、拍背,促使痰液排出。

哮喘患者不宜用超声雾化吸入,因雾液刺激可使支气管痉挛,使哮喘症状加重。禁用吗啡和大量镇静剂,以免抑制呼吸。

5.按医嘱使用支气管解痉药物和抗炎药物应用

(1)β_2 受体激动剂的不良反应是心悸、肌颤,停药或坚持用药一段时间后症状可消失。久用可能会产生耐药性,停药 1~2 周可恢复敏感性。

(2)静点氨茶碱时,速度不宜过快,防止出现不良反应,主要有恶心、呕吐、腹泻,药量过大时会出现心律失常和癫痫样发作。

(3)糖皮质激素,静脉用药应注意全身不良反应。激素吸入的主要不良反应是口咽部真菌感染和咽部不适,吸药后漱口可减轻或避免发生。

六、健康指导

(1)发作时指导:告诉患者哮喘发作前的先兆,发现有先兆,立即吸入短效、速效 β_2 受体激动剂。应随身携带药物。气雾剂的使用方法为:

①移去套口的盖,使用前轻摇贮药罐使之混匀。

②头略后仰并缓慢地呼气,尽可能呼出肺内空气。

③将吸入器吸口紧紧含在口中,并屏住呼吸,以示指和拇指紧按吸入器,使药物释出,并同时做与喷药同步的缓慢深吸气,最好大于 5 秒钟(有的装置带笛声,没有听到笛声则表示未将药物吸入)。

④尽量屏住呼吸 5~10 秒钟,使药物充分分布到下气道,以达到良好的治疗效果。若要再次吸入,应至少间隔 1 分钟,使吸入的药物扩张狭窄的气道,利于再次吸入的药物达到更远的气管。

⑤将盖子套回喷口上。

⑥用清水漱口,去除上咽部残留的药物。

(2)调整环境,避免接触过敏原和刺激因素,避免吸入花粉、烟尘、异味气体等,必要时采用脱敏疗法或迁移治疗。对日常生活中存在的诱发因素,如情绪紧张、温度突变、煤气、油烟、室内地毯、油漆、家庭中饲养的宠物等,均应尽量避免。不宜摄入能诱发哮喘的食物,如鱼虾、胡椒、生姜等。指导患者摄入营养丰富的清淡饮食,鼓励多饮水,积极参与适当的体育锻炼,增强体质,预防上呼吸道感染。

(3)记录哮喘日记:通过记录哮喘日记,观察每日病情变化、峰流速变化以及服药情况。峰流速通过袖珍式峰速仪来测定,便于携带,适用于患者在家每日客观监测气流受限情况。峰流速仪的使用方法为:

①取站立位,手拿峰流速仪,注意不要妨碍游标移动,并确认游标位于标尺的基底部。

②深吸气后将峰流速仪放入口中,用嘴唇包住吹气口,尽可能快而用力地呼气,注意不要将舌头放在吹气口内。

③再重复检查两次,选择 3 次的最高数值。如果在 2～3 周内结果不能达到 PEF 预计值(正常值)的 80%,则需要及时就诊。

第二章 外科护理

第一节 颅内压增高

颅内压增高指各种疾病如颅脑损伤、脑出血、脑肿瘤、脑积水等使颅腔内容物体积增加或颅腔容积减少超过颅腔可代偿的容量,导致颅内压持续在 $1.96kPa(200mmH_2O)$ 以上,并出现头痛、呕吐和视盘水肿等临床表现的综合征。持续颅内压增高可导致部分脑组织被挤嵌入颅腔裂隙或孔道,形成脑疝,是颅脑疾病致死的重要原因。

一、病因和分类

（一）病因

1.颅腔内容物体积或量增加

(1)脑体积增加:脑组织损伤、炎症、缺血缺氧、中毒导致脑水肿。

(2)脑脊液增多:脑脊液分泌增加、吸收障碍或脑脊液循环受阻导致脑积水。

(3)脑血流量增加:如恶性高血压、颅内动静脉畸形、体内二氧化碳潴留、高碳酸血症,脑血管扩张导致脑血流量增加。

2.颅内空间或颅腔容积缩小

(1)先天因素:如狭颅症、颅底凹陷症等先天性畸形使颅腔容积变小。

(2)后天因素:颅内占位性病变如颅内血肿、脑肿瘤、脑脓肿等或大片凹陷性骨折,导致颅内空间相对变小。

（二）分类

1.根据病因分类

(1)弥散性颅内压增高:如颅腔狭窄或脑实质体积增大,颅腔内各部分及分腔内压力增高,无压力差,脑组织无明显移位。如弥散性脑水肿、弥漫脑膜炎等。

(2)局灶性颅内压增高:局部病变导致病变部位压力首先增高,周围脑组织受压移位,颅内各个腔隙出现压力差,导致脑组织移位,局部受压。局部受压过久导致该处血管的张力消失,血管壁肌群失去正常的舒缩力,当颅内压下降脑血管扩张,血管壁的通透性增加出现渗出,脑实质出现出血性水肿。

2.根据病情进展速度分类

(1)急性颅内压增高:病情进展快,生命体征变化明显,颅内压增高引起的症状和体征严重。如高血压性脑出血、急性硬膜下血肿等。

（2）亚急性颅内压增高：病情进展较快，颅内压增高反应较轻或不明显。如颅内恶性肿瘤、颅内炎症等。

（3）慢性颅内压增高：病情进展缓慢，时好时坏。如慢性硬膜下血肿、颅内良性肿瘤等。

二、病理生理

1.颅内压的形成

颅内压（ICP）是指颅腔内容物对颅腔壁所产生的压力，颅腔是由颅骨组成的半封闭，成年后总体积固定不变的体腔。颅腔内容物包括脑组织、脑脊液及供应脑的血液，它们的总体积和颅腔容积是相适应的，通过生理调节来维持动态的平衡。通常以脑脊液的静水压代表颅内压力。成人正常值为 $0.69 \sim 1.96$ kPa（$70 \sim 200$ mmH$_2$O），儿童为 $0.49 \sim 0.98$ kPa（$50 \sim 100$ mmH$_2$O）。

2.颅内压的调节

正常颅内压有一定的波动范围，随心脏搏动、血压、呼吸有细微波动，咳嗽、喷嚏、憋气、用力等均可引起 ICP 明显的波动。颅内压调节主要依靠脑脊液量的增减来实现。当颅内压增高时，脑脊液被挤入蛛网膜下隙并被吸收，同时脑脊液的分泌减少，吸收增加；当颅内压降低时，脑脊液分泌增加，吸收减少，以维持颅内压。

3.颅内压增高的后果

引发一系列中枢神经系统功能紊乱和病理生理改变。主要导致脑血流量减少，脑组织缺血、缺氧加剧颅内压的增高，导致脑灌注压下降，当脑灌注压低于 40mmHg，脑血流调节作用消失，当颅内压接近平均动脉压脑灌注几乎停止。组织缺血、缺氧，加重脑水肿和颅内压增高，脑疝形成，导致脑组织移位，压迫脑干、抑制循环和呼吸中枢。

三、临床表现

头痛、呕吐、视盘水肿是 ICP 的"三主征"，但出现的时间有所不同。

1.头痛

常见症状，是脑膜、血管或神经受牵扯或挤压所致。初始较轻，呈持续性疼痛，进行性加重。头痛的部位及特性与颅内原发病变的部位和性质有一定关系，多在前额及双颞，后颅窝占位性病变的后枕部疼痛。常呈搏动性，改变体位时、咳嗽、喷嚏、用力、弯腰、低头、清晨或傍晚时分头痛程度加重。

2.呕吐

常在头痛剧烈时出现，多呈喷射性呕吐，与进食无关，但常在饭后发生，因迷走神经受激惹所致，呕吐后头痛可有所缓解。

3.视盘水肿

为颅内压增高的客观征象。因神经受压、眼底静脉回流受阻导致。出现视盘充血、边缘模糊、中央凹陷变浅或消失,视网膜静脉怒张、迂曲、搏动消失。严重可致视盘周围火焰状出血。早期无明显视力障碍,仅有视野缩小。持续视盘水肿,可致视神经萎缩,甚至失明(图 2-1-1)。

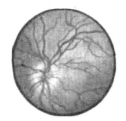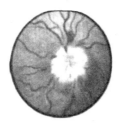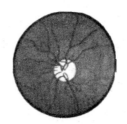

(a)早期视乳头边缘模糊　　(b)进展期视乳头充血出现　　(c)晚期视乳头继发性萎缩

图 2-1-1　视盘病变过程

4.意识障碍及生命体征变化

慢性颅内压增高的患者会出现神志淡漠、反应迟钝;急性颅内压增高者常有进行性意识障碍甚至昏迷。患者可伴有典型的生命体征改变,出现 Cushing 综合征,即血压升高、心跳和脉搏缓慢、呼吸减慢(两慢一高)。后期失代偿出现血压下降,脉搏细速,呼吸浅而不规则,甚至呼吸停止。

5.脑疝

脑疝是颅内压增高的严重后果,当颅腔内某一分腔存在占位性病变,该分腔压力就高于邻近分腔,脑组织从高压区向低压区移位,其中部分脑组织被挤入颅内生理空间或裂隙,出现相应的受压症状和体征,称为脑疝。常见的有小脑幕切迹疝、枕骨大孔疝及大脑镰下疝。

(1)小脑幕切迹疝:又称颞叶沟回疝,经小脑幕切迹缘颞叶的海马回和沟回疝入小脑幕裂孔下方。①颅内压增高:进行性加剧的头疼,伴频繁呕吐;②进行性意识障碍:脑干内网的上行激活系统被阻断,随着脑疝的加重患者出现进行性意识障碍;③瞳孔变化:初期患侧动眼神经受刺激出现患侧瞳孔缩小,随着脑疝加重受压动眼神经麻痹,患侧瞳孔开始散大,直接及间接对光反射消失;晚期,对侧动眼神经受压,出现类似改变;④运动障碍:沟回压迫大脑脚,导致锥体束受累。出现病变对侧肢体肌力下降或麻痹,病理征阳性;⑤生命体征改变:如不及时解除脑疝,患者出现深昏迷,双侧瞳孔散大固定,去皮质强直,血压下降,脉搏细速,呼吸浅弱且不规则,相继出现呼吸、心跳停止而亡。

(2)枕骨大孔疝:又称小脑扁桃体疝,小脑扁桃体及延髓经枕骨大孔被挤入椎管内。脑脊液循环通路被堵塞,后颅窝体积较小,颅内压迅速增高,患者表现为后枕部剧烈头痛、频繁呕吐、颈项强直或强迫头位、肌张力减退、四肢呈弛缓性瘫痪。因脑干缺氧,瞳孔可忽大忽小。早期出现生命体征紊乱,意识障碍出现较晚。位于延髓的呼吸中枢严重受损,患者可早期突发呼吸骤停而亡。

(3)大脑镰下疝:又称扣带回疝,为一侧大脑半球扣带回经镰下孔被挤入对侧。出现对侧肢体轻瘫及排尿困难等。

6.其他症状

如头晕、复视、耳鸣、猝倒。婴儿头皮静脉怒张、囟门饱满及骨缝分离。

四、辅助检查

1.头颅 X 线

可发现骨缝分离、颅骨局部破坏或增生、颅骨内板变薄,蝶鞍扩大等。

2.CT 和 MRI

颅内占位性病变首选方法是 CT,能显示病变的部位和范围。当 CT 不能确诊时采用 MRI,有助确诊。

3.脑血管造影

主要用于动脉瘤和脑血管畸形的诊断。

4.腰椎穿刺

可测量颅内压和治疗,同时取脑脊液检查。但颅内压增高症状体征明显者应禁做腰穿,以免发生脑疝。

五、治疗要点

原则是首先处理原发病,抢救生命。若发生急性脑疝应该立即手术。

1.非手术治疗

(1)脱水治疗:适用于暂不明原因的或明确病因但目前不能手术的患者。临床常用高渗性和利尿性脱水剂,通过渗透作用使脑组织水分进入血液循环经肾脏排出体外。首选的高渗性脱水剂为 20%甘露醇,15～30 分钟快速静脉滴注,2～4 次/天。利尿剂有速尿(呋塞米)20～40mg,口服、肌内注射或静脉注射。2～4 次/天。目前临床对降颅压、减轻脑水肿还使用 20%白蛋白 20～40mL 静脉注射。

(2)糖皮质激素治疗:糖皮质激素可改善毛细血管通透性缓解脑水肿。地塞米松 5～10mg 静脉或肌内注射;氢化可的松 100mg 静脉注射;泼尼松 5～10mg 口服。注意观察有无消化性溃疡出血。

(3)抗感染:根据药敏试验选用合适的抗生素,伴颅内感染患者应早期使用抗生素控制感染。

(4)冬眠低温治疗:通过药物和物理降温来降低机体的温度,从而降低脑组织的代谢率、耗氧量和血流量,增加脑组织对缺氧的耐受力,防治脑水肿,降低颅内压。

(5)对症治疗:疼痛者可遵医嘱给予镇痛剂,但忌用吗啡和哌替啶等,防止呼吸中枢受抑制,导致患者死亡;抽搐患者,可给予抗癫痫药物;躁动患者可给予镇静剂。

2.手术治疗

对于颅内占位性病变应尽早手术切除;对暂时不能确诊的患者可采用脑脊液分流术、脑室穿刺外引流、颞肌下减压术等手术方式降颅压争取时间,暂缓病情。

六、护理评估

（一）健康史

患者是否有颅脑外伤、颅内感染、脑肿瘤、高血压、脑动脉硬化、颅脑畸形等病史,初步判断颅内压增高的原因;有无呼吸道梗阻、咳嗽、便秘、癫痫等导致颅内压增高的诱因;询问症状出现的时间和病情进展情况,以及发病以来所做的检查和用药等情况。

（二）身体状况

1.颅内压增高"三主征"

包括头痛、呕吐、视神经乳头水肿。

（1）头痛:是最常见的症状,以早晨和晚间较重,多位于前额和颞部,程度可随颅内压增高而加重,当患者低头、弯腰、咳嗽、用力时加重。

（2）呕吐:呈喷射状,可伴有恶心,与进食无关,呕吐后头痛可有缓解。

（3）视神经乳头水肿:是颅内压增高的重要客观体征。因视神经受压,眼底静脉回流受阻所致。表现为视神经乳头充血水肿、边缘模糊、中央凹陷消失,视网膜静脉怒张,严重时可伴视力减退,视野缩小。长期慢性颅内压增高可引起视神经萎缩而导致失明。

2.意识障碍

慢性颅内压增高的患者表现为神志淡漠、反应迟钝。急性颅内压增高时,常有进行性意识障碍甚至昏迷。

3.生命体征紊乱

血压增高,尤其是收缩压升高,脉压增大;脉搏慢而有力;呼吸深慢（"二慢一高"）,称为库欣反应。严重患者可因呼吸循环衰竭而死亡。

4.脑疝

（1）小脑幕切迹疝:为颞叶海马旁回、钩回通过小脑幕切迹向幕下移位所形成,常由一侧颞叶或大脑外侧的占位性病变引起。在颅内压增高的基础上出现进行性意识障碍、患侧瞳孔先缩小后逐渐散大、病变对侧肢体瘫痪、生命体征紊乱,最后因呼吸循环衰竭而死亡。

（2）枕骨大孔疝:是小脑幕下的小脑扁桃体经枕骨大孔向椎管内移位所形成,故又称小脑扁桃体疝。常因幕下占位性病变或作腰椎穿刺放出脑脊液过快、过多引起。病情变化快、头痛剧烈、呕吐频繁、颈项强直,生命体征改变出现较早,而意识障碍和瞳孔改变出现较晚。当延髓的呼吸中枢受压时,患者早期可突发呼吸骤停而死。

（三）心理-社会状况

了解颅内压增高的患者有无因头痛、呕吐等引起烦躁不安、焦虑等心理反应。还应了解患者家属对疾病的认知和适应程度。

（四）辅助检查

1.腰椎穿刺

可以直接测量颅内压,同时取脑脊液做检查,但当颅内压明显增高时应禁忌腰椎穿刺,以避免引发脑疝。

2.影像学检查

头部 X 线、CT、MRI、DSA 等检查有助于明确病因和病变部位。

(五)治疗要点

1.非手术治疗

包括限制液体入量,应用脱水药和糖皮质激素,亚低温冬眠疗法等治疗方法减轻脑水肿,降低颅内压。

2.手术治疗

对于颅内占位性病变,争取手术切除。有脑积水患者,先做侧脑室穿刺外引流术,暂时缓解颅内高压,待病因诊断明确后再手术治疗。一旦脑疝形成,立即应用高渗性脱水药、呋塞米、糖皮质激素等药物降低颅内压,争取时间尽快手术治疗。

七、护理问题

1.疼痛

与颅内压增高有关。

2.潜在并发症

脑疝。

八、护理措施

(一)一般护理

1.体位

床头抬高 15°～30°,有利于脑静脉回流,减轻脑水肿。

2.吸氧

持续或间断吸氧,改善脑缺氧,使脑血管收缩,减少脑血流量。

3.控制液体摄入量

不能进食者,一般每日遵医嘱输液不超过 2000mL,其中等渗盐水不超过 500mL,保持每日尿量在 600mL 以上;控制输液速度,防止输液过快而加重脑水肿;保持体液代谢和营养平衡。

4.其他

加强生活护理,适当保护患者,避免意外发生。昏迷躁动不安者切忌强制约束,以免患者挣扎导致颅内压增高。

(二)病情观察

观察患者意识、生命体征、瞳孔和肢体活动的变化。

1.意识

意识状态反映了大脑皮质和脑干的功能状态,目前通用的是格拉斯哥昏迷评分标准

(GCS)(表 2-1-1),对睁眼、语言及运动三方面的反应进行评分。以三者积分来表示意识障碍程度,最高 15 分,表示意识清醒,8 分以下为昏迷,最低 3 分。

表 2-1-1 格拉斯哥昏迷评分标准(GCS)

睁眼反应	得分	语言反应	得分	运动反应	得分
自动睁眼	4	回答正确	5	遵嘱动作	6
呼唤睁眼	3	回答错误	4	刺痛定位	5
刺痛睁眼	2	胡言乱语	3	刺痛躲避	4
不能睁眼	1	只能发声	2	刺痛肢屈	3
		不能发声	1	刺痛肢伸	2
				不能活动	1

2.瞳孔对比

双侧是否等大、等圆,有无对光反应。伤后一侧瞳孔进行性散大,是原发性动眼神经损伤所致。伤后一侧瞳孔先缩小后进行性散大,是小脑幕切迹疝的眼征;如双侧瞳孔时大时小,变化不定,对光反射消失,伴眼球运动障碍(如眼球分离、同向凝视),常是脑干损伤的表现;双侧瞳孔散大、对光反射消失、眼球固定伴深昏迷,大多为临终表现。

3.生命体征

观察呼吸的频率、幅度和类型;脉搏的频率、节律及强度;血压、脉压等。为避免患者躁动影响准确性,应先测呼吸、脉搏,最后测血压。

4.肢体活动

原发性脑损伤引起偏瘫等局灶性症状;伤后出现一侧肢体运动障碍且进行性加重,同时伴有意识障碍和瞳孔变化,多为小脑幕切迹疝压迫中脑的大脑脚,损害其中的锥体束纤维所致。

(三)治疗配合

1.防治颅内压增高的护理

(1)脱水治疗护理:遵医嘱应用高渗性脱水药和利尿药,减轻脑水肿,达到降低颅内压的目的。常用的高渗性脱水药是 20%甘露醇,成人每次 250mL,于 15～30 分钟内快速静脉滴注,每日 2～4 次;用药后 10～20 分钟颅内压开始下降,可维持4～6 小时。同时使用利尿药如呋塞米(速尿)静脉注射,可重复使用。脱水药可使钠、钾等排出过多,引起电解质紊乱,脱水治疗期间记录 24 小时出入液量,遵医嘱合理输液。

(2)应用糖皮质激素的护理:可改善毛细血管通透性,防治脑水肿,降低颅内压。遵医嘱常用地塞米松 5～10mg,每日 2～3 次,静脉注射。要注意防止应激性溃疡和感染等并发症的发生。

(3)亚体温冬眠疗法护理:通过冬眠药物,配合物理降温,使患者的体温维持于亚体温状态,可以降低脑耗氧量和脑组织代谢率,提高其对缺氧耐受力,减轻脑水肿,降低颅内压。遵医嘱给予冬眠药物,通过调节滴速来控制冬眠深度,待患者进入冬眠状态,方可开始物理降温。降温速度以每小时下降 1℃为宜,体温降至肛温 31～34℃较为理想。在冬眠降温期间不宜翻身或移动体位,以防发生直立性低血压。停止治疗时先停物理降温,再逐渐停用冬眠药物。

2.对症护理

①有抽搐发作者,应给予抗癫痫药物疗法。②对头痛患者,可遵医嘱应用镇痛药,但禁用吗啡和哌替啶。③患者躁动时,在排除颅内高压进展、气道梗阻、排便困难等前提下,可遵医嘱给予镇静药,切勿强制约束。

3.脑疝的急救与护理

保持呼吸道通畅并吸氧,快速静脉输入甘露醇、呋塞米等脱水药和利尿药,密切观察患者呼吸、心跳及瞳孔的变化。紧急做好手术前准备,发生呼吸骤停者立即进行气管插管及辅助呼吸。

4.脑室引流的护理

脑室引流术是经颅骨钻孔或椎孔穿刺侧脑室放置引流管,将脑脊液引流至体外从而降低颅内压的一种治疗和急救措施。其护理要点如下所述。

(1)妥善固定:患者手术返回病房后,应在严格无菌操作下连接引流瓶(袋)并妥善固定。引流管开口要高于侧脑室平面10～15cm,以维持正常的颅内压。搬动患者时应将引流瓶暂时夹闭,防止脑脊液反流引起逆行感染。

(2)注意引流速度和量:正常人每日脑脊液分泌量为400～500mL,故每日引流量以不超过500mL为宜。每日引流过多、过快可引起颅内压骤降,导致意外发生。可适当抬高或降低引流瓶(袋)的位置,以控制流量和速度。

(3)保持引流通畅:引流管不可受压、扭曲、成角及折叠;若怀疑引流管被血凝块或组织阻塞,可在严格消毒管口后,用无菌注射器轻轻向外抽吸,但不可向管内注入生理盐水冲洗,以免管内阻塞物被冲至脑室狭窄处引起脑脊液循环受阻。

(4)观察并记录脑脊液的颜色、量及性状:正常脑脊液无色透明。手术后1～2日可略呈血性,以后变淡并转为橙黄色。若脑脊液中有较多血液或血色逐渐加深,提示脑室内出血,要告知医生采取措施处理。感染后的脑脊液混浊,可有絮状物,同时患者有全身感染表现。引流时间一般不超过5～7日,否则有发生颅内感染可能。

(5)严格遵守无菌操作原则:每日更换引流瓶(袋),应先夹闭引流管以免脑脊液逆流入脑室内。注意保持引流装置的无菌状态。

(6)拔管:开颅手术后脑室引流管一般留置3～4日,待脑水肿逐渐消退,颅内压开始降低时,可考虑拔管。此前应试行抬高或夹闭引流管24小时,以了解脑脊液循环是否通畅,有无颅内压再次升高的表现。若患者出现头痛、呕吐等症状,要及时通知医生并降低引流瓶(袋)或开放夹闭的引流管。拔管后若伤口处有脑脊液流出,应告知医生处理。

(四)心理护理

及时发现患者的行为和心理异常,帮助其消除焦虑和恐惧,改善心理状态。帮助患者和家属消除因疾病带来的对生活的疑虑和不安,接受疾病带来的改变。

九、健康教育

(1)介绍疾病有关的知识和治疗方法,指导患者学习和掌握康复的知识和技能。

(2)防止剧烈咳嗽、便秘、提重物等使颅内压骤然增高的因素,以免发生脑疝。

(3)对有遗留神经系统功能障碍的患者,应遵循康复计划,循序渐进地进行多方面的训练,以最大程度恢复其生活自理能力。

第二节　甲状腺功能亢进

一、分类

按引起甲状腺功能亢进(甲亢)的原因,可分为以下三类。

(一)原发性甲亢

最常见,患者在甲状腺肿大同时出现功能亢进症状。以 20～40 岁之间多见。腺体多呈弥散性肿大,两侧对称,常伴有眼球突出,故又称"突眼性甲状腺肿"。可伴胫前黏液性水肿。

(二)继发性甲亢

较少见,如继发于结节性甲状腺肿的甲亢,患者先有结节性甲状腺肿多年,以后逐渐出现功能亢进症状。年龄多在 40 岁以上。腺体呈结节状肿大,两侧不对称,无眼球突出,容易发生心肌损害。

(三)高功能腺瘤

少见,甲状腺内有单个的自主性高功能结节,结节周围的甲状腺组织呈萎缩改变。患者无眼球突出。放射性碘扫描显示结节的聚碘量增加,呈现"热结节"。

二、病因与病理

目前认为原发性甲亢是一种自身免疫性疾病。除了自身免疫以外,精神因素、遗传、交感神经刺激等均与本病的发生有关。继发性甲亢和高功能腺瘤的发病原因未完全明确,患者血中长效甲状腺刺激激素等的浓度不高,可能与结节本身自主性分泌紊乱有关。

三、临床表现

甲亢是全身性疾病,各个系统均可有异常。典型表现有甲状腺激素分泌过多综合征、甲状腺肿大及眼征三大主要表现。

(一)甲状腺激素分泌过多综合征

由于甲状腺激素分泌增多和交感神经兴奋,患者可出现高代谢综合征和各系统功能受累,表现为性情急躁、易激动、失眠、双手细微颤动、怕热多汗、皮肤潮湿;食欲亢进却体重减轻、肠蠕动亢进和腹泻;月经失调和阳痿;心悸、脉快有力(脉率常在100次/分以上,休息与睡眠时仍快)、脉压增大。其中脉率增快及脉压增大常作为判断病情程度和治疗效果的重要指标。如果合并甲状腺功能亢进性心脏病时,出现心律失常、心脏增大和心力衰竭。

(二)甲状腺肿大

呈弥散性、对称性,质地不等,无压痛,多无局部压迫症状。甲状腺触诊可有震颤,听诊时闻及血管杂音。

(三)眼征

原发性甲亢患者常伴有不同程度的突眼。典型者双侧眼球突出、眼裂增宽。严重者,上、下眼睑难以闭合,甚至不能盖住角膜。除此之外尚有瞬目减少;眼向下看时上眼睑不随眼球下闭;上视时无额纹出现;两眼内聚能力差;甚至伴眼睑肿胀、结膜充血水肿等表现。

四、辅助检查

(一)基础代谢率测定

用基础代谢率测定器测定,较为可靠。临床上常根据脉压和脉率计算,较简便,计算公式为:基础代谢率%=(脉率+脉压)-111。正常值为±10%,+20%~+30%为轻度甲亢,+30%~+60%为中度甲亢,+60%以上为重度甲亢。为减少误差,测定时应在清晨、空腹和静卧时测定。

(二)甲状腺摄^{131}I率测定

正常甲状腺24小时内摄取的^{131}I为人体总量的30%~40%,如摄碘率增高,2小时大于25%或24小时大于50%,且摄碘高峰提前出现,均可诊断为甲亢。

(三)血清中T_3、T_4的测定

有确诊价值。甲亢时T_3高于正常的4倍,T_4仅为正常的2.5倍。T_3测定对甲亢的诊断具有较高的敏感性。

五、治疗要点

1.甲亢治疗的基本方法
①以内科治疗为主;②手术治疗。

2.手术指征
①继发性甲亢或高功能腺瘤;②中度以上的原发性甲亢;③腺体较大,有压迫症状或胸骨后甲状腺肿等类型的甲亢;④内科治疗无效、复发或不能坚持长期服药;⑤妊娠早、中期的甲亢患者有上述指征者。

3.手术禁忌证
①症状轻者;②青少年患者;③老年人或不能耐受手术者。

六、护理评估

（一）健康史

患者是否有家族遗传史、是否有自身免疫性疾病。另外,精神刺激、病毒感染、严重应激和过度劳累等原因对本病的发病也有重要影响。

（二）身体状况

1.高代谢综合征

由于 T_3、T_4 分泌增多,导致交感神经兴奋性增高和新陈代谢加速,常有心悸、乏力、怕热、多汗、消瘦、食欲亢进、体重下降等。

(1)神经系统:神经过敏,多言好动,紧张焦虑,焦躁易怒,失眠不安,注意力不集中,记忆力减退,手、眼睑震颤,腱反射亢进等。

(2)心血管系统:心悸、胸闷、气短、第一心音亢进。心搏出量增加可致收缩压增高,外周血管扩张,血管阻力下降,可致舒张压下降,导致脉压增大。心动过速,心律失常以房性期前收缩最常见。合并甲状腺毒症心脏病时,可出现心脏增大和心力衰竭,心律失常则以心房颤动多见。

(3)消化系统:胃蠕动增快,食欲亢进,消瘦,排便频繁。重者可有肝大、肝功能异常,偶有黄疸。

(4)肌肉与骨骼系统:可伴发周期性瘫痪和近端肌肉进行性无力、萎缩。也可伴发重症肌无力及骨质疏松。

(5)生殖系统:女性常有月经减少或闭经。男性有勃起功能障碍,偶有乳腺发育。

(6)造血系统:淋巴细胞、单核细胞增高,但白细胞总数减低。伴发血小板减少性紫癜。

2.甲状腺肿

程度不等的甲状腺肿大,呈弥散性、对称性、质地中等、无压痛。甲状腺上下极可触及震颤,闻及血管杂音,为本病重要的体征。

3.眼征

可分为单纯性和浸润性突眼两类。①单纯性突眼:与甲状腺毒症导致的交感神经兴奋性增高有关。②浸润性突眼:称为 Graves 眼病,与眶周组织的自身免疫炎症反应有关。表现为眼内异物感、胀痛、畏光、流泪、视力下降。检查见突眼,眼睑肿胀,结膜充血水肿,眼球活动受限。严重者可形成角膜溃疡,全眼炎,甚至失明。

（三）辅助检查

1.基础代谢率(BMR)测定

应在禁食 12 小时,睡眠 8 小时以上,静卧空腹状态下进行。常用 BMR 简易计算公式:BMR%=脉压+率−111。正常 BMR 为 −10%～+10%;增高至 +20%～30% 为轻度甲亢,+30%～60% 为中度甲亢;+60% 以上为重度甲亢。

2.FT_4、FT_3

甲亢时血清 FT_3、FT_4 增高,作为筛选检查。

3.促甲状腺激素(TSH)

血清 TSH 浓度的变化是反映甲状腺功能最敏感的指标,甲亢时 TSH 浓度降低。

4.三碘甲状腺原氨酸(T_3)抑制试验

用于鉴别单纯性甲状腺肿和甲亢。

5.TSH 受体抗体(TRAb)

早期有诊断意义,可作为判断病情活动、复发和停药的指标。

6.甲状腺摄^{131}I率

总摄碘率增高。

7.促甲状腺激素释放激素(TRH)兴奋试验

甲亢时 T_3、T_4 增高,反馈抑制 TSH,故 TSH 不受 TRH 兴奋;TRH 给药后 TSH 增高可排除甲亢。本试验安全,可用于老人及心脏病患者。

(四)治疗要点

针对甲亢有三种疗法,即抗甲状腺药物(ATD)、^{131}I 和手术治疗。

1.抗甲状腺药物

是治疗甲亢的基础治疗,抗甲状腺药物也用于手术和^{131}I 治疗前的准备阶段。常用的抗甲状腺药物分为硫脲类和咪唑类,硫脲类包括丙硫氧嘧啶(PTU)和甲硫氧嘧啶等,咪唑类包括甲巯咪唑(MMI)和卡比马唑等。

2.^{131}I 治疗

^{131}I 被甲状腺摄取后释放出 B 射线,破坏甲状腺组织细胞,从而减少甲状腺激素的合成与释放。

3.手术治疗

适应证包括:①中、重度甲亢,长期服用药物无效或停药复发或不能坚持服药者;②甲状腺肿大显著,有压迫症状;③胸骨后甲状腺肿;④多结节性甲状腺肿伴有甲亢。手术治愈率 95% 左右,复发率为 0.6%～9.8%。

4.碘剂

小剂量碘剂是合成甲状腺激素的原料,可预防单纯性甲状腺肿;但大剂量碘剂可产生抗甲状腺作用,主要抑制甲状腺激素的释放,且作用迅速,还可以抑制其合成。碘剂还可以减少甲状腺的血流量,使腺体充血减少,因而缩小变硬。常用药物有复方碘化钾或复方碘化钠。

5.β 受体阻滞剂

改善甲亢所致心率增快、心肌收缩力增加等交感神经激活症状,还可以抑制外周 T_4 转化为 T_3。常用药物为普萘洛尔。

七、护理问题

1.焦虑或恐惧

与精神过敏,对手术有顾虑有关。

2.营养失调:低于机体需要量

与甲亢高代谢状况有关。

3.疼痛

与手术切口、不当的体位改变、吞咽有关。

4.潜在并发症

呼吸困难或窒息等。

八、护理措施

(一)一般护理

(1)给予高热量、高蛋白、高维生素饮食,限制含纤维素高的食物,应食用无碘盐,避免进食含碘丰富的食物,如海带、紫菜等。禁用对中枢神经有兴奋作用的浓茶、咖啡等刺激性饮料,戒烟、酒,注意补充水分。

(2)室温保持在 20℃左右,避免强光和噪声刺激。

(3)避免提供刺激、兴奋的消息,以减少患者激动、易怒的精神症状。

(4)让患者及家属了解其情绪、性格改变是暂时的,可因治疗而改善。

(5)活动以不感到疲劳为度,以免病情加重。有心力衰竭或严重感染者应严格卧床休息。

(二)症状护理

有突眼者,须经常点眼药,外出戴茶色眼镜,以避免强光与灰尘的刺激,睡前涂眼药膏,戴眼罩,并抬高头部,低盐饮食,以减轻眼球后软组织水肿。

(三)药物护理

抗甲状腺药物的常见不良反应:①粒细胞减少,严重者可致粒细胞缺乏症,主要发生在治疗后 2～3 个月,需要定期复查血常规,当白细胞低于 $3\times10^9/L$ 或中性粒细胞低于 $1.5\times10^9/L$ 时应停药;②皮疹;③中毒性肝病,用药前,后要检查肝功能。

(四)甲状腺术前、术后护理

1.完善术前检查

①颈部透视或摄片,了解气管有无受压或移位;②检查心脏有无扩大、杂音或心律失常等,并做心电图检查;③喉镜检查,确定声带功能;④测定基础代谢率,了解甲亢程度,选择手术时机;⑤检查神经肌肉的应激反应是否增高,测定血钙、血磷含量,了解甲状旁腺功能状态。

2.术前药物准备

术前通过药物降低基础代谢率是甲亢患者手术准备的重要环节。有以下几种方法。

(1)单服碘剂:常用碘剂为复方碘化钾溶液,每日 3 次口服,第 1 日每次 3 滴,第 2 日每次 4 滴,依此逐日每次增加 1 滴至每次 16 滴为止,然后维持此剂量。碘剂具有刺激性,可在饭后经凉开水稀释服用或把碘剂滴在饼干、面包片上吞服,以减少对口腔和胃黏膜的刺激。服用碘剂 2～3 周后患者情绪稳定,睡眠良好,体重增加,脉率每分钟 90 次以下,脉压恢复正常,BMR 在 +20% 以下,便可进行手术。需要注意的是由于碘剂不能抑制 T_4 的合成,一旦停服,储存于甲状腺滤泡内的甲状腺球蛋白大量分解,将使甲亢症状重新出现甚至加重,因此,碘剂应仅在手术前和甲状腺危象时使用,凡不准备手术的患者不宜服用。

(2)硫脲类药物加用碘剂:先用硫脲类药物,待甲亢症状得到基本控制后停药,改服2周碘剂,再行手术。由于硫脲类药物能使甲状腺肿大充血,手术时极易发生出血,增加手术困难和危险,因此服用硫脲类药物后必须加用碘剂。

(3)普萘洛尔单用或合用碘剂:对于不能耐受碘剂或合并应用硫脲类药物或对此两类药物无反应的患者,主张与碘剂合用或单用普萘洛尔作术前准备。由于普萘洛尔在体内的有效半衰期不到8小时,故最后一次服用须在术前1~2小时,术后继续口服4~7日。另外,术前不用阿托品,以免引起心动过速。

3.术后护理

(1)体位和引流:患者血压平稳或全麻后取半坐卧位,以利呼吸和引流切口内积血。手术野常规放置橡皮片或引流管引流24~48小时,引流积血可预防术后气管受压。

(2)活动:变换体位时用手置于颈后以支撑头部,避免颈部弯曲、过伸或快速的头部运动。

(3)饮食:先给予患者少量温水或凉水,若无呛咳、误咽等不适,可给予微温流质饮食,饮食过热可使手术部位血管扩张,加重渗血。以后逐步过渡到半流质饮食和软食。

(4)药物:患者术后继续服用复方碘化钾溶液,逐日减少,直至病情平稳。

(五)主要并发症的预防与护理

1.术后呼吸困难和窒息

最常见原因为切口内出血压迫气管,其次是喉头水肿、气管塌陷、双侧喉返神经损伤。多发生于术后48小时内,是最危急的并发症。表现为进行性呼吸困难、发绀,甚至窒息,可有切口渗血。术后床旁应常规放置气管切开包。如发现患者呼吸困难、切口局部张力较大时须立即进行床旁抢救,及时剪开缝线,迅速除去血肿。对喉头水肿者立即用大剂量激素,呼吸困难无好转时行环甲膜穿刺或气管切开。

2.喉上神经、喉返神经损伤

(1)喉返神经损伤:一侧喉返神经损伤,大多引起声音嘶哑;双侧喉返神经损伤,可出现失声或呼吸困难,甚至窒息,需立即行气管切开。

(2)喉上神经损伤:外支损伤(运动神经),引起环甲肌瘫痪,声带松弛、音调低钝。内支损伤(感觉神经),可使喉部黏膜感觉丧失,在进食特别是饮水时容易发生误咽、呛咳。

锉夹、牵拉、血肿压迫而致损伤者多为暂时性,经理疗等处理后,一般在3~6个月内可逐渐恢复。

3.手足抽搐

手术时甲状旁腺被误伤,患者血钙浓度下降,神经肌肉的应激性提高。多在术后1~3天出现。抽搐发作时,立即静脉注射10%葡萄糖酸钙或氯化钙10~20mL。发生手足抽搐后,应适当限制患者肉类、乳品和蛋类等食品的摄入。

4.甲状腺危象

诱因可能为应激、感染、治疗反应、手术准备不充分等。临床表现为体温≥39℃、心率≥140次/分、恶心、厌食、呕吐、腹泻、大汗、休克、神情焦虑、烦躁、嗜睡或谵妄、昏迷,可合并心力衰竭、肺水肿。

治疗:①抑制甲状腺素(TH)合成:首选口服 PTU。②抑制 TH 释放:给予复方碘溶液。③静脉滴注氢化可的松或地塞米松:可加强应激反应能力。④血液透析:可以降低血浆 TH 浓度。⑤对症治疗:吸氧;物理降温,补足液体;抗感染;烦躁时加用镇静药或使用异丙嗪进行人工冬眠。禁用阿司匹林。

预防:预防甲状腺危象最关键的是充分的术前准备,术后继续服用碘剂,逐渐减量。

九、健康教育

(1)服用抗甲状腺药物的开始 3 个月,每周查血常规 1 次,每隔 1～2 个月做甲状腺功能测定,定期测量体重。脉搏减慢、体重增加是治疗有效的标志。若出现高热、恶心、呕吐、腹泻、突眼加重等,应警惕甲状腺危象的可能,及时就诊。

(2)对妊娠期甲亢患者,药物首选 PTU,禁用放射碘治疗,慎用普萘洛尔,产后如需继续服药,则不宜哺乳。

第三节 急性乳腺炎

一、概述

(一)病因

1.乳汁淤积

患者乳头发育不良,乳管引流不通畅;初产妇哺乳经验不足不能将乳汁充分排出,都会导致乳汁淤积。乳汁淤积有利于入侵的细菌生长繁殖。

2.细菌入侵

致病菌多为金黄色葡萄球菌,少数为溶血性链球菌。细菌多因乳头破损或皲裂侵入乳房。个别经乳头开口侵入。

(二)病理生理

乳汁淤积有利于入侵的细菌生长繁殖,妇女产后哺乳期免疫力下降,细菌可从乳头入侵,迅速生长繁殖,沿淋巴管到乳腺及其结缔组织,侵入到乳腺小叶,引起急性化脓感染,早期为蜂窝织炎,数日后出现炎性脓肿。表浅脓肿可向乳房表面破溃或破入乳管由乳头流出。深部脓肿可波及乳房与胸肌间的疏松组织中,形成乳房内脓肿、乳晕下脓肿、乳房后脓肿(图 2-3-1)。严重感染者,可发生脓毒血症。

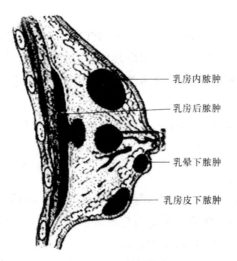

乳房内脓肿

乳房后脓肿

乳晕下脓肿

乳房皮下脓肿

图 2-3-1　乳房脓肿

二、护理评估

(一)健康史

评估有无乳头发育不良,如过小或凹陷;哺乳是否正常,乳汁能否完全排空,有无乳汁淤积;了解有无乳头破损或皲裂。

(二)身体状况

1.局部表现

患侧乳房胀痛,局部红、肿、热、痛,并有压痛性肿块。脓肿形成时肿块可有波动感,深部脓肿的波动感不明显,但乳房肿胀明显,有局部深压痛。脓肿破溃时,可见脓液自皮肤或乳头排出;常伴患侧腋窝淋巴结肿大和触痛。

2.全身表现

患者可有寒战、高热和脉搏加快,食欲缺乏等症状。

(三)心理-社会状况

在感染期间因不能有效地进行母乳喂养或因疼痛,患者易产生焦虑心理。

(四)辅助检查

1.实验室检查

血常规检查可见白细胞计数及中性粒细胞比例升高。

2.诊断性穿刺

在乳房肿块波动最明显的部位或压痛最明显的区域穿刺,抽到脓液表示脓肿已形成。

(五)治疗要点与反应

急性乳腺炎的治疗原则是控制感染、排空乳汁。未形成脓肿之前,主要以局部热敷、药物外敷或理疗、应用抗菌药物等治疗为主,脓肿形成后,应及时行脓肿切开引流术。为避免损伤乳管而形成乳瘘,行脓肿切开引流时应以乳头为中心做放射状切口;乳晕部脓肿可沿乳晕边缘作弧形切口;乳房深部或乳房后脓肿可在乳房下缘作弓形切口,切开后分离脓肿的多房间隔膜,为保证引流通畅,引流条应放在脓腔最低部位,必要时另加切口作对口引流。由于抗生素可被分泌至乳汁,故应避免使用对婴儿有不良影响的抗生素,如氨基糖苷类、磺胺药和甲硝唑等。

三、护理诊断及合作性问题

(1)急性疼痛:与乳房肿胀、感染、脓肿切开引流有关。

(2)体温过高:与炎症反应有关。

(3)知识缺乏:缺乏围产期乳房保健知识。

四、护理措施

(一)一般护理

嘱患者进食高蛋白、高热量、高维生素、低脂肪食物,保证足量水分的摄入。注意休息,适当运动、劳逸结合。加强哺乳期乳房的清洁护理,提高患者抗感染和修复能力。

(二)病情观察

定时监测生命体征,观察局部炎性肿块有无改变,并定时查血常规,了解白细胞计数及分类变化,必要时作细菌培养及药敏试验。

(三)治疗配合

(1)防止乳汁淤积:一般不停止哺乳,因停止哺乳不仅影响婴儿的喂养,且提供了乳汁淤积的机会。但患侧乳房应停止哺乳,并以吸乳器吸尽乳汁,促使乳汁通畅排出,局部热敷以利早期炎症的消散。若感染严重或脓肿引流后并发乳瘘,应停止哺乳。

(2)促进局部血液循环:用宽松的乳罩托起两侧乳房,局部可热敷或理疗以减轻疼痛,水肿明显者,可用50%的硫酸镁溶液湿热敷。

(3)控制感染:遵医嘱早期、足量应用抗生素。

(4)对症处理:高热者予以物理降温,必要时遵医嘱应用解热镇痛药物。

(5)切口护理:脓肿切开后,保持引流通畅,及时更换敷料。

(四)心理护理

解释疼痛及不能有效母乳喂养的原因,消除患者的思想顾虑,保持心情舒畅。

(五)健康指导

(1)指导产妇正确哺乳:每次哺乳时尽量排空乳汁,如有乳汁淤积,应及时用吸乳器或手法按摩排空乳汁。养成婴儿不含乳头睡眠的良好习惯。

(2)保持乳头和乳晕清洁:孕期经常用肥皂水及清水清洗两侧乳头;妊娠后期每日清洁1次,产后每次哺乳前、后均需清洁乳头,以保持局部清洁与干燥。

(3)纠正乳头内陷:乳头内陷者于分娩前3～4个月开始每天挤捏、提拉乳头,也可用吸乳器吸引,使乳头外突。

(4)处理乳头破损:有乳头、乳晕破损或皲裂者,暂停哺乳,用吸乳器吸出乳汁哺乳婴儿;局部用温水清洗后涂以抗生素软膏,待愈合后再哺乳。症状严重时应及时诊治。

（5）预防或及时治疗婴儿口腔炎症。

五、护理评价

患者乳房疼痛及高热是否缓解；切口引流是否通畅；是否掌握了正确哺乳及排空乳汁的方法；能否积极主动配合治疗及护理。

第三章 产科、儿科护理

第一节 妊娠合并糖尿病

糖尿病是由多种病因引起的以慢性高血糖为特征的代谢紊乱疾病。妊娠期间的糖尿病包括两种情况，一种为妊娠前已有糖尿病，称为糖尿病合并妊娠，另一种为妊娠后才发生或首次发现的糖尿病，称为妊娠期糖尿病(GDM)。80％以上的糖尿病孕妇为妊娠期糖尿病。妊娠合并糖尿病对母儿均有较大危害，应引起高度重视。

一、概述

(一)妊娠、分娩、产褥对糖尿病的影响

1.妊娠期

随妊娠周数增加，胎儿从母体获取葡萄糖增加，但肾小管对葡萄糖重吸收能力有限，易发生低血糖及酮症酸中毒。到妊娠中晚期，抗胰岛素物质增加，使孕妇对胰岛素的敏感性随妊娠周数增加而降低。胰岛素用量需要不断增加。这对于胰岛素分泌受限的孕妇，由于不能维持这一生理代偿变化而导致血糖升高。因此妊娠可使隐性糖尿病显性化，使原有糖尿病患者的病情加重或发生妊娠期糖尿病。

2.分娩期

分娩过程中体力和能量消耗较大，而进食较少，若不及时减少胰岛素用量，容易发生低血糖，并发展为酮症酸中毒。

3.产褥期

产后胎盘排出体外，胎盘所分泌的抗胰岛素物质迅速消失，使胰岛素的需要量立即减少。若不及时调整胰岛素用量，极易产生低血糖症。

(二)糖尿病对妊娠的影响

1.对孕妇的影响

(1)妊娠期高血压疾病发病率增加：糖尿病孕妇因糖尿病导致广泛血管病变，使小血管内皮细胞增厚及管腔狭窄，容易并发妊娠期高血压疾病，病情控制较难，后果较为严重。

(2)妊娠期感染率增加：感染是糖尿病主要的并发症。未能很好控制血糖的孕妇易合并感染，如外阴阴道假丝酵母菌病、肾盂肾炎、产褥感染等，其中以泌尿系统感染最常见。

(3)羊水过多发生率增加：妊娠期糖尿病孕妇羊水过多发生率较妊娠期非糖尿病孕妇多

10倍,其原因可能与胎儿高血糖、高渗性利尿致胎尿排出增多有关。羊水过多易导致胎膜早破和早产。

(4)手术产概率增加:糖尿病孕妇因巨大胎儿发生率显著增高,容易导致产程延长或产后宫缩不良,易发生产后出血,因此,选择手术产的概率也随之增加。

(5)易发生糖尿病酮症酸中毒:由于妊娠期糖代谢的复杂变化,加之高血糖及胰岛素相对或绝对不足,代谢紊乱可影响脂肪分解加速,血清酮体急剧升高,进一步发展为代谢性酸中毒。在妊娠早期血糖下降,胰岛素若没有及时减量也可引起饥饿性酮症酸中毒。

(6)再次妊娠时妊娠期糖尿病复发率增高:对于妊娠期糖尿病孕妇来说,再次妊娠时,妊娠期糖尿病的复发率可高达33%～69%,远期患糖尿病概率及心血管系统疾病发病率也均增加。

2.对胎儿、新生儿的影响

(1)巨大儿发生率高:可达25%～42%,其原因为胎儿长期处于高血糖状态,刺激胎儿产生大量胰岛素,促进蛋白、脂肪合成和抑制脂肪分解作用所致。妊娠期糖尿病孕妇过胖或过重是巨大儿发生的重要危险因素。

(2)流产和早产:血糖高可使胚胎发育异常,最终导致死亡而流产。合并羊水过多时易发生早产。

(3)胎儿生长受限:妊娠早期高血糖有抑制胚胎发育的作用,导致妊娠早期胚胎发育落后,其发生率为21%。

(4)胎儿畸形率高:与受孕后最初数周高血糖水平密切相关,其严重畸形发生率为正常妊娠的7～10倍,以心血管和神经系统畸形最为常见。

(5)胎儿窘迫及死胎发生率高:妊娠中晚期发生糖尿病酮症酸中毒,易导致胎儿窘迫和死胎。

(6)新生儿低血糖:新生儿脱离母体高血糖环境后,高胰岛素血症仍然存在,若不及时补充糖,易出现低血糖,危害新生儿生命。

(7)新生儿呼吸窘迫综合征发生率高:母体高血糖环境刺激胎儿胰岛素分泌增加,形成高胰岛素血症,高胰岛素血症具有拮抗糖皮质激素促进肺泡Ⅱ型细胞表面活性物质合成及释放,使胎儿肺表面活性物质产生及分泌减少,胎儿肺成熟延迟。

(三)临床表现

临床表现通常不典型,重症者可有明显的"三多一少"症状,即多饮、多食、多尿及体重不增或下降。患者可出现其他系统损伤,如糖尿病性肾病及眼部、神经等病变或合并感染,如外阴阴道假丝酵母菌病。严重者可诱发酮症酸中毒。

(四)治疗要点

在内科医生协助下严格控制血糖值,密切监护母儿情况。对不宜继续妊娠者,应尽早终止妊娠。分娩期应随时监测血糖、尿糖和尿酮体。分娩24小时内胰岛素减量,新生儿均按早产儿护理。

二、护理评估

1.病史评估

(1)既往史:了解孕妇有无糖尿病家族史或妊娠期糖尿病病史、多囊卵巢综合征、不明原因的死胎、死产、巨大儿、畸形儿等分娩史。

(2)现病史:了解本次妊娠经过,孕妇目前的临床症状,血糖情况,是否应用胰岛素,有无明确药物过敏史。

2.身体评估

(1)症状与体征评估:有无发热,有无心率、血压、呼吸节律变化,有无"三多一少"、疲乏无力的临床表现,有无低血糖症状。

(2)营养评估:询问孕妇饮食习惯与嗜好、饮食量和食物种类,测量体重、体质指数。

(3)并发症评估:有无视网膜、心血管和肾脏并发症。

(4)专科评估:测量宫高、腹围、胎心、胎动等情况。

3.风险评估

评估孕妇自理能力或日常活动能力,有无压疮、跌倒、坠床高危因素;评估孕妇有无泌尿系感染、呼吸道感染、深静脉血栓等风险。

4.心理社会状况评估

孕妇及家属对疾病的认知程度,对妊娠期糖尿病相关知识的掌握情况,对检查及治疗的配合情况;是否因担心母婴安全而产生焦虑、抑郁、恐惧的心理;社会及家庭支持系统是否建立完善等。

四、护理措施

1.妊娠期

(1)病情观察

①母体监测:a.血糖:妊娠期血糖控制目标为餐前、餐后 1 小时、餐后 2 小时分别≤5.3mmol/L、7.8mmol/L、6.7mmol/L,夜间血糖不低于 3.3mmol/L;孕期糖化血红蛋白最好≤5.5%。b.每周测量体重、宫高、腹围,每天监测血压。c.遵医嘱对孕妇尿酮体、糖化血红蛋白、眼底功能、肾功能、血脂等进行监测,发现异常情况及时通知医生进行处理。

②胎儿监测:a.B超检查:产检时常规进行 B 超检查,监测胎头双顶径、羊水量、胎盘成熟情况,判断胎儿中枢神经系统和心脏的发育情况,排除胎儿畸形。条件允许可行胎儿超声心动图检查。b.胎动计数:28 周后常规监测,12 小时正常值为 30 次左右,高于 40 次或低于 20 次均为胎动异常。

③胎心监护:妊娠 32 周起,每周行 1 次无应激试验(NST),了解胎儿宫内储备情况,若 NST 结果可疑,则进一步行催产素激惹试验(OCT)。

(2)用药护理

①用药的目的:通过注射胰岛素,使血糖保持在正常水平。

②常用的胰岛素制剂及其特点:a.超短效人胰岛素类似物:其特点是起效迅速,药物维持时间短,具有最强的降低餐后血糖的作用,不易发生低血糖,用于控制餐后血糖水平。b.短效胰岛素:其特点是起效快,剂量易于调整,可皮下、肌内和静脉注射使用。静脉注射胰岛素后能使血糖迅速下降,故可用于抢救糖尿病酮症酸中毒患者。c.中效胰岛素:其特点是起效慢,药效持续时间长,其降低血糖的强度弱于短效胰岛素,只能皮下注射而不能静脉使用。d.长效胰岛素:可用于控制夜间血糖和餐前血糖。

③妊娠期胰岛素应用的注意事项:a.应用胰岛素应从小剂量开始,0.3~0.6U/(kg·d)。每天计划应用的胰岛素总量应分配到三餐前使用,分配原则是早餐前最多,中餐前最少,晚餐前用量居中。每次调整后观察 2~3 天判断疗效,每次以增减 2~4U 或不超过胰岛素每天用量的 20% 为宜,直至达到血糖控制目标。b.胰岛素治疗期间清晨或空腹高血糖的处理:夜间胰岛素作用不足、黎明现象和 Somogyi 现象均可导致高血糖的发生。前 2 种情况必须在睡前增加中效胰岛素用量,而出现 Somogyi 现象时应减少睡前中效胰岛素的用量。c.妊娠过程中机体对胰岛素需求的变化:妊娠中、晚期对胰岛素需要量有不同程度的增加;妊娠 32~36 周胰岛素需要量达高峰,妊娠 36 周后稍下降,应根据个体血糖监测结果,不断调整胰岛素用量。

(3)专科指导:按"妊娠期糖尿病一日门诊"进行妊娠期的专科指导。"一日门诊"主要内容及流程:孕妇早 7:00 来到门诊检测空腹血糖,19:00 检测餐后 2 小时血糖后由家属陪伴离开医院,由 1 名具有营养师资格的护士全程陪护。①就餐:全天在营养食堂进食 3 餐以及 2 次加餐。GDM 孕妇全天进食能量为 1800kal,此能量为孕中、晚期能量摄入最低标准。②测量血糖:GDM 孕妇全天测量 3 餐前及 3 餐后 2 小时共 6 次血糖。③授课:早餐后开始授课,授课教师由门诊具有营养师资格的糖尿病专科护士担当;授课教材为北京大学第一医院产科专家及妇产科主任杨慧霞教授主编的《妊娠合并糖尿病使用手册》和《妊娠合并糖尿病——临床实践指南(第 2 版)》,主要内容是妊娠期糖尿病的饮食管理,如妊娠期糖尿病血糖控制标准、GDM 患者一日能量需求的计算方法、如何使用食物交换份搭配一日的膳食和控制血糖的有效方法及运动方式、运动强度的选择等。④运动:护士根据孕妇不同情况给予相应的运动指导,如对于有早产危险的孕妇指导其采取坐位进行上肢轻微负重的运动,达到消耗能量,降低血糖的目的;不存在除 GDM 以外合并症的孕妇采取大步走、孕期瑜伽、球操的运动形式,运动强度以身体微微出汗同时可以与同行者交谈为宜。⑤膳食分析及反馈:营养科营养师对当日膳食食谱进行分析和讲解,晚餐后 GDM 孕妇填写"一日门诊反馈表"。

(4)并发症护理观察

①妊娠期高血压疾病:糖尿病孕妇可导致广泛的血管病变,在孕期密切监测血压及尿蛋白变化,警惕子痫前期的发生。

②感染:注意孕妇有无白带增多、外阴瘙痒、尿急、尿频、尿痛等表现,按需行尿常规检查。

③羊水过多:注意孕妇的宫高曲线及子宫张力,如宫高增长过快或子宫张力增大应及时进行 B 超检查,了解羊水量。

④酮症酸中毒:妊娠期出现不明原因的恶心、呕吐、乏力、头痛甚至昏迷,注意检查血糖及尿酮体水平,必要时进行血气分析明确诊断。

⑤甲状腺功能检测:必要时进行检查,了解孕妇甲状腺功能。

⑥其他:注意观察孕妇主诉及行为变化,遵医嘱进行肝肾功能、血脂、眼底等检查。

(5)心理护理:糖尿病孕妇因控制饮食、应用胰岛素治疗、反复检查、缺乏糖尿病知识、担心胎儿发育受影响、胎儿畸形、早产、巨大儿、甚至胎死宫内,常有紧张焦虑等负性情绪。积极开展心理疏导,建立一对一的沟通交流,通过健康宣教使孕妇及家属了解GDM并非是不可治愈的疾病,努力消除产妇的焦虑、紧张心理,引导孕妇以乐观向上的心态面对疾病,使孕妇体会到医护人员的支持与关怀,确保通过医疗和护理干预实现理想的妊娠结局。

(6)健康教育:糖尿病孕妇大多数在孕早期及中期都无明显的症状和体征,导致孕妇及家属常常忽略其危害,要提高孕妇及家属的依从性及配合程度,首先应加强健康教育,内容包括:疾病相关知识(GDM高危因素、临床表现、对母胎的影响、常见并发症的预防及处理)、饮食运动指导、卫生指导、用药指导及出院指导。

①饮食控制:a.控制总能量,建立合理的饮食结构,控制碳水化合物、蛋白质和脂肪的比例,提高膳食中可溶性纤维含量,每日摄入量25～30g;有计划地增加富含维生素B6、钙、钾、铁、锌、铜的食物,如瘦肉、家禽、鱼、虾、奶制品、新鲜水果和蔬菜等。b.鼓励孕妇定时定量进餐,三餐间可少量加餐,避免短期内进食过多造成糖负荷,并注意预防两餐间低血糖的发生。c.饮食清淡,低脂少油,禁止精制糖的摄入,适当限制食盐的摄入。d.合理控制孕妇体重增长。

②运动指导:a.运动类型:运动有多种形式,由于妊娠的特殊性,孕期运动必须结合自身的状况,选择既能取得治疗效果、又可保证母胎安全的运动形式。步行是一种非常适宜GDM孕妇的活动,简便易行,可以根据自身情况选择不同的步行速度。建议每天步行500～1500m。b.运动时间:从10分钟开始,逐步增加至30分钟(达到运动强度),中间可有间歇。宜在餐后进行,应从吃第一口饭的时间算起饭后30分钟至1小时开始运动。因为此时血糖较高,且避免了胰岛素的作用高峰,不会发生低血糖。若运动间歇超过3～4天,则运动锻炼的效果和蓄积作用将减少,难以产生疗效,因此运动不应间断。如果运动量小,且身体条件好,运动后又不疲劳,可坚持每天运动。c.运动强度:规律的运动频率为餐后进行30分钟,每周3～5次的有氧锻炼。这样的体育活动就能达到降低空腹血糖和糖化血红蛋白水平的作用。临床上多用运动中的心率作为评定运动强度大小的指标,其中靶心率是最常应用的指标。靶心率是指获得较好运动效果,并能确保安全的运动时的心率。计算公式为:靶心率＝170－年龄(岁)或靶心率＝(220－年龄)×70％,不同年龄段孕期的靶心率见表3-1-1。d.使用胰岛素孕妇运动注意事项:应避开胰岛素作用高峰期。注射胰岛素侧肢体适当限制活动。运动前监测血糖水平,血糖值＜5.5mmol/L时要先进食,再进行运动,血糖值＞13.9mmol/L时需监测尿酮体,若尿酮阳性或合并其他不适,需警惕糖尿病酮症酸中毒的可能,此时要停止运动,立即就医。避免清晨空腹进行运动。运动时应随身携带饼干或糖果,发生低血糖时立即进食。不管是否使用胰岛素,运动期间出现腹痛、阴道流血或流水、憋气、头晕、眼花、严重头痛、胸痛、肌无力等情况应及时就医。

表 3-1-1　各年龄段的孕期的靶心率

年龄	20岁以下	20～29岁	30～39岁	40岁或以上
靶心率	140～155次/分	135～150次/分	130～145次/分	125～140次/分

③卫生指导:GDM 孕妇抵抗力下降,易合并感染,应指导并协助孕妇做好个人卫生,尤其是会阴部卫生,勤换内裤,保持清洁干燥,如皮肤出现瘙痒禁止挠抓,以防破溃感染。

④用药指导:指导孕妇自我注射胰岛素的方法及注意事项。a.要做好注射前的准备工作。b.选择适合的注射区域:选择上臂外侧、腹部、大腿外侧或臀部作为常用的胰岛素注射部位,要注意经常更换注射部位。c.按操作程序注射时孕妇可用左手轻轻地捏起注射部位的皮肤,用右手持胰岛素笔将针头直接刺入捏起的皮肤内,然后推注药液。注射完毕后,将拇指从剂量按钮上移开,待针头在皮肤内停留 10 秒钟后将其拔出,再用干棉签按压针眼 3 分钟以上即可。d.注意用药后的不良反应:低血糖。

⑤出院指导:a.加强孕妇及家属对 GDM 相关知识的认识;保持个人卫生;养成正确的饮食、运动习惯,合理控制体重,掌握自我血糖监测及胰岛素注射和保存的方法,使血糖维持在正常范围,预防并发症的发生。b.了解不良情绪对疾病的影响,树立战胜疾病、顺利分娩的信心。c.③定期产前检查,保证孕期安全,如有不适随时到医院就诊。

(7)延续护理

①在原有的营养中心的基础上成立了延续护理中心,人员全部由有国家公共营养师资格的护士组成,其中主管护师 3 名,护师 2 名。护士长负责该中心全面的质量控制,2 名护士负责营养分析及患者追踪和随访,1 名护士负责"一日门诊"当天对 GDM 患者的管理和指导,1 名护士负责 GDM 患者用药指导。

②制订个性化随访计划:向 GDM 孕妇发放追踪卡,每周详细记录 3 天,记录每日食物摄入量及运动和餐后 2 小时血糖情况,并于下一周前往营养中心进行膳食分析及接受相应指导,直至分娩。每次随访根据患者的血糖控制情况、孕妇体重增长情况及胎儿生长情况给予相应的营养指导。

2.分娩期

(1)病情观察

①临产后停止皮下注射胰岛素,根据血糖水平调整静脉滴注胰岛素的用量,每 2 小时监测 1 次血糖,维持血糖在 4.4～6.7mmol/L,血糖升高时检查尿酮体变化。

②按时测量并记录宫缩、胎心、羊水、宫口扩张及胎先露下降情况;4 小时测 1 次生命体征。

③产程时间不宜过长,总产程尽量少于 12 小时,产程过长会增加酮症酸中毒、胎儿缺氧和感染发生的风险。

④糖尿病产妇巨大儿发生率高达 25%～42%,必要时行会阴侧切及低位产钳助产术;警惕肩难产、产道损伤等情况发生。

⑤分娩后 2 小时内监测产妇意识状态、血压、脉搏、呼吸、体温、阴道出血(颜色、性质、量)及子宫收缩情况,如发现异常及时通知医生。

(2)用药护理

①胰岛素使用原则:产程中及围术期停用所有皮下注射胰岛素,改用胰岛素静脉滴注,以避免出现高血糖或低血糖。

②胰岛素使用方法:正式临产或血糖水平<3.9mmol/L 时,静脉滴注 5%葡萄糖或乳酸钠

林格液,并以 100～150mL/h 的速度滴注,以维持血糖水平在 5.6mmol/L;如果血糖水平＞5.6mmol/L,则采用 5％葡萄糖液加短效胰岛素,按 1～4U/h 的速度静脉滴注。

③注意事项:产程中每 1～2 小时监测 1 次血糖,根据血糖值维持小剂量胰岛素静脉滴注。妊娠期应用胰岛素控制血糖者计划分娩时,引产前 1 天睡前正常使用中效胰岛素,引产当日停用早餐前胰岛素,并给予 0.9％氯化钠注射液静脉滴注。

(3)专科指导:新生儿护理:①胎儿娩出前做好新生儿窒息复苏的准备,同时请儿科医生到场。②GDM 产妇的新生儿由于抵抗力弱,肺发育较差,无论孕周、出生体重多少,均按高危儿处理,注意保暖和吸氧。③动态监测血糖变化:新生儿出生后、30 分钟、3 小时、6 小时、12 小时分别进行末梢血糖测定,若新生儿持续哭闹、额头出现汗珠或血糖值低于 2.6mmol/L 等情况表示发生低血糖,应及时通知医生,协助进行处理,必要时用 10％葡萄糖缓慢静脉滴注。遵医嘱常规检查血红蛋白、血钾、血钙、血细胞比容、胆红素等相关检查,密切注意新生儿呼吸窘迫综合征的发生。④预防新生儿低血糖的发生:鼓励母乳喂养,并在分娩后喂服 5％葡萄糖水 10mL。

(4)并发症护理观察

①低血糖:观察产妇有无心动过速、盗汗、面色苍白、饥饿感、恶心和呕吐等低血糖表现。

②酮症酸中毒:常表现为不明原因的恶心、呕吐、乏力、口渴、多饮、多尿、皮肤黏膜干燥、眼球下陷、呼气有酮臭味,少数伴有腹痛,病情严重者出现意识障碍或昏迷;实验室检查显示血糖＞13.9mmol/L。一旦发生,及时通知医生并协助处理。

(5)心理护理:告知产妇紧张和焦虑可使心率加快、呼吸急促,使子宫收缩乏力、产程延长,导致产妇体力消耗过多,引起糖尿病酮症酸中毒。通过产妇言语、姿势、情绪、感知水平及不适程度评估其心理状态,及时给予指导。助产人员需耐心反复地提醒产妇用力技巧,如产妇配合较好,应给予直接鼓励,以增强产妇分娩的信心。告知患者分娩过程中疼痛的出现时间、持续时间、程度及频率,让产妇有充分的思想准备,增加自信心。

(6)健康教育

①饮食:产程中体力消耗大而进食少,易出现低血糖。临产后仍采取糖尿病饮食,严格限制碳水化合物和糖类的摄入。若因子宫收缩疼痛剧烈影响进食,指导其少量多次进食易消化食物,并注意补充水分,为分娩提供能量支持,保证精力充沛。

②运动指导:产程中日间鼓励产妇下床活动,有利于宫口扩张及胎先露下降,夜间在宫缩间歇期入睡,以保持体力。

③用药指导:告知产妇引产当日停用早餐前胰岛素,产程中及围术期停用所有皮下注射胰岛素,改用胰岛素静脉滴注,以避免出现高血糖或低血糖。

3.产褥期

(1)病情观察

①产妇:分娩后给予产妇适量的葡萄糖液体加胰岛素静脉滴注,以预防产妇剖宫产术后低血糖现象的发生,遵医嘱完善糖化血红蛋白检查。观察子宫复旧及阴道出血情况,如有异常及时通知医生,并准确记录出血量。观察会阴伤口或剖宫产手术切口愈合情况,如有异常情况通知医生并协助处理。

②新生儿:由于受母体血糖及胰岛素的影响,GDM 产妇的新生儿出生后较正常新生儿更易出现多种并发症:a.低血糖:轻者表现为面色苍白、烦躁、多汗,重者甚至出现淡漠、反应低下、嗜睡、肌张力降低、呼吸困难等,应加强母乳喂养,每日监测体重变化,必要时遵医嘱给予人工代奶。b.黄疸:注意观察患儿皮肤颜色、精神状态、食欲、肌张力、大小便等,发现异常及时报告儿科医生,避免核黄疸发生。c.新生儿呼吸窘迫综合征:多发生于生后 6 小时内,表现为皮肤发绀、呼吸困难进行性加重、呻吟样呼吸,严重时"三凹征"阳性。应严密观察面色、呼吸情况,每日定时监测 2 次体温。d.低血钙:表现为手足抽搐、震颤、惊厥,必要时进行血液生化检查,根据病情遵医嘱给予口服补钙,如需静脉补液者转儿科进行治疗。

(2)用药护理

①妊娠期应用胰岛素的产妇剖宫产术后禁食或未能恢复正常饮食期间,给予静脉输液,胰岛素与葡萄糖比例为 1∶4～1∶6,同时监测血糖水平及尿酮体,根据监测结果调整胰岛素用量。

②妊娠期应用胰岛素者,一旦恢复正常饮食,应及时行血糖监测,血糖水平显著异常者,应用胰岛素皮下注射,并根据血糖水平调整剂量,所需胰岛素的剂量一般较妊娠期明显减少。

(3)并发症护理观察

①产褥期感染:GDM 产妇自身杀菌能力和吞噬白细胞能力较健康产妇有所降低,加之产程中阴道的损伤及尿糖高,产后极易产生泌尿系统和生殖系统感染。对其护理要点是:a.住院期间:用 0.5‰的碘伏溶液行会阴擦洗,每天 2 次;剖宫产者注意观察手术切口是否发生感染,并保持伤口干燥清洁;留置尿管者及时拔掉导尿管,并密切观察产妇是否有发热、头晕等症状。必要时遵医嘱查血常规,应用抗生素治疗。b.出院后:指导产妇每天用温开水冲洗会阴 1 次,大小便后要保持会阴清洁,勤换卫生巾和内裤,1 个月内禁止盆浴。

②产后出血:妊娠合并糖尿病的产妇,分娩巨大儿的概率较大,使产后出血的风险增加。产后 2 小时,产妇仍需留在产房接受监护,要密切观察产妇的子宫收缩、阴道出血及会阴伤口情况。注意保暖,保持静脉通道通畅,充分做好输血和急救准备。定时测量产妇的血压、脉搏、体温、呼吸。督促产妇及时排空膀胱,以免影响宫缩致产后出血。早期哺乳,可刺激子宫收缩,减少阴道出血量。

(4)健康教育

①饮食:妊娠期无须胰岛素治疗的 GDM 产妇,产后可恢复正常饮食,但应避免高糖及高脂饮食。由于产褥期哺乳的需要,一般不主张产妇减肥和低热量饮食治疗,主张适当增加热量。鼓励多进食蔬菜、豆类,以及含有对哺乳期妇女最适宜的营养素,如荞麦和玉米粉等含糖偏低的产品,注意补充维生素及钙、铁等微量元素。

②运动:运动有利于血糖的控制,对改善肥胖、维持体质量在正常范围具有重要作用,同时对产后子宫复旧、恶露的排出、盆底肌肉的康复起到促进作用。可指导产妇选择舒缓有节奏的运动项目,如产后健身操、室内慢步、打太极拳等有氧运动。运动时间选择在餐后 1 小时进行,每次持续 20～30 分钟,每日 2 次,每周运动 3～5 天,以产妇个体耐受为度。同时备好糖果、饼干等食品,若有不适,即刻进食,以避免发生低血糖。

③出院指导:a.告知新生儿免疫接种、出生证明办理及产后复查随访等事项。b.产后合理

饮食及适当运动,坚持母乳喂养,避免肥胖,减少 2 型糖尿病的发生。c.定期到产科和内科复查,产后随访时检查内容包括身高、体质量、体质指数、腰围及臀围的测定、产后血糖情况。所有 GDM 产妇产后应检查空腹血糖,空腹血糖正常者产后 6～12 周进行口服 75g 葡萄糖监测,便于进一步诊治,如产后正常也需要每 3 年随访 1 次。

(4)延续护理

①与医生共同建立了患者追踪系统:GDM 孕妇参加"一日门诊"后.护士指导 GDM 孕妇定期复诊和产后 42 天前往指定医生处进行血糖评估,了解产妇产后血糖恢复情况,减少 2 型糖尿病发生的风险。

②产后随访:向产妇讲解产后随访的意义,指导其改变不良的生活方式,合理饮食及适当运动,鼓励母乳喂养。随访时建议进行身高、体质量、体质指数、腰围及臀围的测定,同时了解产后血糖的恢复情况。建议所有 GDM 产妇产后行 OGTT,测定空腹血糖及服糖后 2 小时血糖水平,并按照 2014 年 ADA 的标准明确有无糖代谢异常及其种类(表 3-1-2)。有条件者建议监测血脂及胰岛素水平,至少每 3 年进行 1 次随访。

表 3-1-2　非孕期血糖异常的分类及诊断标准(2014 年 ADA 标准)

分类	FPG(mmol/L)	服糖后 2 小时血糖(mmol/L)	HbA1c(%)
正常	<5.6	<7.8	<5.7
糖耐量受损	<5.6	7.8～11.0	5.7～6.4
空腹血糖受损	5.6～6.9	<7.8	5.7～6.4
糖尿病≥7.0	或≥11.1	≥6.5	

第二节　急性上呼吸道感染

急性上呼吸道感染主要是指鼻、鼻咽和咽部的急性炎症,根据主要感染部位不同可分别诊断为"急性鼻炎""急性咽炎""急性扁桃体炎"等,感染部位不确切者统称为上呼吸道感染,简称上感,是小儿最常见的疾病。其一年四季均可发生,以冬春季和气温骤变时多见。

一、病因

1.内因

由于上呼吸道的解剖生理和免疫特点,婴幼儿易患呼吸道感染。

2.诱因

维生素 D 缺乏性佝偻病、营养不良、贫血、先天性心脏病、居室拥挤、通风不良、冷暖失调及护理不当等易诱发本病。

3.外因

90% 以上由病毒引起,如合胞病毒、流感病毒、副流感病毒、腺病毒、鼻病毒、柯萨奇病毒等;也可原发或继发细菌感染,最常见的是溶血链球菌,其次为肺炎链球菌、流感杆菌、葡萄球菌等。

二、临床表现

病情轻重不一,与年龄、病原和机体抵抗力不同有关。

(一)一般类型上感

1.症状

婴幼儿以发热等全身症状为突出,年长儿以呼吸道局部表现为主,一般病程为3～5天。

(1)呼吸道局部症状:鼻塞、流涕、打喷嚏、咽部不适、咽痛等。

(2)全身症状:发热、畏寒、头痛、烦躁不安、食欲减退、乏力等,可伴有呕吐、腹泻、腹痛、烦躁,甚至高热惊厥。部分患儿可出现阵发性脐周疼痛,与发热所致肠痉挛或肠系膜淋巴结炎有关。

2.体征

可见咽部充血,扁桃体肿大,颌下淋巴结肿大、触痛。肠道病毒感染者可出现不同形态皮疹。

(二)两种特殊类型上感

1.疱疹性咽峡炎

由柯萨奇A组病毒引起,好发于夏秋季。表现为急起高热、咽痛、流涎、厌食等。体检可见咽充血,咽腭弓、悬雍垂、软腭等处有2～4mm大小的灰白色疱疹,周围有红晕,疱疹破溃后形成小溃疡。病程为1周左右。

2.咽-结合膜热

由腺病毒(3、7型)引起,春夏季发病多见,可在集体儿童机构中流行。临床上以发热、咽痛、结膜炎为特征。体检可见咽充血,一侧或双侧滤泡性眼结膜炎,颈部或耳后淋巴结肿大。病程为1～2周。

(三)并发症

可向邻近器官蔓延,引起中耳炎、鼻窦炎、咽后壁脓肿、颈淋巴结炎、喉炎、支气管炎、肺炎等。年长儿患链球菌性上感,可引起急性肾炎、风湿热等疾病。

三、实验室及其他检查

病毒感染者白细胞计数正常或偏低,病毒分离和血清反应可明确病原菌;细菌感染者白细胞计数增高,中性粒细胞增高,咽拭子培养可有细菌生长。

四、治疗要点

以支持疗法及对症治疗为主,防治并发症。注意休息,多饮水,给予易消化的食物。适当选用抗病毒药物,如三氮唑核苷(病毒唑),每日10～15mg/kg,分次肌内注射或静脉滴注,疗程3～5天。继发细菌感染或发生并发症者,可选用抗生素。如确为链球菌感染或既往有肾炎或风湿热病史者,可用青霉素,疗程为10～14天。

五、护理诊断/问题

1.舒适的改变

与咽痛、鼻塞等有关。

2.体温过高

与上呼吸道炎症有关。

3.潜在并发症

惊厥。

六、护理措施

(一)降低体温

(1)密切观察病情变化,体温超过38.5℃时给予物理降温,如头部冷敷、腋下及腹股沟处放置冰袋、温水擦浴等。物理降温无效者,可遵医嘱给予退热剂,如口服对乙酰氨基酚或肌内注射柴胡注射液等。

(2)给予易消化和富含维生素的清淡饮食,保持口腔清洁。及时更换汗湿的衣服,避免因受凉而使症状加重或反复。

(3)保持水、电解质平衡,鼓励患儿多饮水,必要时静脉补充营养和水分。

(二)促进舒适

(1)清除呼吸道分泌物,保持呼吸道通畅。鼻塞严重时于清除鼻腔分泌物后用0.5%麻黄素液滴鼻,每次1～2滴。对因鼻塞而妨碍吸吮的婴幼儿,宜在哺乳前10～15分钟滴鼻,使鼻腔通畅,保证吸吮。

(2)咽部不适或咽痛时可用温盐水或复方硼砂液漱口、含服润喉片或应用咽喉喷雾剂等。

(三)病情观察

密切观察病情变化,警惕高热惊厥的发生。如患儿病情加重,体温持续不退,应考虑并发症的可能,及时通知医生。若在病程中出现皮疹,应区别是否为某种传染病的早期征象,以便及时采取措施。

七、保健指导

(1)室内要经常通风,保持空气清新。在集体儿童机构中,如有上感流行趋势,应早期隔离患儿,室内用食醋熏蒸法消毒。

(2)加强体格锻炼,适量户外活动;气候变化时及时添减衣服,避免过冷或过热;呼吸道疾病流行期间,尽量避免去人多拥挤的公共场所。

(3)保证合理均衡的营养和充足的睡眠,婴儿期鼓励母乳喂养,及时添加辅食。

(4)积极防治各种慢性病,如佝偻病、营养不良及贫血等,按时进行预防接种。

第三节　肺炎

肺炎是由不同病原菌或其他因素(如吸入、过敏等)所引起的肺部炎症。临床以发热、咳嗽、气促、呼吸困难及肺部固定湿性啰音为特征,是婴幼儿时期的常见病,占我国住院小儿死亡的第一位,被原卫计委列为小儿重点防治的"四病"(肺炎、佝偻病、腹泻、贫血)之首位。一年四季均可发生,以冬春季及气温骤变时多见。

一、分类

小儿肺炎的分类尚未统一,常用的分类方法如下。

(一)按病理分类

可分为大叶性肺炎、支气管肺炎、间质肺炎及毛细支气管肺炎等。

(二)按病因分类

(1)感染性肺炎:如细菌性肺炎、病毒性肺炎、真菌性肺炎、支原体肺炎、衣原体肺炎。

(2)非感染性肺炎:如吸入性肺炎、过敏性肺炎、坠积性肺炎。

(三)按病程分类

(1)急性肺炎:病程<1个月。

(2)迁延性肺炎:病程1~3个月。

(3)慢性肺炎:病程>3个月。

(四)按病情分类

(1)轻症肺炎:以呼吸系统表现为主,其他系统无或轻微受累,无全身中毒症状。

(2)重症肺炎:除呼吸系统表现外,其他系统也受累,且全身中毒症状明显。

(五)按临床表现典型与否分类

(1)典型性肺炎:由肺炎链球菌、金黄色葡萄球菌、流感嗜血杆菌、大肠杆菌等引起的肺炎。

(2)非典型性肺炎:由肺炎支原体、衣原体、军团菌、病毒等引起的肺炎。

(六)按感染地点分类

(1)社区获得性肺炎:指院外感染及在入院48小时内感染的肺炎。

(2)院内获得性肺炎:指入院48小时后感染的肺炎。

临床上若病原体明确,则按病因分类,否则按病理分类。支气管肺炎是小儿时期最常见的肺炎。

二、病因与病理生理

(一)病因

1.病原体

主要为细菌和病毒。发达国家以病毒为主,发展中国家以细菌为主。细菌中以肺炎链球菌多见,其次为金黄色葡萄球菌、革兰阴性杆菌等。病毒中以呼吸道合胞病毒最常见,其次为腺病毒、流感病毒等;近年来肺炎支原体、衣原体和流感嗜血杆菌有增加趋势。

2.其他因素

低出生体重、营养不良、维生素 D 缺乏性佝偻病、先天性心脏病等患儿易患本病,且病情严重,容易迁延不愈。

(二)病理生理

主要变化是由于支气管、肺泡炎症引起通气和换气功能障碍,导致缺氧及二氧化碳潴留,从而造成一系列病理生理改变。

1.酸碱平衡失调

严重缺氧时,体内有氧代谢障碍,无氧代谢增强,酸性代谢产物增多,加上高热、进食少等因素,常引起代谢性酸中毒;同时二氧化碳潴留又可产生呼吸性酸中毒;重症肺炎常可出现不同程度的混合性酸中毒。

2.循环系统

缺氧可引起肺小动脉反射性收缩,肺循环阻力增高,形成肺动脉高压,使右心负荷加重,加之病原体毒素作用于心肌,可致中毒性心肌炎甚至心力衰竭。重症患儿可出现微循环障碍、休克和 DIC。

3.神经系统

缺氧和二氧化碳潴留使脑毛细血管扩张,血管通透性增加会引起脑水肿和颅内压增高。严重脑水肿使呼吸中枢受到抑制,可发生中枢性呼吸衰竭。病原体毒素作用尚可引起中毒性脑病。

4.消化系统

缺氧和病原体毒素可引起胃肠黏膜糜烂、出血及上皮细胞坏死、脱落等应激性反应,导致胃肠功能发生紊乱,甚至产生中毒性肠麻痹和消化道出血。

三、临床表现

(一)轻症肺炎

表现为呼吸系统症状和相应的肺部体征。

1.症状

大多起病较急,主要表现如下。①发热:热型不定,多为不规则热,新生儿和重度营养不良儿可不发热,甚至体温不升。②咳嗽:初为刺激性干咳,以后有痰,新生儿则表现为口吐白沫。③气促:多发生在发热、咳嗽之后。④全身症状:精神不振、食欲减退、烦躁不安、轻度腹泻或呕吐。

2.体征

①呼吸频率加快,达 40~80 次/分;②可有鼻翼扇动、唇周发绀,严重者出现三凹征、点头式呼吸或抽泣样呼吸;③肺部可听到较固定的中、细湿性啰音,以背部、两肺下方、脊柱两旁较易听到,深吸气末更为明显。

(二)重症肺炎

除呼吸系统症状和全身中毒症状加重外,常有循环、神经、消化系统受累的表现。

1.循环系统

最易发生心力衰竭和心肌炎。肺炎合并心力衰竭表现：①呼吸困难加重，呼吸＞60次/分；②心率增快，安静时婴儿＞180次/分、幼儿＞160次/分；③心音低钝或出现奔马率；④极度烦躁不安，面色苍白或发绀；⑤颈静脉怒张，肝脏迅速增大，在肋下3cm或短时间内增加1.5cm；⑥尿少或无尿，颜面或下肢水肿等。心肌炎表现为面色苍白、心动过速、心音低钝、心律不齐及心电图ST段下移、T波低平或倒置。

2.神经系统

轻度缺氧表现为烦躁或嗜睡；合并中毒性脑病时，可出现不同程度的意识障碍、惊厥、昏迷、呼吸不规则、前囟隆起、瞳孔对光反射迟钝或消失，脑脊液除压力增高外大多正常。

3.消化系统

常有食欲减退、呕吐、腹泻。重症可引起中毒性肠麻痹和消化道出血，表现为明显腹胀、呼吸困难加重、肠鸣音消失、呕吐咖啡样物、便血等。

（三）并发症

以金黄色葡萄球菌肺炎最为多见，其次是某些革兰阴性杆菌肺炎。在治疗过程中，如中毒症状及呼吸困难突然加重，体温持续不退或退而复升，应考虑是否并发有脓胸、脓气胸、肺大泡。此外，还可并发肺脓肿、败血症、化脓性心包炎等。

（四）几种不同病原体所致肺炎的特点

1.呼吸道合胞病毒肺炎

多见于2岁以内婴幼儿，尤以2～6个月婴儿发病率最高。起病急，喘憋重，出现呼气性呼吸困难，肺部听诊以喘鸣为主。临床分两种类型：①喘憋性肺炎，以全身中毒症状重、呼吸困难明显为主，胸部X线改变常见为小片状阴影，肺纹理增多和肺气肿。②毛细支气管炎：有喘憋临床表现，但全身中毒症状不严重，胸部X线以肺间质病变为主，常有肺气肿和支气管周围炎。

2.腺病毒肺炎

以6个月～2岁婴幼儿多见。临床特点：①起病急骤，全身中毒症状出现早；②体温达39℃以上，稽留热，精神萎靡、嗜睡；③咳嗽频繁，可出现喘憋、呼吸困难、发绀等；④肺部体征出现较晚，常在高热4～5天后开始出现少许湿性啰音，随后肺部病变融合可出现肺实变体征；⑤胸部X线改变较肺部体征出现早，可见大小不等的片状阴影或融合成大病灶，肺气肿多见。病灶吸收较缓慢，需数周至数月。

3.支原体肺炎

学龄儿童多见，婴幼儿亦可发生。四季发病，起病多较缓慢，临床特点是症状与体征不成比例：①发热，热度可高可低，热型不定，热程1～2周；②咳嗽，刺激性干咳为突出表现；③肺部体征常不明显，少数可听到干、湿性啰音；④部分患儿可出现其他系统如心肌炎、脑膜炎、肝炎等表现；⑤胸部X线检查，典型改变为肺部不规则云雾状阴影，多在单侧肺下野，病灶可呈游走性；⑥血白细胞正常或稍高，大部分患儿血冷凝集试验阳性。

4.金黄色葡萄球菌肺炎

多见于新生儿及婴幼儿。临床特点：①起病急，病情重，发展快；②中毒症状重，多呈弛张热,烦躁、面色苍白、咳嗽、呻吟、呼吸困难等;③肺部体征出现较早,听诊两肺有散在中、细湿性啰音;④可有一过性猩红热样或荨麻疹样皮疹;⑤常合并心力衰竭、中毒性脑病、中毒性肠麻痹;⑥胸部 X 线表现与临床症状常不一致,肺部有小片状浸润阴影,迅速出现脓胸、脓气胸和肺大泡;⑦血白细胞明显增高,可有核左移。

四、实验室及其他检查

(一)血常规

病毒性肺炎白细胞大多正常或降低;细菌性肺炎白细胞总数及中性粒细胞常增高,并有核左移。

(二)病原学检查

取鼻咽拭子或气管分泌物标本进行病毒分离和鉴定;取气管吸出物、胸腔积液、脓液及血液进行细菌培养,可明确病原体。免疫学方法可检测细菌抗原;冷凝集试验、双份血清抗体的测定等均有助于病原学诊断。

(三)胸部 X 线检查

支气管肺炎早期肺纹理增粗,以后出现大小不等的点、斑、片状阴影,可伴有肺不张或肺气肿改变。

五、治疗要点

采取综合措施,积极控制感染,对症治疗,改善肺的通气功能,防治并发症。

(一)控制感染

1.药物

根据不同病原体选用敏感抗生素,使用原则为早期、联合、足量、足疗程、重症静脉给药,WHO 推荐的 4 种第一线抗生素为复方磺胺甲基噁唑、青霉素、氨苄青霉素、阿莫西林,其中以青霉素为首选。新生儿不能用复方磺胺甲基噁唑;疑为金黄色葡萄球菌肺炎的,选用苯唑青霉素或邻氯青霉素;支原体肺炎首选大环内酯类抗生素,如红霉素、阿奇霉素等;我国原卫计委对轻症肺炎推荐用头孢氨苄(先锋霉素Ⅳ)。病毒性肺炎尚无特效药物,可用利巴韦林(病毒唑)、干扰素等。

2.疗程

抗生素一般用至体温正常后 5~7 天,临床症状基本消失后 3 天;支原体肺炎至少用药 2 周;金黄色葡萄球菌肺炎一般于体温正常后继续用药 2 周,总疗程为 6 周。

(二)对症治疗

(1)清除分泌物,保持呼吸道通畅;吸氧、祛痰,改善肺的通气功能。

(2)镇静、止咳、平喘、退热,及时纠正水、电解质紊乱与酸碱平衡失调。

(三)防治并发症

(1)积极防治心力衰竭、中毒性脑病、脓胸、中毒性肠麻痹、消化道出血等并发症。

(2)对中毒症状明显或严重喘憋、脑水肿、感染性休克、呼吸衰竭者,在使用有效抗生素的同时,可短期应用肾上腺糖皮质激素;并发脓胸和脓气胸者应及时穿刺引流。

六、护理

(一)一般护理

1.护理评估

(1)评估患儿神志与精神状况;生命体征,如体温、呼吸状况、脉搏快慢、节律、有无血压降低或升高等;营养及饮食情况;液体摄入量、尿量、近期体质量变化;睡眠情况(有无呼吸困难的发生)。

(2)评估患儿皮肤完整性,有无皮肤黏膜发绀,有无压疮、破溃等;有无静脉通路,并评估穿刺时间、维护情况、是否通畅、有无管路滑脱的可能。

(3)评估患儿的呼吸情况,记录性质、频率、形态、深度,有无鼻翼翕动、三凹征、端坐呼吸等,听诊患儿的呼吸音,监测患儿生命体征。必要时监测、记录患儿的动脉血气分析值。

(4)评估患儿本次发病的诱因、呼吸困难的程度、咳嗽、咳痰的情况;观察患儿有无发绀,监测体位改变对患儿缺氧的影响。有无其他伴随症状,如胸痛、呼吸困难。

(5)询问患儿目前服用药物的名称、剂量及用法,评估患儿有无药物不良反应,询问患儿有无明确药物过敏史。

(6)评估患儿心理、精神因素,有无焦虑、恐惧。评估患儿及其家属心理-社会状况。

(7)评估患儿及其家属对疾病知识的了解程度、对治疗及护理的配合程度、经济状况等。

2.健康教育

(1)保持病房环境安静、整洁、温度适宜,最佳室温为 20~24℃,最佳湿度为 55%~60%,每天定时通风换气,保持室内空气新鲜,每天用消毒液拖地消毒 2 次,并用湿布揩抹室内用具和地板,以保持干燥和清洁,严禁使用具有刺激性的消毒剂进行消毒。

(2)定期用紫外线消毒患儿衣物,为避免出现不安、出汗、呼吸不畅等现象,患儿应着适量且宽松的衣服。

(3)分开急性期和恢复期患儿,以免导致交叉感染。

(4)护理人员应熟练掌握急救药品和医疗物品的性能和使用方法,随时治疗和抢救病情出现变化的患儿。

(5)嘱患儿进食后多饮水,及时清洁口腔,以防口腔炎、鹅口疮等口腔疾病的发生。

(6)保持患儿皮肤清洁干燥,定时翻身并检查皮肤受压情况,以防发生压疮。

(7)病情观察

①密切观察患儿病情,及时监测生命体征。

②患儿若突然出现面色苍白、气喘加剧、呼吸暂停等异常情况,应让其端坐或高枕卧位,进行吸氧治疗,并及时向医师报告。

③患儿若出现剧烈头痛、呼吸不规则、惊厥、瞳孔变化等异常情况,脑脊液检查显示压力、蛋白轻度增高,但其他指标均正常,应进行中毒性脑病治疗:及时使用甘露醇降低颅内压,同时还需给予镇静、吸氧等处理。

④患儿若出现不同程度腹胀、肠鸣音减弱等异常情况,应及时禁食,并进行胃肠减压,情况严重的患儿需给予适量改善胃肠动力的药物。

(二)专科护理

1.高热

体温超过 38.5℃以上时,给予合理的物理降温,如头部冷湿敷、枕冰袋,在颈部、腋下及腹股沟处放置冰袋或用乙醇擦浴,冷盐水灌肠或按医嘱给予解热药,预防高热惊厥。出汗后及时给患儿用温水擦净汗液。注意保证患儿摄入充足的水分。及时更换汗湿衣服。

2.气体交换受损

置患儿于半卧位或抬高床头,尽量避免患儿哭闹,减少耗氧量。遵医嘱给氧,给予抗感染药物。及时处理腹胀,可用毛巾热敷腹部、肛管排气等方法。若是引起低钾血症者可按医嘱适量补钾。

3.用药护理

(1)雾化吸入时取半卧位,教患儿用嘴吸气鼻子出气,结束后拍背,方法为:五指并拢、稍向内合掌成空心状,由下向上,由外向内地轻拍背部。痰多者可进行体位引流。

(2)防止药物损害肝脏,注意肝功能的检查。

(3)根据患儿情况和所输入药物采用输液泵严格控制输液速度,最佳速度为 8~10 滴/分均匀输入,以免输入过快增加患儿心脏负担。观察输液中的反应,及时观察局部有无渗出、皮疹等。记好出入量,避免诱发心力衰竭。

4.化验及检查护理指导

(1)外周血检查:先与患儿耐心沟通交流,静脉穿刺操作时,动作要轻、准、稳,以免损伤血管。晨起空腹抽血检查。儿童可能会对检查害怕,在检查前与检查时要给予安抚和引导。抽完血后,用棉签或止血工具按压针孔部位 3 分钟以上,以压迫止血。不要按揉针孔部位,以免造成皮下血肿。抽血后出现晕血症状如:头晕、眼花、乏力等应立即平卧。

(2)病原学检查:教会患儿咳痰方法或指导患儿配合留取保本,保证标本合格并及时送检。

(3)胸部 X 线检查:必要时及时行胸部 X 线检查。检查前需脱去较多的衣物,只留单层棉质内衣(不带橡皮筋、印花),务必取下饰物、手机、硬币、金属纽扣、拉链、膏药贴等。青春期女患儿作胸部检查需脱去胸罩,婴幼儿由医师开具镇静药或给予相应的处置,镇静后行 X 线检查。摄片时听从医师吩咐,积极配合摆好体位完成照片。并由家属陪伴。

5.并发症护理

心力衰竭:突然心率超过 180 次/分,呼吸超过 60 次/分,极度烦躁不安,明显发绀,面色发灰,指(趾)甲微血管再充盈时间延长,心音低钝,奔马律,颈静脉怒张,肝迅速增大,可有尿少或无尿,颜面眼睑或双下肢水肿。应立即通知医师,并嘱患儿卧床休息,采取半卧位抬高床头 15°~30°,减少刺激,必要时应用镇静药物,严格控制输液速度,给予氧气吸入,记录 24 小时出入量。

6.心理护理

深入了解患儿的心理状态和情绪波动情况。护理人员以微笑服务为先,给患儿营造轻松、愉悦、舒适的治疗环境;护理人员与患儿及其家属建立友好关系,营建护理人员全程陪护、家属全程关注、患儿全程配合的三者一体化的护理氛围。

七、健康教育

（一）饮食

患病期间，患儿应多饮水，补充足够水分，而且由于发热、呕吐、腹胀等患儿食欲易受影响，在其能进食时，需给予富含维生素、蛋白质的易消化流质、半流质食物，如稀粥、鸡蛋羹、菜泥等，宜少量多次进食，有需要可静脉补充营养。此外，严格控制钠盐摄入量，最佳摄入量为 $0.5\sim1.0\mathrm{g/d}$。

（二）休息与活动

注意加强锻炼，可根据年龄选择适当的锻炼方法。户外活动时，注意适当增加衣服。社会上感冒流行时，不要带孩子到公共场所去。家里有人患感冒时，不要与孩子接触。教育小儿养成良好的卫生习惯，不随地吐痰，让婴幼儿多晒太阳。

（三）用药

遵医嘱按时服药，监测不良反应。

（四）化验与检查讲解

1.胸部 X 线检查

小儿呼吸系统疾病检测中，最为常用的仪器检测方法就是 X 线胸片检测。早期示肺纹理增粗，以后出现大小不等的斑片状阴影，可融合成一片，可伴有肺不张或肺气肿。

2.血常规

病毒性肺炎白细胞总数大多正常或降低；细菌性肺炎白细胞总数及中性粒细胞升高，并有核左移。

3.病原学检查

可作病毒分离或细菌培养，以明确病原体。血清冷凝实验 $50\%\sim70\%$ 的支原体肺炎患儿中可呈阳性。

（五）疾病相关知识的治疗原则

疾病相关知识的治疗原则是改善通气，控制炎症，杀灭病原菌。同时还应对症治疗，如发热时服用退热剂、咳嗽应给予化痰止咳药物，对重症肺炎应及时到医院进行相应的治疗。让患儿家属简单了解小儿呼吸系统特点，普及肺炎基本知识，规范患儿家属对小儿疾病预防、保健、救治过程中的行为。护理人员通过现场的演示及普及资料的发放来解答患儿及其家属的疑问。

（六）告知家属雾化的意义及注意事项

复方异丙托溴铵（可比特）可使平滑肌松弛并减轻支气管炎症。使支气管平滑肌扩张，并使气道内分泌物减少。松弛气道平滑肌，降低气道阻力，增强纤毛清除黏液的能力，抑制气道神经降低血管通透性减轻气道黏膜水肿，从而缓解喘憋。能迅速有效地解除气道痉挛。普米克对呼吸道局部抗炎作用具有抗过敏作用，并可收缩气道血管，减少黏膜水肿及黏液分泌可以达到平喘、改善通气的效果缓解喘息的症状。因此先做可比特雾化扩张支气管，再做普米克对局部抗炎平喘达到改善通气消除炎症的效果。应用后用清水漱口防止咽部真菌感染。

(七)出院指导

(1)室内空气新鲜,要保持室内空气新鲜、安静,让孩子休息好。

(2)饮食及排痰:在饮食上要吃易消化、高热量和富有维生素的食物,以软的食物最好,有利于消化道的吸收。咳嗽时要拍拍孩子的背部,有利于痰液的排出,拍背时从下往上拍,从外向内、房间内不要太干燥,孩子要适当地饮水,以稀释痰液,有利于痰的排出。

(3)加强锻炼,注意适当增加衣服:预防上呼吸道感染,注意加强锻炼,可根据年龄选择适当的锻炼方法。户外活动时,注意适当增加衣服。社会上感冒流行时,不要带孩子到公共场所去。家里有人患感冒时,不要与孩子接触。

(4)增强婴幼儿的抗病能力:坚持锻炼身体,增强抗病能力,同时注意气候的变化,随时给小儿增减衣服,防止伤风感冒。合理喂养,防止营养不良。教育小儿养成良好的卫生习惯,不随地吐痰,让婴幼儿多晒太阳。不断地增强婴幼儿的抗病能力是预防该病的关键。

第四章　骨科护理

第一节　上肢骨折

一、手外伤患者的护理

手外伤多为综合伤,常同时伴有皮肤、骨、关节、肌腱、神经和血管损伤,完全或不完全性断指、断掌和断腕等也有发生。据统计,手外伤占外科急诊总数20%,占骨科急诊总数的40%。

(一)病情评估

1.病史

(1)受伤史:包括致伤物、受伤原因与过程。了解现场及转运途中使用药物情况。

(2)既往健康状况:有无吸烟史,以便掌握麻醉药、解痉药的有效使用量。

2.临床特点

(1)手部情况:①创口的部位及性质,皮肤缺损的范围、皮肤活力,肌腱、神经、血管及骨关节损伤的程度,以判断伤情。②患手血运情况:了解扎止血带时间,观察是否存在皮肤苍白、皮温降低、指腹瘪陷、毛细血管回流缓慢或消失、皮肤青紫或肿胀等情况,以便及时松解止血带,配合医生采取有效措施。③伤口疼痛程度:以便及时处理疼痛,避免因剧烈疼痛发生虚脱、休克。

(2)全身情况:是否有烦躁不安或表情淡漠、皮肤黏膜苍白、湿冷、尿量减少、脉搏细速、血压下降等失血性休克的早期表现,以便及时补充血容量。

(3)精神情感状况:患者对伤情的认识和对康复的期望值如何,以便针对性疏导。

3.X线检查

以便了解骨折的类型和移位情况。

(二)护理问题

1.自理缺陷

(1)骨折。

(2)医疗限制:牵引、石膏固定等。

(3)瘫痪。

(4)卧床治疗。

(5)体力或耐力下降。

（6）意识障碍,如合并有脑外伤。

2.疼痛

（1）化学刺激:炎症、创伤。

（2）缺血、缺氧:创伤、局部受压。

（3）机械性损伤:体位不当,组织受到牵拉。

（4）温度不宜:热或冷。

（5）心理因素:幻觉痛,紧张。

3.有皮肤受损的危险

神经损伤后手部感觉、运动障碍和肌萎缩。

（1）患者了解皮肤受损的危险因素与避免方法。

（2）患者未出现皮肤受损。

4.潜在并发症

手部血液循环障碍。

（1）骨折。

（2）外伤:如骨筋膜室综合征。

（3）血管损伤。

（4）局部受压。

5.知识缺乏

（1）缺乏医学知识。

（2）不了解功能锻炼的重要性和方法。

（3）疼痛、畏惧。

（三）护理目标

1.自理缺陷

（1）患者卧床期间生活需要能得到满足。

（2）患者能恢复或部分恢复到原来的自理能力。

（3）患者能达到病情允许下的最佳自理水平,如截瘫患者能坐轮椅进行洗漱、进食等。

2.疼痛

（1）患者疼痛的刺激因素或被消除或减弱。

（2）患者痛感消失或减轻。

3.有皮肤受损的危险

神经损伤,后手部感觉、运动障碍和肌萎缩。

（1）患者了解皮肤受损的危险因素与避免方法。

（2）患者未出现皮肤受损。

4.肢体血液循环障碍

（1）四肢损伤、手术患者肢体血液循环得到重点观察。

（2）患者一旦出现血液循环障碍能得到及时处理。

5.知识缺乏

(1)患者及其家属了解功能锻炼对手外伤治疗与康复的重要性。

(2)者基本掌握功能锻炼的计划、步骤与方法。

(3)患者未出现或少出现功能障碍。

(四)护理措施

1.术前护理

心理护理意外致伤,顾虑手术效果,易产生焦虑心理。应给予耐心地开导,介绍治疗方法及预后情况,并给予悉心地护理,同时争取家属的理解与支持,减轻或消除心理问题,积极配合治疗。

体位平卧位,患手高于心脏,有利于血液回流,减轻水肿和疼痛。

症状护理手部创伤常伴有明显疼痛,与手部神经末梢丰富、感觉神经末端的位置表浅(特别是在桡侧与尺侧)、腕管内容相对拥挤有关。剧烈的疼痛会引起血管痉挛,还可引起情绪、凝血机理等一系列的变化,因此,应及时遵医嘱使用止痛药。

病情观察包括生命体征及患肢局部情况,尤其应警惕失血性休克,正确使用止血带。

2.术后护理

(1)体位:平卧位,抬高患肢,以利静脉回流,防止和减轻肿胀。手部尽快消肿,可减少新生纤维组织的形成,防止关节活动受限。

(2)饮食:宜高能量、高蛋白、高维生素、高铁、粗纤维饮食。

(3)局部保温:应用 60～100W 照明灯,距离 30～40cm 照射局部,保持室温在 22～25℃(当室温接近 30℃时可免用烤灯),使局部血管扩张,改善末梢血液循环。术后 3～4 日内进行持续照射,以后可以在早晨、夜间室温较低时照射,术后 1 周即可停用。

(4)用药护理:及时、准确地执行医嘱,正确使用解痉、抗凝药物,如罂粟碱、妥拉苏林、右旋糖酐-40,以降低红细胞之间的凝集作用和对血管壁的附着作用,并可增加血容量,减低血液的黏稠度,利于血液的流通及伤口愈合;用药过程中,需注意观察药物不良反应(如出血倾向等)。

(5)病情的观察与处理

①全身情况:伤员经受创伤和手术后,失血较多而致低血压。而低血压容易使吻合的血管栓塞,直接影响肢体的成活。因此,术后要及时补充血容量,纠正贫血。

②局部情况:手部皮肤颜色、温度、毛细血管回流反应、有无肿胀等。损伤后的肿胀程度与损伤部位的结缔组织特征和血管分布有关,即结缔组织、血管丰富的部位肿胀明显。疼痛与损伤的程度和局部活动度有关:损伤越严重,局部活动度越大,疼痛越剧烈。疼痛一般在伤后2～3 日开始缓解,1 周左右可适应。此时,若疼痛未减轻且有加重趋势,应考虑感染的可能。

(6)潜在并发症的预防

感染:a.患者入院后,注意保护患手,避免或防止污染程度增加;妥善固定患肢,防止加重损伤。b.术前认真细致地备皮。c.及时应用破伤风抗毒素和广谱抗生素。

①关节活动障碍:a.手指尽量制动在功能位;b.尽量缩小固定范围和缩短固定时间,如血管吻合后固定 2 周,肌腱缝合后固定 3～4 周,神经修复后固定 4～6 周;c.一旦拆除固定,及时进行患肢功能练习,以免造成关节僵直。

②肌肉失用性萎缩：a.患肢充分进行肌力练习；b.新近修复的肌腱肌肉，在静息约 2 周后应随着缝合处抗扩张强度的恢复而逐渐开始由轻而重的主动收缩；c.肌力为 1～2 级时进行感应电刺激；d.肌力达 3 级以上时必须进行抗阻练习，如揉转石球、捏皮球或海绵卷及挑皮筋网。

（7）功能锻炼

①主动练习法：一般可在术后 3～4 周开始。主动充分的屈曲和伸直手的各关节，以减少肌腱粘连。对于肌腱移位术后的患者，在主动锻炼其移位的肌腱功能时，应结合被移植的肌腱原先的功能进行锻炼。

②被动活动法：被动活动开始的时间及力量大小，要依手术缝合方法、愈合是否牢固而定。如编织法缝合可在术后 5～6 周开始被动活动，力量由小到大，缓慢进行，不可用力过猛；在开始锻炼之前先做物理疗法，如理疗、按摩等。术后 5 周内不做与缝合肌腱活动方向相反的被动活动及牵拉肌腱活动，可做被动牵拉肌腱活动，使轻度的粘连被动拉开，但不可用力过猛，以防肌腱断裂。

③作业疗法：为患者提供有助于改善关节活动度、肌力及手部协调运动的练习，如包装、木工、装配、编织、镶嵌、制陶、园艺、弹奏乐器、玩纸牌、球类活动等。

（五）康复与健康指导

讲究卫生，及时修剪指甲，保持伤口周围皮肤清洁。

注意营养，有利神经、血管的修复。

坚持康复训练，改善手部功能用两手相对练习腕背伸两手背相对练掌屈，手掌平放桌上练腕背伸，腕放桌边练掌屈，拇指外展练习虎口，手部关节按压练习等。避免过度用力，以防神经损伤、肌腱断裂。

复诊：①神经损伤的患者，3 周时进行肌电图检查，此后每隔 3 个月复查 1 次，观察神经功能恢复情况。同时测试患指的感觉和运动情况；②肌腱损伤患者出院后 3 周复查。此后可在 1.5 个月、3 个月、6 个月复查。

二、锁骨骨折

锁骨骨折是常见的骨折之一，占全身骨折的 6% 左右。

（一）锁骨骨折分类

1.按损伤位置分类

锁骨中 1/3 移位骨折，锁骨中、外 1/3 移位骨折。

2.按损伤形态分类

可分为横断骨折、斜形骨折、粉碎性骨折、青枝骨折。

（二）锁骨骨折护理评估

1.收集资料

间接与直接暴力均可引起锁骨骨折。

（1）间接暴力：如跌倒时，手掌、肘部或肩部着地，传导暴力冲击锁骨发生骨折，多为横形或短斜形骨折。

（2）直接暴力：从前方或上方作用于锁骨，发生横形或粉碎性骨折。粉碎性骨折有压迫或刺伤锁骨下神经和血管的可能；有穿破皮肤形成开放性骨折的可能。

2.护理查体与判断

（1）有致伤因素。

（2）锁骨骨折的典型体征是头偏向伤侧，缓解胸锁乳突肌的牵拉作用，健侧手托住前臂，以减轻牵拉疼痛。

（3）骨折后局部压痛及肿胀明显，骨折移位者，骨折端畸形。

（4）触诊时可有骨擦感。

（5）伤肢上举和后伸功能障碍。

（6）直接暴力引起的锁骨骨折，注意检查有无神经和血管的损伤。

（三）救治护理

1.非手术治疗

（1）悬吊患肢：青枝骨折、不全骨折或内 1/3 移位不明显的骨折，用锁骨固定带行"∞"字形固定或用三角巾、颈腕吊带悬吊患肢 1～2 周，疼痛消失后开始功能锻炼。

（2）复位固定：有移位的骨折，手法复位，"∞"字形石膏固定 4～5 周。注意观察患肢有无麻木、疼痛、肿胀、苍白等血供不良情况发生。

2.手术治疗

开放骨折，合并血管、神经损伤的骨折，有喙锁韧带断裂的锁骨外端或 1/3 移位骨折，骨折不连接可行"∞"字形钢丝、克氏针或钢板螺丝钉固定内固定术。

三、肱骨近端骨折

（一）定义

肱骨近端包括肱骨大结节、小结节和肱骨外科颈三个重要的解剖部位。肱骨近端骨折可发生于任何年龄，但以中、老年人为多。其发生率占全身骨折的 2.34%。

（二）病因及发病机制

高能量交通事故或运动损伤是肱骨近端骨折的主要原因。最常见的是上肢在伸展位摔伤，手掌着地或上肢外展及过度旋转位摔伤，肱骨上端与肩峰撞击而发生骨折。肩部侧方遭受直接暴力可致外科颈及大结节骨折。中老年人骨质疏松致骨质量下降，在遭受中小暴力作用时，易引起肱骨近端骨折。

（三）临床表现

局部疼痛、肿胀、瘀斑、畸形、上肢活动障碍。检查可发现局部明显压痛及轴向叩击痛。

（四）辅助检查

X 线检查和 CT 检查（包括 CT 三维重建），可做出明确诊断。X 线检查除了正位（或后前位）外，应进行腋位 X 拍片。

（五）治疗

1.非手术治疗

对于 Neer 一型肱骨近端骨折，包括大结节，肱骨外科颈骨折，以及有轻度移位的二型骨折,患者功能要求不高者,可用上肢三角巾悬吊 3～4 周,复查 X 线片后,可逐步行肩部功能锻炼。

2.手术治疗

多数移位的肱骨近端骨折的特点是二部分以上的骨折,应及时行切开复位内固定,大部分患者可获得良好的功能恢复。对于 Neer 三型、四型骨折,也可行切开复位钢板内固定术,但对于特别复杂的老年人四部分骨折也可行人工肱骨头置换术。

(六)护理要点

1.术前护理

(1)加强营养:给予高蛋白、高热量、高钙、高铁、高维生素饮食,以供给足够营养。合并糖尿病、高血压、心脏病的患者,给予糖尿病饮食、低盐饮食、低脂饮食等。根据病情可适当增加膳食纤维的摄入,多饮水,防止便秘。

(2)生活护理:给予患者生活上的照顾,满足患者基本的生活需求,协助其起居、饮食、卫生等,保持个人卫生和室内环境清洁,以增加患者的舒适感。

(3)患肢护理:使用前臂吊带或三角巾抬高患肢,促进静脉及淋巴回流,减轻疼痛,并观察患侧上肢的感觉活动及血液循环情况。

(4)疼痛护理:护士做好疼痛的观察,主动倾听患者主诉,鼓励患者表达,指导并教会患者使用数字评分法,表达疼痛程度,遵医嘱给予镇痛药物,观察用药后的效果及不良反应。

(5)皮肤护理:入院后,护士首先评估患侧肢体的皮肤情况,创伤患者应评估全身皮肤情况,有无擦伤、挫伤等皮肤破损。开放性骨折应评估并记录伤口皮肤情况,通知医生对创面做好消毒、清创、保护等处理,并遵医嘱注射破伤风人免疫球蛋白。对肥胖患者,要特别做好腋窝处皮肤的护理,避免因患侧肢体活动障碍,腋窝出汗过多,导致皮肤淹红破溃,可使用棉垫等薄软的物品垫于腋下,保持局部皮肤干燥。使用绷带固定的患者,应做好绷带周围皮肤的护理,防止因长时间压迫造成皮肤损害。

(6)完善术前准备:①完善各项实验室检查和心电图、X 线片。②胃肠道准备:全麻手术术前禁食禁水 12 小时。③皮肤准备:根据手术部位及麻醉方式进行皮肤准备;清洁皮肤(洗澡或擦浴);如局部皮肤有炎症等,应及时告知医生进行相应处理。④其他:术前摘除各类饰品、义齿,进入手术室前排空膀胱。

(7)心理护理:骨折多为突发事件,患者及家属缺乏心理准备,加之疼痛和肢体活动受限,容易使患者产生焦虑情绪,护士应耐心讲述骨折相关知识,介绍成功病例,消除患者及家属的紧张情绪,正确认识骨折及手术,增强信心,积极配合治疗。

(8)安全护理:由于骨折多为中、老年患者,部分患者有骨质疏松,患者安全尤为重要。护士应在患者入院时,做好患者及家属的安全宣教,床前悬挂"防范患者跌倒安全"提示牌,提示此患者存在跌倒风险,填写"防范患者跌倒(坠床)观察记录表"并定时填写观察记录。保持病室整洁,物品摆放规范,保持地面清洁干燥。加强巡视。

2.术后护理

(1)病情观察:密切观察患者的神志、生命体征。观察患者有无因麻醉药物造成的恶心、呕吐等胃肠道反应,如有发生协助健侧卧位,避免误吸,并通知医生,必要时遵医嘱给予药物治疗。

（2）管路护理：留置伤口引流管、尿管的患者，护士应做好引流液、尿液的观察，包括颜色、性状、量并做好记录，在管路上贴好相应的标识并注明留置管路的名称和时间。保持管路通畅，妥善固定，如有异常立即告知医生。做好患者及家属宣教，避免因患者人为因素造成活动时管路滑脱。护士在倾倒引流液时，应夹闭引流管，防止引流液倒流，逆行感染。

（3）伤口护理：护士每班巡视，观察伤口敷料有无渗血、渗液，伤口局部皮肤有无红肿热痛；术后3天内每日测量体温至少4次，如有异常及时通知医生。

（4）疼痛护理：责任护士常规进行疼痛评分，如分值≥4分，通过调整体位等不能缓解时应通知医生，遵医嘱给予镇痛剂。执行护理操作时，动作要轻柔、准确，避免粗暴操作。需患者移动或变换体位时，应取得患者配合，做好患肢的扶托保护，以免加重患者疼痛。

（5）体位护理：适当予以患肢抬高，以促进静脉及淋巴回流，减轻水肿；侧卧时，使患侧与躯干平行。坐起时要给予协助，避免患侧肢体用力不当。

（6）人工肱骨头置换术的患者，在协助变换体位或搬运患者时，护士动作要轻柔，做好患肢的扶托保护，避免人为因素加重患肢疼痛或造成肱骨头脱位。

（7）功能锻炼

①第一阶段：保持正确体位，使用外展支具，使肩关节维持在外展前屈的功能位，以保护肩关节功能。

②第二阶段：术后1～2周，增加肌肉锻炼，开始练习握拳，以防止肌肉萎缩和促进血液循环。锻炼强度以患者不感到疼痛及疲劳为宜；逐渐可做腕、肘关节的各种活动。肘关节以主动活动为主，但不能做强力的被动活动或推拿、按摩，以免造成骨化性肌炎。这一时期以静止性的肌肉收缩为主，其作用是在制动阶段能有效地保持肌力，改善肢体的血液循环，加速骨痂形成。

③第三阶段：术后3～4周开始练习肩部前屈后伸，逐步增加肩关节活动范围。

④第四阶段：术后5周后如无不良反应，全面练习肩关节活动。活动范围循序渐进，每次锻炼时以患者有轻度疲劳感为妥，幅度由小到大，次数由少到多。

四、肱骨髁上骨折

肱骨髁上骨折是指肱骨远端内外踝上方的骨折。约占全身骨折的11.1%，占肘部骨折的50%～60%，是儿童最为常见的骨折，多见于5～12岁的儿童。

肱骨髁上骨折的特点：①由于骨折的暴力和损伤机制不同，分伸直型和屈曲型，并以伸直型为最常见，约占95%；②多见于儿童，且骨折易于愈合，即使复位不理想，与肘关节活动方向一致的畸形，可在生长过程中自行矫正；③伸直型肱骨髁上骨折，近侧骨折端向前易损伤肱动脉，而产生骨筋膜室综合征，如未及时处理，可导致前臂缺血性肌挛缩也称Vokmann肌挛缩；④可出现肘内翻畸形，严重者需手术矫正。

（一）病情评估

1.病史

（1）评估患者受伤的原因、时间；受伤的姿势；外力的方式、性质；骨折的轻重程度。

(2)评估患者受伤时的身体状况及病情发展情况。

(3)了解伤后急救处理措施。

2.身体状况评估

(1)评估患者全身情况:评估意识、体温、脉搏、呼吸、血压等情况。观察有无休克和其他损伤。

(2)评估患者局部情况。

(3)评估牵引、石膏固定或夹板固定是否有效,观察有无胶布过敏反应、针眼感染、压疮、石膏变形或断裂,夹板或石膏固定的松紧度是否适宜等情况。

(4)评估患者自理能力、患肢活动范围及功能锻炼情况。

(5)评估开放性骨折或手术伤口有无出血、感染征象。

3.心理及社会评估

由于损伤发生突然,给患者造成的痛苦大而且患病时间长,并发症多,就需要患者及家属积极配合治疗。因此应评估患者的心理状况,了解患者及家属对疾病、治疗及预后的认知程度,家庭的经济承受能力,对患者的支持态度及其他的社会支持系统情况。

4.临床特点

局部疼痛、肿胀及畸形明显,肘关节活动障碍,检查时骨擦音及假关节活动,肘后三点关系正常。伸直型肱骨髁上骨折易损伤肱动脉及正中神经、桡神经、尺神经,引起前臂骨筋膜室综合征,治疗不及时可导致缺血性肌挛缩,严重影响手的功能。

5.辅助检查

肘部正侧位 X 线检查可确定骨折部位和类型。

(二)护理问题

(1)有体液不足的危险:与创伤后出血有关。

(2)疼痛:与损伤、牵引有关。

(3)有周围组织灌注异常的危险:与神经血管损伤有关。

(4)有感染的危险:与损伤有关。

(5)躯体移动障碍:与骨折脱位、制动、固定有关。

(6)潜在并发症:脂肪栓塞综合征、骨筋膜室综合征、关节僵硬等。

(7)知识缺乏:缺乏康复锻炼知识。

(8)焦虑:与担忧骨折预后有关。

(三)护理目标

(1)患者生命体征稳定。

(2)患者疼痛缓解或减轻,舒适感增加。

(3)能维持有效的组织灌注。

(4)未发生感染或感染得到控制。

(5)保证骨折固定效果,患者在允许的限度内保持最大的活动量。

(6)预防并发症的发生或及早发现及时处理。

(7)患者了解功能锻炼知识。

（8）患者焦虑程度减轻。

（四）护理措施

1.非手术治疗及术前护理

（1）心理护理：因儿童语言表达能力差，不能准确叙述自己的不适及要求，应关心爱护患儿，及时解决他们的痛苦与需要。

（2）饮食：给予高蛋白、高维生素，含钙丰富的饮食，注意食物的色、香、味，增加患儿食欲。

（3）体位：患肢采用石膏托于肘关节屈曲位固定，于患肢下垫枕，使其高于心脏水平，减轻肿胀。行尺骨鹰嘴持续骨牵引治疗时，取平卧位。

（4）合并症：伴有正中神经损伤时，注意观察神经功能恢复情况，并给予相应的护理。

（5）警惕前臂骨筋膜室综合征：由于肱动脉受压或损伤或严重的软组织肿胀可引起前臂骨筋膜室综合征，如不及时处理，可引起前臂缺血性肌挛缩。当患儿啼哭时，应密切观察是否有"5P"征象：①剧烈疼痛：一般止痛剂不能缓解，晚期严重缺血后神经麻痹即转为无痛；②患肢苍白或发绀；③肌肉麻痕：患肢进行性肿胀，肌腹处发硬，压痛明显；手指处于屈曲位，主动或被动牵伸手指时，疼痛加剧；④感觉异常：患肢出现套状感觉减退或消失；⑤无脉：桡动脉搏动减弱或消失。如出现上述表现，应立即松开所有包扎的石膏、绷带和敷料，并立即报告医生，紧急手术切开减压。

（6）功能锻炼：向患儿及家长讲明功能锻炼的重要性，取得家长的重视、理解和合作。反复示范功能锻炼的动作要领，直到家长和患儿学会为止。

①早、中期：复位及固定后当日开始做握拳、伸指练习。第2日增加腕关节屈伸练习。患肢三角巾或前臂吊带胸前悬挂位，做肩前后、左右摆动练习。1周后增加肩部主动练习，包括肩屈、伸、内收、外展与耸肩，并逐渐增加其运动幅度。

②晚期：骨折固定去除后增加关节活动范围的主动练习，包括肘关节屈、伸、前臂旋前和旋后。恢复肘关节活动度的练习，伸展型骨折着重恢复屈曲活动度，屈曲型骨折则增加伸展活动度。应以主动锻炼为主，被动活动应轻柔，以不引起剧烈疼痛为度，禁止被动反复粗暴屈伸肘关节，以免引起再度损伤或发生骨化性肌炎，加重肘关节僵硬。

2.术后护理

维持有效固定：①经常观察患者，查看固定位置有无变动，有无局部压迫症状，保持患肢功能位；如肘关节屈曲角度过大，影响桡动脉搏动时，应予调整后再固定。②告知患儿及家长匮定时限为3～4周，以便配合。

（五）康复与健康指导

1.饮食

高蛋白、高热量、含钙丰富且易消化的饮食，多食蔬菜及水果。

2.休息与体位

行长臂石膏托固定后，卧床时患肢垫枕与躯干平行；离床活动时，用三角巾或前臂吊带悬吊于胸前。

3.功能锻炼

家长应督促并指导患儿按计划进行功能锻炼，最大限度地恢复患肢功能。

4.复查的指征及时间

石膏固定后,如患肢皮肤发绀、发凉、剧烈疼痛或感觉异常,应立即就诊。自石膏固定之日起,2周后复诊,分别在骨折后1个月、3个月、6个月复查X线片,了解骨折的愈合情况,以便及时调整固定,防止畸形愈合。

第二节　下肢骨折

一、股骨颈骨折

(一)定义

股骨颈骨折特别是头下型骨折一直被认为是最难处理的骨折之一。这是由于:①多发生于老年人,原来已存在着骨质疏松,骨折后不愈合率很高,长期卧床容易并发肺炎、心力衰竭、泌尿系感染、压疮等严重并发症;②骨折的近端多为软骨组织,血液供应差,很难愈合。即使初步愈合后,以后也常出现股骨头的缺血性坏死;③内收型的股骨颈骨折,从生物力学的角度研究,剪切力大,不利于愈合。

(二)病因及发病机制

股骨颈骨折多发生于老年人,女性发生率高于男性。由于老年人多有不同程度的骨质疏松,而女性活动相对较男性少,由于生理代谢的原因骨质疏松发生较早,故即便受伤不重,也会发生骨折。骨质疏松是引起股骨颈骨折的重要因素,甚至有些学者认为,可以将老年人股骨颈骨折看作为病理骨折。骨质疏松的程度对于骨折的粉碎情况(特别是股骨颈后外侧粉碎)及内固定后的牢固与否有直接影响。

大多数老年人股骨颈骨折创伤较轻微,年轻人股骨颈骨折则多为严重创伤所致。有学者认为损伤机制可分为两种:①跌倒时大粗隆受到直接撞击;②肢体外旋。在第二种机制中,股骨头由于前关节囊及髂股韧带牵拉而相对固定,股骨头向后旋转,后侧皮质撞击髋臼而造成颈部骨折。此种情况下,常发生后外侧骨皮质粉碎。年轻人中造成股骨颈骨折的暴力多较大,暴力沿股骨干直接向上传导,常伴软组织损伤,骨折也常发生粉碎。

1.根据骨折发生机制分

(1)外展型骨折:股骨颈外展型骨折是在股骨干急骤外展及内收肌的牵引下发生的。骨折线自内下斜向外上。股骨头多在外展位。骨折多是无移位的线状骨折或移位很少的嵌插骨折,比较稳定。关节囊血运破坏较少,愈合率较高,预后较好。

(2)内收型骨折:股骨颈内收型骨折是在股骨干急骤内收及外展肌群(臀中肌、臀小肌)牵引下发生的。骨折线自内上斜向外下。股骨头呈内收或先内收,以后因远骨折端向上移位时牵拉而外展。骨折断端极少嵌插。因此,骨折远段因外展肌群收缩牵引多向上移位,又因下肢重量而外旋,故关节囊血运破坏较大。因而愈合率比外展型骨折低,股骨头坏死率较高。

2.按骨折线的走行方向分

一型:骨折线与股骨干纵轴的垂线所构成的角小于30°。骨折最稳定。

二型:骨折线与股骨干纵轴的垂线所构成的角在 30°～50°之间。骨折稳定性次之。

三型:骨折线与股骨干纵轴的垂线所构成的角大于 50°。骨折最不稳定。

3.按骨折移位程度分

(1)不完全骨折:骨折线没有穿过整个股骨颈,股骨颈有部分骨质连续,骨折无移位,近骨折端血供好,骨折容易愈合。

(2)无移位完全骨折:股骨颈虽完全断裂,但对位良好,近骨折端血供较好,骨折仍易愈合。

(3)部分移位骨折:近骨折端血供破坏较严重,骨折愈合较困难。

(4)完全移位骨折:近骨折端血供严重破坏,容易发生迟延愈合、不愈合或股骨头缺血性坏死。

(三)临床表现

股骨颈骨折有 80% 发生于 60 岁以上的老年人。由于妇女绝经期后,内分泌失调,更容易出现骨质疏松,故女性患者约四倍于男性患者。对老年患者,轻微的外力或损伤即能导致股骨颈骨折。受伤骨折后,有时局部疼痛可以很轻微。骨折有移位时,可以发现患肢呈外旋畸形,患肢较健肢缩短,患髋有压痛或冲击痛。

(四)辅助检查

最后确诊需要髋正侧位 X 线检查,尤其对线状骨折或嵌插骨折更为重要。X 线检查作为骨折的分类和治疗上的参考也不可缺少。应引起注意的是有些无移位的骨折在伤后立即拍摄的 X 线片上可以看不见骨折线。等 2～3 周后,因骨折处部分骨质发生吸收现象,骨折线才清楚地显示出来。因此,凡在临床上怀疑股骨颈骨折的,虽 X 线片暂时未见骨折线,仍应按嵌插骨折处理,3 周后再拍片复查。

(五)治疗

合理的治疗应根据患者年龄、活动情况、骨骼密度、其他疾病、预期寿命和依从性来决定。目前对股骨颈骨折的治疗主要包括保守治疗、复位加内固定、髋关节置换术。

(六)观察要点

1.严密观察病情变化

术后 24 小时内严密监测生命体征变化及切口疼痛情况,护理过程中与患者多沟通,多倾听,给患者以安全感,充分发挥心理镇痛作用,必要时遵医嘱给予镇痛剂。保持引流管通畅,防止医源性感染。密切观察切口出血情况以及引流液的颜色、性质及量。术后 6 小时内引流量＞300mL 且颜色呈鲜红或短时间引流量较多伴血压下降时,应立即通知医生,做好止血、输血准备工作。保持切口敷料清洁干燥。切口靠近会阴部,排便时注意保护,避免感染,敷料一旦被血液浸透、污物污染要及时更换。同时为预防切口感染,预防性应用抗生素 3～5 天,观察用药的反应,随时进行调整。

2.患肢的观察与处理

注意观察患肢末梢血液循环、感觉、温度及足背动脉的波动情况,如患肢末梢麻木、疼痛及血液循环不良,应及时通知医生。鼓励患者做患肢的足背伸、背屈运动及股四头肌的等长收缩运动,以促进血液循环,减轻患肢肿胀。

3.假体脱位的观察及护理

术后髋关节脱位是全髋关节置换术后常见的并发症之一。老年人由于缺乏运动协调性和准确性易造成脱位。术后保持患肢外展中立位,注意观察双下肢是否等长、疼痛、触摸手术部位有无异物感。若有脱位应及时报告医生。指导患者翻身(两腿之间放1个枕头),取物、下床的动作应避免内收屈髋。

(七)护理要点

1.术前护理

(1)心理护理:老年人意外致伤,常常自责,顾虑手术效果,担忧骨折预后,易产生焦虑、恐惧心理。应给予耐心的开导,介绍骨折的特殊性及治疗方法,并给予悉心的照顾,以减轻或消除患者心理问题。

(2)饮食:宜高蛋白、富含维生素、高钙、粗纤维及果胶成分丰富的食物。品种多样,色、香、味俱全,且易消化,以适合于老年骨折患者。

(3)体位:①必须向患者及其家属说明保持正确体位是治疗骨折的重要措施之一,以取得配合;②指导与协助维持患肢于外展中立位:患肢置于软枕或布朗架上,行牵引维持,并穿防旋鞋;忌外旋、内收,以免重复受伤机制而加重骨折移位;不侧卧;尽量避免搬动髋部,如若搬动,需平托髋部与肢体;③在调整牵引、松开皮套检查足跟及内外踝等部位有无压疮或去手术室的途中,均应妥善牵拉以固定肢体;复查X线片尽量在床旁,以防骨折或移位加重。

(4)维持有效牵引效能:不能随意增减牵引重量,若牵引量过小,不能达到复位与固定的目的;若牵引量过大,可发生移位。

(5)并发症预防:老年创伤患者生理功能退化,常合并有内脏疾病,一旦骨折后刺激,可诱发或加重原发病导致脑血管意外、心肌梗死、应激性溃疡等意外情况的发生。应多巡视,尤其在夜间。若患者出现头痛、头晕、四肢麻木、表情异常(如口角偏斜)、健肢活动障碍;心前区不适和疼痛、脉搏细速、血压下降;腹部不适、呕血、便血等症状,应及时报告医生紧急处理。

(6)功能锻炼:骨折复位后,即可进行股四头肌收缩和足趾及踝关节屈伸等功能锻炼。3~4周骨折稳定后可在床上逐渐练习髋、膝关节屈伸活动。解除固定后扶拐不负重下床活动直至骨折愈合。

2.术后护理

(1)体位:术后肢体仍为外展中立位,不盘腿,不侧卧,仰卧时在两大腿之间置软枕或三角形厚垫。各类手术的特殊要求为:

①三翼钉内固定术:术后2天可坐起,2周后坐轮椅下床活动。3~4周可扶双拐下地,患肢不负重,防跌倒(开始下床活动时,须有人在旁扶持)。6个月后去拐,患肢负重。

②移植骨瓣和血管束术:术后4周内保持平卧位,禁止坐起,以防髋关节活动度过大,造成移植的骨瓣和血管束脱落。4~6周后,帮助患者坐起并扶拐下床做不负重活动。3个月后复查X线片,酌情由轻到重负重行走。

③转子间或转子下截骨术:带石膏下地扶双拐,并用1根长布带兜住石膏腿挂在颈部,以免石膏下坠引起不适。

④人工股骨头、髋关节置换术:向患者说明正确的卧姿与搬动是减少潜在并发症——脱位

的重要措施,帮助其提高认识,并予以详细的指导,以避免置换的关节外旋和内收而致脱位。

(2)功能锻炼:一般手术患者的功能锻炼在前面内容已提到,在此着重介绍髋关节置换术后的功能锻炼。

①术后 1 天可做深呼吸,并开始做小腿及踝关节活动。

②术后 2～3 天进行健肢和上肢练习,做患肢肌肉收缩,进行股四头肌等长收缩和踝关节屈伸,收缩与放松的时间均为 5 秒,每组 20～30 次,每日 2～3 组。拔除伤口引流管后,协助患者在床上坐起,摇起床头 30°～60°,每日 2 次。

③术后 3 天继续做患肢肌力训练,在医生的允许下增加髋部屈曲练习。患者仰卧伸腿位,收缩股四头肌,缓缓将患肢足跟向臀部滑动,使髋屈曲,足尖保持向前,注意防止髋内收、内旋,屈曲角度不宜过大(<90°),以免引起髋部疼痛和脱臼。保持髋部屈曲 5 秒后回到原位,放松 5 秒,每组 20 次,每日 2～3 组。

④术后 4 天继续患肢肌力训练。患者用双手支撑床坐起,屈曲健肢,伸直患肢,移动躯体至床边。护士在患侧协助,一手托住患肢的足跟部,另一手托起患侧的腘窝部,随着患者移动而移动,使患肢保持轻度外展中立位。协助患者站立时,嘱患者患肢向前伸直,用健肢着地,双手用力撑住助行器挺髋站起。患者坐下前,腿部应接触床边。

⑤术后 5 天继续患肢肌力训练和器械练习。护士要督促患者在助行器协助下傲站立位练习,包括外展和屈曲髋关节。患者健肢直立,缓慢将患肢向身体侧方抬起,然后放松,使患肢回到身体中线。做此动作时要保持下肢完全伸直,膝关节及足趾向外。屈曲髋关节时,从身体前方慢慢抬起膝关节,注意勿使膝关节高过髋关节,小腿垂直于地面,胸部勿向前弯曲。指导患者在助行器的协助下练习行走:患者双手撑住助行器,先迈健肢,身体稍向前倾,将助行器推向前方,用手撑住助行器,将患肢移至健肢旁;重复该动作,使患者向前行走,逐步增加步行距离。在进行步行锻炼时,根据患者关节假体的固定方式决定患肢负重程度(骨水泥固定的假体可以完全负重;生物型固定方式则根据手术情况而定,可部分负重;而行翻修手术的患者则完全不能负重)。在练习过程中,患者双手扶好助行器,以防摔倒。

⑥术后 6 天到出院继续患肢肌力、器械和步行训练。在患者可以耐受的情况下,加强髋部活动度的练习,如在做髋关节外展的同时做屈曲和伸展活动、增加练习强度和活动时间,逐步恢复髋关节功能。

(3)术后潜在并发症的预防及护理

①出血:行截骨、植骨、人工假体置换术后,由于手术创面大,且需切除部分骨质,老年人血管脆性增加、凝血功能低下,易致切口渗血,应严密观察局部和全身情况。了解术中情况,尤其是出血量;术后 24 小时内患肢局部制动,以免加重出血;严密观察切口出血量(尤其是术后 6 小时内),注意切口敷料有无渗血迹象及引流液的颜色、量,确保引流管不受压、不扭曲,以防积血残留在关节内;监测神志、瞳孔、脉搏、呼吸、血压、尿量每小时 1 次,有条件者使用床旁监护仪,警惕失血性休克。

②切口感染:多发生于术后近期,少数于术后数年发生深部感染,后果严重,甚至需取出置换的假体,因此要高度重视。

③血栓形成:有肺栓塞、静脉栓塞、动脉栓塞。肺栓塞可能发生于人工髋关节术中或术后

24小时内,虽然少见,但来势凶猛,是由于手术中髓内压骤升,导致脂肪滴进入静脉所致;静脉栓塞,尤其是深静脉栓塞,人工关节置换术后的发生率较高;动脉栓塞的可能性较小。

3.健康指导

由于髋关节置换后需防止脱位、感染、假体松动、下陷等并发症,为确保疗效,延长人工关节使用年限,特做如下指导:

(1)饮食:多进食富含钙质的食物,防止骨质疏松。

(2)活动:避免增加关节负荷量,如体重增加、长时间站或坐、长途旅行、跑步等。

(3)日常生活:洗澡用淋浴而不用浴缸,如厕用坐式而不用蹲式。

(4)预防感染:关节局部出现红、肿、痛及不适,应及时复诊;在做其他手术前(包括牙科治疗)均应告诉医生曾接受了关节置换术,以便预防用抗生素。

(5)复查:基于人工关节经长时间磨损与松离,必须遵医嘱定期复诊,完全康复后,每年复诊1次。

二、股骨干骨折

(一)定义

股骨干骨折是指转子下2～5cm的股骨折。青壮年和儿童常见,约占全身骨折的6%。多由强大的直接暴力或间接暴力造成,直接暴力包括车辆撞击、机器挤压、重物击伤及火器伤等,引起股骨横断或粉碎骨折;间接暴力多是高处跌下、产伤等所产生的杠杆作用及扭曲作用所致,常引起股骨的斜形或螺旋骨折。

(二)病因及发病机制

股骨干是全身最粗管状骨,强度最高。多由于高能量直接暴力造成骨折,以粉碎型及横型骨折常见。交通事故是主要致伤原因,工农业创伤、生活创伤和运动创伤次之。坠落伤骨折多为间接暴力所致,斜骨折或螺旋骨折常见,少年儿童可发生嵌插骨折或不全骨折。直接暴力打击或火器伤所致骨折周围软组织损伤重,出血多,闭合骨折的内出血量即可达到500～1000mL,可并发休克。如有头、胸、腹部复合伤和(或)多发骨折则更易发生休克。

1.股骨干上1/3骨折

近位骨折片因髂腰肌、臀中肌及外旋肌牵拉而屈曲、外展、外旋。远位骨折片因内收肌群,股四头肌群后侧肌群作用而内收并向后上方移位。

2.股骨干中1/3骨折

近位骨折片由于同时受部分内收肌群作用,除前屈外旋外无其他方向特殊移位,远位骨折片由于内外及后侧肌群牵拉而往往有较明显重叠移位,并易向外成角。

3.股骨干中下1/3骨折

远位骨折片受腓肠肌牵拉向后倾斜移位,可损伤腘窝部血管和神经。非手术治疗难以复位固定。上述移位并非固定不变,骨折片因受各种外力的作用、肌群收缩和肢体重量及搬运等因素影响可发生各种不同方向的移位。但其固有的变位机制对手法复位和持续牵引治疗均有参考价值。

(三)临床表现

成人股骨干骨折多由强大暴力引起,内出血可达 500～1000mL,出血多时,可引起休克,应注意及时诊治。患肢剧烈疼痛、肿胀、成角、短缩、旋转畸形,髋及膝关节活动障碍,可出现假关节活动和骨擦音。股骨干下 1/3 骨折时,骨折远端因受到腓肠肌的牵拉而向后移位,有压迫或损伤胭动脉、胭静脉和腓神经、腓总神经的危险。

(四)辅助检查

1.X 线检查

包括髋、膝关节的股骨全长正、侧位 X 线片,可明确诊断并排除股骨颈骨折。

2.血管造影

如末梢循环障碍,应考虑血管损伤的可能,必要时作血管造影。

(五)治疗

在急诊处理时患肢可暂时用夹板固定。这样既利于减轻疼痛,又可防止软组织进一步损伤。治疗应尽可能达到较好的对位和对线,防止旋转和成角。

(六)观察要点

1.全身情况

监测生命体征,包括神志、瞳孔、脉搏、呼吸、腹部情况以及失血征象。创伤初期应警惕颅脑、内脏损伤及休克发生。

2.肢体情况

观察患肢末梢血液循环、感觉和运动情况,尤其对于股骨下 1/3 骨折的患者,应注意有无刺伤或压迫胭动脉、静脉和神经征象。

(七)护理要点

1.非手术治疗及术前护理

(1)心理护理:由于股骨干骨折多由强大的暴力所致,骨折时常伴有严重软组织损伤,大量出血、内脏损伤、颅脑损伤等可危及生命安全,患者多恐惧不安,应稳定患者的情绪,配合医生采取有效的抢救措施。

(2)饮食:高蛋白、高钙、富含维生素饮食,需急症手术者则禁食。

(3)体位:抬高患肢。

(4)保持牵引有效效能:不能随意增、减牵引重量,以免导致过度牵引或达不到牵引效果。小儿悬吊牵引时,牵引重量以能使臀部稍悬离床面为宜,且应适当约束躯干,防止牵引装置滑脱至膝下而压迫腓总神经。在牵引过程中,要定时测量肢体长度和进行床旁 X 线检查,了解牵引重量是否合适。

(5)指导、督促患者进行功能锻炼:①伤后 1～2 周内应练习患肢股四头肌等长收缩;同时被动活动髌骨(左右推动髌骨);还应练习踝关节和足部其他小关节,乃至全身其他关节活动。②第 3 周健足踩床,双手撑床或吊架抬臀练习髋、膝关节活动,防止股间肌和膝关节粘连。

2.术后护理

(1)饮食:鼓励进食促进骨折愈合的饮食,如排骨汤、牛奶、鸡蛋等。

(2)体位:抬高患肢。

3.健康指导

(1)体位:股骨中段以上骨折患者下床活动时,应始终保持患肢的外展位,以免因负重和内收肌的作用而发生继发性向外成角突起畸形。

(2)扶拐锻炼:由于股骨干骨折后的愈合及重塑时间延长,因此需较长时间扶拐锻炼。扶拐方法的正确与否与发生继发性畸形、再损伤,甚至臂丛神经损伤等有密切关系。因此,应教会患者正确使用双拐。

(3)拐杖是辅助步行的一种工具,常用的有前臂拐和腋拐。前臂拐轻便,使用方便,拐的把手位置可依患者上肢长短调节;腋拐靠腋下支撑,应用普遍。

用拐注意事项:①拐杖下端必须安装橡皮头,以免拐杖压在地上滑动而致不稳;拐杖上端的横梁上须垫软垫,以免使用时压迫腋下软组织。②腋拐高度:以患者直立时,拐从腋窝到地面并向身体两侧分开,橡皮头距足 20cm 为宜。过高,行走时拐杖将撑至腋下,引起疼痛不适,甚至难以行走;过低,则可发生驼背,感到疲劳。③单拐与双拐的选择与使用:腋拐可用单拐也可用双拐。单拐适用于因手术后恢复期患肢不能完全负重,而需借助单拐来增加健侧对整个身体重量的支撑,大部分置于健侧。当一侧下肢完全不能负重时,必须使用双拐,这样可增加行走时的平衡,且省力。双腋拐使用方法:先将两拐同时稳放在两腿前方,然后提起健肢移到两拐的前方,再将两拐同时向前方移到健肢前方,如此反复,保持两拐及一健肢形成一个等边三角形。④防跌倒:患者初次下地时,应有护理人员在旁扶助,并及时给予帮助与鼓励,指导用拐,防止患者因不习惯而失去重心而跌倒及出现情绪低落。初次下地时间不可过长,以后逐渐延长下地时间。

(4)2～3 个月后行 X 线片复查:若骨折已骨性愈合,可酌情使用单拐而后弃拐行走。

三、股骨远端骨折

(一)定义

股骨远端骨折是指股骨下端 9cm 内的骨折,包括髁上和髁间骨折。易发生腘血管损伤,膝内、外翻畸形,关节粘连、僵直及继发骨关节炎等并发症。

(二)病因及发病机制

股骨远端骨结构主要是骨松质,骨密质甚薄。骨折后骨松质压缩形成骨缺损以及骨折端常有粉碎,这是骨折复位不稳定的主要原因。

(三)临床表现

1.全身症状

大多较股骨干骨折为轻,休克发生率为股骨干骨折的 1/8～1/10。

2.局部症状

(1)一般症状:主要表现为骨折局部之肿胀、疼痛及在股骨髁上部的环状压痛及传导叩痛。

(2)移位:表现为骨折远端侧向移位及膝端屈曲畸形。

(3)功能障碍:主要表现为患肢尤其是膝关节功能障碍。

(4)并发症:主要是有否伤及腘动脉或其他血管的表现。

（四）辅助检查

X线检查可显示骨折及类型，涉及神经血管损伤者可行磁共振（MRI）或血管造影检查。

（五）治疗

1.保守治疗

一般采用骨牵引及石膏固定。

（1）骨牵引：与股骨干骨折牵引方法相似，因牵引力线偏低以放松腓肠肌而有利于复位。如胫骨结节牵引未达到理想对位，则改用股骨髁部牵引，使作用力直接作用到骨折端。如有手术可能者，则不宜在髁部牵引，以防引起感染。

（2）下肢石膏固定：牵引2~3周后改用下肢石膏固定；2周后换功能位石膏。拆石膏后加强膝关节功能锻炼，并可辅以理疗。

2.手术疗法

（1）开放复位：视手术目的的不同可采取侧方或其他入路显示骨折断端，并对需要处理及观察的问题加以解决，包括血管神经伤的处理、嵌顿肌肉的松解等，而后将骨折断端在直视下加以对位及内固定。对复位后呈稳定型者，一般无须再行内固定术。

（2）固定：单纯复位者，仍按前法行屈曲位下肢石膏固定，2~3周后更换功能位石膏。对需内固定者可酌情选用L形钢板螺钉、Ender钉或其他内固定物，然后外加石膏托保护2~3周。

（六）观察要点

术后应加强血压、脉搏监测，及时排除尿潴留、输液过多等引起的血压升高的原因。对术前已经患有高血压或术后血压升高的患者，30分钟测量血压、脉搏1次，并及时遵医嘱进行治疗。

（七）护理要点

1.术前护理

（1）心理护理：应及时做好解释工作，稳定患者情绪，悉心照顾患者，减轻、消除其恐惧心理，取得患者家属的配合。

（2）饮食护理：高龄患者胃肠功能减弱，食欲较差，根据患者情况制定合理的饮食。

（3）术前床上护理：术前训练患者床上利用头、双肘、健肢足底撑床用力抬起臀部，这样可以按摩背部、臀部、预防压疮，又方便放入气圈、便盆、训练床上排大小便。指导训练有效咳嗽，慢吸气，咳嗽时将腹肌收缩，腹壁内缩，1次吸气，连续咳3声，停止咳嗽，缩唇将余下的气体尽量呼出。反复几次，增加咳嗽效率。

2.专科护理

（1）一般护理：心电图、血压、血氧监测，吸氧，密切观察生命体征变化。

（2）预防术后并发症

①预防下肢深静脉血栓形成：术后听取患者的主诉，观察患肢肿胀程度、皮肤温度、颜色，及时发现病情变化，保持伤口引流通畅，避免局部血肿压迫血管，使血流变缓。术后早期进行患肢主动收缩，合理使用持续被动运动机伸屈关节，肌肉按摩，有利于血液回流。嘱咐患者进低脂、多纤维素食物，保持大便通畅，避免因排便困难造成的腹压增高影响下肢静脉血液回流。

②预防切口感染：术后密切观察切口敷料，保持敷料清洁干燥，引流管一般在术后48小时内拔除，遵医嘱应用抗生素，密切观察。

③预防肺部感染及压疮：保持病室环境清洁，空气新鲜，鼓励患者深呼吸，每2小时扣背1次，必要时雾化吸入，注意皮肤及床铺清洁，使用气垫床，骶尾部垫水囊，每4小时更换1次。教会患者自我调节方法，如挺腰法、抬臀法、自我按摩法等。

④防止假体脱落：术毕回病房搬运时，将患肢平放，保持外展中立位，防止内收外旋。做各种护理操作，应将整个患肢关节托起，不可单独抬动下肢，不宜过早过度屈伸髋关节。

⑤预防泌尿系统感染：定时清洗外阴、肛门、鼓励患者多饮水促进排泄，达到预防感染的目的。

⑥功能锻炼：早期锻炼可促进局部血液循环，避免肢体肿胀，肌肉萎缩，增进关节活动度，同时对改善全身机体功能状态和心理状态也有明显的效果。由于疼痛、牵引及担心活动时置换关节松动脱位，患者常不愿意活动肢体，必须正确指导消除其顾虑以配合锻炼。具体方法：术后第1日开始踝关节背伸、趾间关节屈伸活动，术后第2日陪护为患者做向心按摩，术后第3日床上股四头肌的舒缩活动，术后第3周可坐起行膝关节屈伸活动，但应避免屈髋大于90°，术后第4周扶拐活动，但避免患肢完全负重。

⑦康复训练：术后2～21天内，早期功能锻炼阶段，术后第2日鼓励患者做小腿和踝关节的自主活动，特别是患肢股四头肌的等长收缩，第3日可给予CPM机进行患肢肌肉及关节活动锻炼。术后2周拆线后指导患肢开始负重活动。

3.健康指导

嘱患者定期门诊复查，禁止盘腿位及交叉腿，适当控制体重，减少人工假体磨损，提高假体的使用寿命。

四、膝部损伤

（一）髌骨骨折

髌骨骨折占全部骨折损伤的10%，髌骨骨折由直接及间接暴力所致。髌骨骨折后影响膝关节功能活动。

1.髌骨骨折分类

（1）髌骨横形骨折。髌骨中1/3、髌骨下1/3骨折。

（2）髌骨粉碎性骨折。

（3）髌骨上极粉碎性骨折。

（4）髌骨下极粉碎性骨折。

（5）髌骨纵形骨折。

2.髌骨骨折护理评估

（1）收集资料

①直接暴力：如撞伤、踢伤髌骨等，骨折多为粉碎性，亦可为横断型骨折。髌前腱膜及髌两侧腱膜和关节囊可保持完好，骨折移位较小。

②间接暴力:由于股四头肌猛力收缩所形成的牵拉性损伤,如突然滑倒时膝关节半屈曲位,造成髌骨骨折。间接暴力多造成髌骨横形骨折,髌前筋膜及两侧扩张部严重撕裂,移位大。

(2)护理查体与判断:①骨折后,关节内积血,局部肿胀、淤血,甚至产生水疱。②移位骨折,查体可触及骨折间隙,压痛。③边缘骨折,多为一侧。④副髌骨骨折多发生在髌骨的外上角,骨块边缘整齐,光滑,多对称存在。⑤髌骨正侧位 X 线片可确诊。对可疑髌骨纵形或边缘骨折,须拍轴位片证实。

3.救治护理

(1)治疗原则:①最大限度地恢复关节面的形态,并使关节面平滑。②达到解剖复位,给予牢固内固定。③防止创伤性关节炎的发生。④早期进行膝关节功能锻炼,尽快恢复其功能。

(2)非手术治疗:①抽出关节积血,包扎。②骨折无移位或移位较小,关节面不平整,伸肌韧带损伤者,给予长腿石膏托或管形固定患肢 4～6 周,保持伸直位。

(3)手术治疗:①髌骨骨折超过 2～3mm 移位,关节面不平整,合并伸肌韧带撕裂,采用手术治疗。②手术方法:a.采用钢丝固定方法。b.髌骨部分切除术。c.髌骨全切除术。d.彻底清除关节内血肿及碎骨块。e.坚强的内固定无须外固定。

(二)胫骨平台骨折

1.胫骨平台骨折分类

(1)一般分类

Ⅰ型:单纯楔形骨折,常见于外侧或后侧,亦可见于冠状面或矢状面。

Ⅱ型:单纯中央压缩骨折,外侧胫骨平台被股骨外踝压塌,平台增宽。

Ⅲ型:Ⅰ与Ⅱ型合并,关节面受压、外侧皮质骨折。

Ⅳ型:T 形与 Y 形骨折或两髁粉碎性骨折或合并髁间隆凸骨折,外侧平台损伤严重。

(2)简化分类

Ⅰ型:轻度移位,单髁或双髁骨折,无移位或移位<5mm,塌陷<2mm,对关节功能影响较小。

Ⅱ型:中度移位,单髁或双髁骨折,关节面塌陷<10mm,骨折移位及劈裂。

Ⅲ型:重度移位,单髁或双髁骨折,塌陷>10mm,骨折为粉碎性、劈裂性,膝关节严重不稳定。

2.胫骨平台骨折护理评估

(1)收集资料

①外翻应力:膝外侧受直接或间接外力,如自高处坠落足着地,膝为外翻位或外力沿股骨外踝撞击胫骨外踝。

②垂直压力:外力沿股骨向胫骨直线传导,则股骨两髁向下冲压胫骨平台,可引起胫骨内外踝同时骨折,形成 Y 形或 T 形骨折,并向下方移位。

③内翻应力:致使股骨内髁下压胫骨内侧平台造成胫骨内髁骨折,致使骨折块向内下方移位,塌陷。常合并膝韧带损伤、半月板损伤。

(2)护理查体与判断:①询问受伤史,了解受伤过程及力量来源。②膝关节内因损伤、骨折、积血、肿胀疼痛,活动障碍。③单髁骨折者,副韧带损伤在对侧,压痛点为损伤部位。④稳定性试验为阳性。

(3)非手术治疗:胫骨平台骨折无移位或骨折塌陷<2mm,劈裂移位<5mm,粉碎性骨折或不宜手术切开复位骨折行非手术治疗。

①关节穿刺抽出关节内积血积液。

②跟骨牵引:牵引重量一般为3~3.5kg,牵引时间4~6周,注意纠正膝内翻或外翻成角。

(4)手术治疗:骨折的关节面塌陷>2mm,侧方位移>5mm,合并膝关节韧带损伤及膝内翻或外翻超过5。行手术治疗。

①胫骨平台内固定:劈裂骨折、塌陷骨折行螺钉内固定,内外踝T形和Y形骨折行钢板固定。

②用外固定架治疗复杂胫骨平台骨折。

③关节镜下行骨折复位固定;关节镜下治疗与修复半月板损伤及韧带损伤。

(三)膝韧带损伤

常见的膝韧带损伤有膝内外侧副韧带损伤、前后十字韧带损伤。

1.膝韧带损伤护理评估

(1)收集资料:①当膝关节屈曲、小腿强力外展时,遭受外来作用力时可导致膝内侧副韧带损伤。②暴力作用于小腿外侧可造成膝外侧副韧带损伤。③膝关节强力过伸或强力外展、过屈时可发生前十字韧带损伤。④屈膝位胫骨上端暴力作用、膝过伸、后旋时暴力作用可导致后十字韧带损伤。

(2)护理查体与判断:膝关节韧带是重要的静力性稳定因素,其功能是限制作用和制导作用。

①当韧带撕裂损伤时,出现直向不稳定。完全断裂,多表现为复合不稳定。

②急性期,伤者膝关节肿胀、疼痛,保护性肌紧张,阳性体征难查出,早期诊断困难。

③晚期伤者表现出不同程度的膝关节不稳,继发半月板损伤、关节软骨退变及创伤性关节炎。

2.治疗措施

(1)非手术治疗:①石膏固定术。②支具。③弹力绷带加压包扎。

(2)手术治疗:行韧带修复术。

(四)膝部损伤救治护理

1.固定、制动与转运

利用夹板、木板、自身肢体等固定受伤的肢体。患肢制动后,固定关节处于功能位。采用滚动法或平托法,将其移至担架、木板、门板或其他搬运工具。

2.体位

患肢肿胀时,用软枕或肢体抬高架抬高患肢,促进静脉回流,减轻水肿,腘窝处避免垫软垫,防止血液回流受阻。

3.观察与监护

监测生命体征,密切观察意识、体温、脉搏、血压、呼吸、尿量变化,观察患肢肢端循环情况,有无肿胀、感觉和运动障碍,有无皮肤温度和颜色改变,有无骨折远端动脉搏动异常等情况。

4.减轻疼痛

(1)药物镇痛:遵医嘱给予镇痛药物,并注意观察效果及有无不良反应。

(2)物理方法止痛:损伤初期可用局部冷敷、抬高伤肢等方法减轻水肿,缓解疼痛。24 小时后热疗和按摩减轻肌痉挛引起的疼痛。

5.功能锻炼

早期进行床上肌等长舒缩练习和关节活动。允许下地时,应用拐杖、助行器进行行走锻炼。

五、髌骨骨折

髌骨骨折是指由于直接暴力或间接暴力导致髌骨的完整性受损。好发于 30～50 岁的成年人,其发病率为 1.5％。暴力直接作用于髌骨,如跌倒时跪地,髌骨直接撞击地面,而发生粉碎骨折。间接暴力是指由于肌肉的强烈牵拉,如跌倒时,为防止倒地,股四头肌猛烈收缩以维持身体稳定,将髌骨撕裂而致。

(一)病情评估

1.病史

(1)评估患者受伤的原因、时间;受伤的姿势;外力的方式、性质;骨折的轻重程度。

(2)评估患者受伤时的身体状况及病情发展情况。

(3)了解伤后急救处理措施。

2.身体状况评估

(1)评估患者全身情况:评估意识、体温、脉搏、呼吸、血压等情况。观察有无休克和其他损伤。

(2)评估患者局部情况。

(3)评估牵引、石膏固定或夹板固定是否有效,观察有无胶布过敏反应、针眼感染、压疮、石膏变形或断裂,夹板或石膏固定的松紧度是否适宜等情况。

(4)评估患者自理能力、患肢活动范围及功能锻炼情况。

(5)评估开放性骨折或手术伤口有无出血、感染征象。

3.心理及社会评估

由于损伤发生突然,给患者造成的痛苦大,而且病程时间长,并发症多,就需要患者及家属积极配合治疗。因此应评估患者的心理状况,了解患者及家属对疾病、治疗及预后的认知程度,家庭的经济承受能力,对患者的支持态度及其他的社会支持系统情况。

4.临床特点

局部肿胀、瘀斑、疼痛,膝关节活动障碍。有移位时,可触及骨折线的间隙。膝关节积血,可出现浮髌试验阳性。①髌骨位于膝关节,受伤后易导致局部肿胀,关节内积液、积血,疼痛严重。②在导致髌骨软骨面损伤的同时,也使相对的股骨髌面发生软骨损伤;由于软骨的再生能力极低,即使修复髌骨以后,仍可出现髌骨关节创伤性关节炎。③随着骨折分离移位的程度不同,髌骨腱膜和关节囊也有不同程度的损伤,若修复不好,将严重影响伸膝功能。

5.辅助检查

常规拍摄正位、侧位及轴位 X 线片。关节造影、CT 扫描或 MRI 检查有助于诊断边缘骨折或游离的骨软骨骨折。因正位片上髌骨与股骨远端部相重叠,很难进行分析,但有助于诊断星状骨折、横断骨折和下极骨折。侧位 X 线片很有帮助,它能够提供髌骨的全貌,以及骨折块移位和关节面出现"台阶"的程度。行轴位 X 线检查有利于除外边缘纵形骨折,因为它常常被漏诊,而且多无移位。

(二)护理问题

(1)有体液不足的危险:与外伤后出血有关。

(2)疼痛:与损伤、牵引有关。

(3)有周围组织灌注异常的危险:与神经血管损伤有关。

(4)有感染的危险:与损伤有关。

(5)躯体移动障碍:与骨折脱位、制动、固定有关。

(6)潜在并发症:脂肪栓塞综合征、骨筋膜室综合征、关节僵硬等。

(7)知识缺乏:缺乏康复锻炼知识。

(8)焦虑:与担忧骨折预后有关。

(三)护理目标

(1)患者生命体征稳定。

(2)患者疼痛缓解或减轻,舒适感增加。

(3)能维持有效的组织灌注。

(4)未发生感染或感染得到控制。

(5)保证骨折固定效果,患者在允许的限度内保持最大的活动量。

(6)预防并发症的发生或及早发现及时处理。

(7)患者了解功能锻炼知识。

(8)患者焦虑程度减轻。

(四)护理措施

1.心理护理

给予患者生活上的照顾,及时解决患者的困难,给患者以精神安慰,减轻其焦虑心理。

2.观察病情

(1)注意观察局部的情况。

(2)手术后应观察伤口的渗出情况。

3.疾病护理

(1)抬高患肢,保持功能位置,以利静脉回流,减轻肿胀。

(2)疼痛时遵医嘱给予止痛剂。

(3)手术者按骨科手术前、后护理常规护理。

(4)石膏固定者按石膏固定护理常规。

(5)石膏固定 3～4 周开始功能锻炼。

（五）康复与健康指导

环境应安静舒适并为生活不能自理的患者提供方便。

1.心理指导

(1)讲解疼痛的原因及解决的方法。

(2)说明外固定的意义,抬高患肢的目的。

(3)固定3～4周后开始功能锻炼,介绍功能锻炼的意义,以取得配合,并教其正确的方法。

2.饮食

做好饮食指导。

六、踝部骨折

（一）定义

踝部骨折是指构成踝关节的胫骨远端、腓骨远端和距骨所发生的骨折,包括内踝、外踝、后踝、前踝骨折。是最常见的关节内骨折,占全身骨折的5%,青壮年多见。多由间接暴力引起,大多数是在踝跖屈扭伤,力传导引起骨折,常合并韧带损伤。

（二）病因及发病机制

此种骨折多由间接暴力造成,如足于内翻或外翻位时负重,由高处坠落足在内翻、外翻或跖屈位着地。直接暴力引起的少见。

根据受伤时足的姿势和致伤方向及骨折部位可分为三型:

1.Ⅰ型

内翻内收型。受伤时,踝部极度内翻(即旋后)。首先外侧副韧带牵拉外踝,使腓骨下端在韧带联合水平以下撕脱。若暴力持续下去,距骨向内踝撞击,致使内踝发生骨折。

2.Ⅱ型

①外翻外展型:受伤时,踝关节极度外翻(即旋前)或被重物压于外踝,先是内侧副韧带牵拉内踝致撕脱骨折,暴力持续会使腓骨下端骨折,同时出现胫骨后唇(即后踝)骨折,造成三踝骨折;②内翻外旋型:伤力先造成外踝斜骨折,在韧带联合水平位,向上延伸,使胫骨后唇骨折,最后撕脱内踝,形成三踝骨折。

3.Ⅲ型

外翻外旋型。受伤使内踝撕脱骨折,接着造成下胫腓关节分离,腓骨发生斜骨折或粉碎骨折。

（三）临床表现

踝部疼痛,有肿胀、皮下出血斑和功能障碍。

（四）辅助检查

X线检查应拍摄踝关节正位、侧位和踝穴位片。

（五）治疗

踝关节既支持全身重量,又有较为灵活的活动。因此,踝部骨折的治疗既要保证踝关节的稳定性,又要保证踝关节活动的灵活性。这就要求踝部骨折后应尽量达到解剖对位,并较早地进行功能锻炼,使骨折愈合后能符合关节活动的力学要求。在治疗方法上,当闭合复位失败时,应及时考虑切开复位与内固定,从而恢复踝关节的稳定,并使踝穴结构能适应距骨活动的要求,避免术后发生关节疼痛。

(六)观察要点

观察患肢足背动脉搏动情况,以防足背动脉损伤导致缺血挛缩,影响患肢功能。及时倾听患者主诉,如果主诉疼痛剧烈,不能立即止痛,应先观察其疼痛的特点与创伤本身是否相符。有无进行性加重或持续性剧痛等。以防骨筋膜室内神经受压和缺血,导致患肢功能障碍。严密观察患肢情况,如发现肿胀,除及时遵医嘱给予脱水消肿外还必须抬高患肢,严格制动,使患肢肿胀减轻,避免皮肤产生张力性水疱加重患处软组织损伤。

(七)护理要点

1.非手术治疗及术前护理

(1)心理护理:老年人意外致伤,常常自责,顾虑手术效果,担忧骨折预后,易产生焦虑、恐惧心理。应给予耐心的开导,介绍骨折的特殊性及治疗方法,并给予悉心的照顾,以减轻或消除心理问题。

(2)饮食:宜高蛋白、富含维生素、高钙、粗纤维及果胶成分丰富的食物。品种多样,色、香、味俱全,且易消化,以适合于老年骨折患者。

(3)体位:因踝部骨折肿胀较甚,应抬高患侧小腿略高于心脏的位置,以利肿胀消退。

(4)预防踝部压疮:踝部软组织少,在夹板或石膏固定前应在骨突处衬棉垫;行外固定后,应仔细倾听患者主诉,是否有骨折处以外的疼痛,以便及时发现异常。

(5)功能锻炼:早期功能锻炼,有促进功能恢复的作用,且对进入关节面的骨折端有"模造塑形"作用。骨折复位固定后即可做小腿肌肉收缩活动及足趾屈伸活动;3~4周后可做踝关节屈伸活动;去除外固定后,加强踝关节功能锻炼并逐渐负重行走。

2.术后护理

(1)体位:抬高患肢,稍高于心脏水平。

(2)功能锻炼:麻醉消退后,即对肿胀足背进行按摩,并鼓励患者主动活动足趾、踝背伸和膝关节伸屈等活动。双踝骨折从第2周开始,加大踝关节自主活动范围,并辅以被动活动。被动活动时,只能做背伸及跖屈活动,不能旋转及翻转,以免导致骨折不愈合;2周后可扶拐下地轻负重步行;三踝骨折对上述活动步骤可稍晚1周,以预防踝关节僵硬。

3.健康指导

(1)饮食:宜高热量、高钙、维生素饮食,以利骨折修复。

(2)预防骨质疏松:对因踝部存在骨质疏松的骨折患者,每日到户外晒太阳1小时或补充鱼肝油滴剂或维生素D奶、酸奶等,以促进钙的吸收。

(3)继续功能锻炼:骨折愈合去固定后,可行踝关节旋转、斜坡练步、站立屈膝背伸和下蹲等自主操练,再逐步练习行走。

七、骨盆骨折

(一)定义

骨盆为环形结构,是由两侧的髂骨、耻骨、坐骨经 Y 形软骨融合而成的两块髋骨和一块骶尾骨,经前方耻骨联合和后方的骶髂关节构成的坚固骨环。骨盆骨折是指骨盆壁的一处或多处连续性中断。发病年龄呈两个高峰期:即 20～40 岁和 65 岁以后,发病率占全身骨折的 1%～3%,其病死率在 10% 以上,是临床上较多见的骨折之一。

(二)病因及发病机制

常见的病因是创伤,如压砸、轧碾、撞挤和高处坠落等;其次是肌肉的撕脱伤。由于骨盆具有负重、保护盆腔内脏和传递人体力线的作用,因此严重的骨折不但会造成内脏损伤,而且对人体的负重会造成严重的影响。

(三)临床表现

1.疼痛

剧烈疼痛,在搬运或翻身时加重,髋关节活动也可引起疼痛。

2.肿胀与瘀斑

常见于会阴部、腹股沟、臀部、腰部,这是合并腹膜后血肿的重要体征。

3.功能障碍

骨折后患者不能站立,床上翻身困难。

4.畸形

骨盆有旋转倾斜、下肢有短缩等畸形。

5.感觉运动障碍

因神经受到损伤所致。

(四)辅助检查

1.X 线检查

X 线检查是诊断骨盆骨折的主要手段,可显示骨折类型及移位情况。

2.CT 检查

具有以下优点:

(1)能发现 X 线照片不能显示的骨折。

(2)能清楚地立体显示半侧骨盆移位情况。

(3)对髋臼骨折特别适用。

(4)对需行内固定的骨盆骨折,CT 能准确显示复位情况、内固定位置是否恰当及骨折愈合进展情况。

3.B 超检查

以了解腹腔及盆腔内脏器及大血管的情况。

(五)治疗

1.非手术治疗

(1)卧床休息:大多数骨盆骨折患者通过卧床休息数周可愈合。如单纯髂骨翼骨折患者,只需卧床至疼痛消失即可下床活动;稳定的耻骨支骨折及耻骨联合轻度分离者卧床休息至疼痛消失可逐步负重活动。

(2)牵引:牵引可解痉止痛、改善静脉回流、减少局部刺激、纠正畸形、固定肢体、促进骨折愈合,并方便护理。

(3)石膏外固定:一般用双侧短髋"人"字形石膏,固定时间为10～12周。

2.手术治疗

(1)骨盆骨折的外固定术。

(2)骨盆骨折的内固定。

(六)观察要点

1.入院后密切观察病情变化

严重骨盆骨折或合并其他脏器伤时,必须密切监测全身情况,如神志、脉搏、呼吸、血压、体温、尿量、甲床充盈时间,有无贫血征象等,化验血常规、血气分析等,必要时监测中心静脉压或肺动脉压。

2.并发症观察与护理

骨盆骨折可引起严重的并发症,而且常较骨折本身更为严重,是造成死亡的主要原因。

(1)腹膜后血肿:骨盆为松质骨,骨折后本身出血较多,其邻近有动脉及静脉丛,加之盆腔静脉丛多无静脉瓣阻挡回流,骨折后常引起广泛出血,出血量常达1000mL以上,积血沿腹膜后疏松结缔组织间隙蔓延到肾区或膈下,形成巨大腹膜后血肿,可引起腹痛、腹肌紧张,可抽出不凝血,观察可见腰背部瘀斑,腹部叩诊呈浊实音,但无移动性浊音。如果合并损伤髂内、外动脉或股动脉,亦可引起盆腔内严重出血,导致休克,甚至因失血过多而迅速致死。因此要密切观察患者有无腹痛、腹胀、呕吐、肠鸣音的变化和有无腹膜刺激征等,必要时可做腹腔穿刺以明确诊断。严重的腹膜后血肿还可引起麻痹性肠梗阻,患者出现腹痛、呕吐、腹胀、不排气、不排便、肠鸣音消失,应常规禁食2～3天,必要时给予胃肠减压或肛管排气、甘油灌肠剂灌肠等。

(2)泌尿道损伤:观察有无血尿、尿道口滴血、排尿困难或无尿,以判断膀胱、尿道的损伤情况。如膀胱颈部或后壁破裂,尿液流入腹膜腔,可引起明显腹膜炎刺激征,导尿时膀胱内无尿;如前臂或两侧未被腹膜覆盖的部分破裂,尿液渗入膀胱周围,可引起腹膜外盆腔蜂窝织炎,患者还常伴有休克、下腹部疼痛等症状,直肠指诊有明显压痛,导尿时可有血性尿液;后尿道损伤时,因尿生殖膈限制,外渗尿液局限于膀胱周围;尿道球部破裂,外渗尿液可沿会阴浅筋膜至阴茎、阴囊和前腹壁;尿道断裂患者常表现有尿痛、尿道出血、排尿障碍、尿潴留和会阴部血肿,导尿往往不能成功。

(3)直肠及女性生殖道损伤:坐骨骨折可损伤直肠、肛管和女性生殖道,表现为大便带血、排便困难、腹膜刺激征,肛门指诊可以发现破裂口及骨折端,因此骨盆骨折必须检查肛门和会阴。

(4)腹腔内脏损伤:分为实质脏器和空腔脏器损伤,可表现为腹痛、腹膜刺激征,腹腔穿刺可抽出不凝血。

(5)神经损伤:神经损伤多为不全损伤,主要表现为某一神经分布区的痛觉障碍及运动障碍。

(七)护理要点

1.术前护理

(1)急救及一般处理

①患者入院后迅速建立有效的静脉通道,必要时 2 个或多个通道,输液通道应建立在上肢或颈部,不宜在下肢,以免液体不能有效进入血液循环。

②迅速高流量给氧。

③给予留置尿管。

④注意保暖,提高室温或用棉被、毛毯,禁用热水袋,避免增加微循环氧耗。

(2)术前准备

①协助患者完善术前检查。

②肠道准备:术前一天协助清洁肠道,予以甘油灌肠剂灌肠 1 次。术前 12 小时禁食禁水。

③皮肤准备:协助患者清洁皮肤,更换干净病服。手术区域去除汗毛。

④遵医嘱做好药敏试验、交叉配血等,提前备术中用药。

⑤术前协助患者摘除饰品、义齿等,交予患者家属妥善保管。

(3)饮食护理

①伤后或术后常规禁食 48～72 小时,待排气后如无腹胀等症状,可进流食,逐步过渡到半流食直至普食。

②宜进食高蛋白、富含维生素、高钙、高铁、粗纤维即果胶成分丰富的食物,以补充失血过多导致的营养失调。

③食物应易消化,且根据受伤程度决定膳食种类,若合并有直肠损伤,则应酌情禁食。

(4)卧位

①不影响骨盆环完整的骨折,可取仰卧与侧卧交替,侧卧时健侧在下,严禁坐位,伤后 1 周可取半卧位。

②影响骨盆环完整的骨折,伤后应平卧硬板床,并减少搬动,必须搬动时则应多人平托,以免引起疼痛、增加出血。

③尽量使用防压疮垫,既能预防压疮,又能减少翻身次数。

(5)牵引护理:牵引可解痉止痛、改善静脉回流、减少局部刺激、纠正畸形、固定肢体、促进骨折愈合,并方便护理。

①骨盆兜悬吊牵引:将兜带从后方包住骨盆,前方两侧各系一牵引绳,交叉至对侧上方滑轮上悬吊牵引;牵引重量以臀部抬离床面 5cm 为宜;在骨盆两侧的兜内置衬垫,预防压疮。

②牵引方法:一般采用双侧或单侧下肢股骨髁上牵引或胫骨结节牵引。骨盆骨折中应用牵引治疗一般牵引重量较大,占体重的 1/7～1/5,牵引时间较长,一般 6 周内不应减重,时间在 8～12 周。

(6)排便护理

①预防便秘,嘱患者多饮水(每日≥2500mL),按顺时针方向按摩腹部,促进肠蠕动,必要时服用缓泻剂;术前一天必须排出肠道内大便,促进肠蠕动,于术前当晚 110mL 甘油灌肠剂置肛排便一次,以利手术操作和减轻术后腹胀;有直肠损伤者,应严格禁食或采用完全胃肠外营

养,并遵医嘱应用抗生素预防感染,若行结肠造口术,注意保持造口周围皮肤清洁干燥,观察局部有无感染征象。

②对疑有膀胱、尿道损伤患者,禁止自行排尿,以免加重尿液外渗;尿道不完全断裂,导尿成功后,应留置尿管2～4周,并妥善固定,预防瘢痕挛缩尿道狭窄;尿道大部分或完全断裂,经试插导尿管失败者,不可强行再插,应行膀胱造瘘及尿道会师术。a.术后患者常有血尿,产生的血凝块易堵塞引流管,可用生理盐水或1:5000呋喃西林液维持滴入,冲洗速度根据尿液颜色而定,一般术后3天内滴速较快,冲洗液量每日可达3000～4000mL,以后逐渐减慢滴速,至尿液澄清可改为每日冲洗2次,每次200mL左右,冲洗前应先放尿。b.造瘘管留置1～2周,保持引流管通畅,防止扭曲或打折;拔管前先夹管,观察能否自行排尿,如排尿困难或切口处有漏尿则延期拔管。c.术后留置尿管2～3周,待尿道破裂处愈合后拔除尿管;由于断裂处瘢痕收缩,易形成尿道狭窄,需要定期进行尿道扩张术。d.保持造瘘口周围皮肤清洁、干燥,切口周围分泌物较多或敷料浸湿时应及时更换敷料。

（7）心理护理

①骨盆骨折多为高能量损伤,患者伤势较重,易产生恐惧、焦虑心理,应给予心理护理,耐心听取患者的倾诉,理解、同情患者的感受,并共同分析恐惧产生的原因,尽可能消除其相关因素,同时以娴熟的抢救技术控制病情发展,减轻患者的恐惧及焦虑心理。

②向患者耐心详细地介绍特殊检查、治疗、手术的程序及配合要点,对疾病的预后多给予明确、有效和积极的信息;让治疗效果较满意患者向其介绍经验,增强患者自信心。

2.术后护理

（1）伤口:注意观察伤口渗血情况和伤口引流情况,保持引流管通畅,及时引流出伤口积血,预防伤口感染。

（2）体位:术后平卧6小时,以后每2～3小时更换一次体位,尽量减少大幅度搬动患者,以防止内固定断裂、脱落;平卧和健侧卧位交替更换,也可使用聚合酯垫,预防压疮。

（3）预防感染:术后遵医嘱合理应用抗生素,一般5～7天;抗生素应足量使用,依照药物半衰期严格按时给药,保证有效的血药浓度;发现体温升高,及时报告医生,妥善处理,定期复查血象和红细胞沉降率,警惕感染发生。

（4）神经损伤的观察:坐骨神经损伤常表现为腘绳肌、踝背屈肌不能收缩及支配区痛觉迟钝;闭孔神经损伤表现为股内收肌麻痹及大腿内侧不规则痛觉减退。骶神经损伤表现为膀胱功能障碍及阳痿等。

（5）饮食:术后常规禁食2～3天,待排气后,开始进食清淡、易消化半流食,每日4～5餐,逐步过渡到普通饮食;指导患者多吃含粗纤维较多的蔬菜、果胶成分丰富的水果,预防便秘。

（6）心理护理:因术后卧床时间长,患者易产生厌烦情绪,应多开导,并取得家属的支持,共同为患者制订比较周密的康复计划并督促实施,适时鼓励,提高患者治疗的积极性。

（7）功能锻炼

①不影响骨盆环完整的骨折:a.单纯一处骨折,无合并伤,又不需复位者,卧床休息,仰卧与侧卧交替（健侧在下）,早期可在床上做上肢伸展运动、下肢肌肉收缩以及足踝活动;b.伤后1周后练习半卧及坐位,并做髋关节、膝关节的伸屈运动;c.伤后2～3周,如全身情况尚好,可下床站立并缓慢行走,逐渐加大活动量;d.伤后3～4周,不限制活动,练习正常行走及下蹲。

②影响骨盆环完整的骨折:a.伤后无并发症者,卧硬板床休息,并进行上肢活动;b.伤后第2周开始半坐位,进行下肢肌肉收缩锻炼,如股四头肌收缩、踝关节背伸和跖屈、足趾伸屈等活动;c.伤后第3周在床上进行髋、膝关节的活动,由 CPM 机被动锻炼逐渐过渡到主动锻炼;d.伤后第6～8周(即骨折临床愈合),练习扶拐行走;e.伤后第12周逐渐锻炼弃拐负重步行。

③有腰骶或坐骨神经损伤的骨折:及早鼓励并指导患者做肌肉锻炼,定时按摩、理疗,促进局部血液循环,防止失用性肌萎缩及足下垂,保持踝关节功能位,防止跟腱挛缩畸形。

(8)健康指导

①对于轻症无移位骨折的患者,要告知患者卧床休息的重要性,禁止早期下床活动,防止骨折发生移位。

②对于耻骨联合分离而要求回家休养患者,应告知禁止侧卧,教会其家属如何正确使用骨盆兜,以及皮肤护理、会阴清洁的方法,预防压疮和泌尿系感染。

③嘱患者出院后1个月、3个月定期复查,检查内固定有无移位及骨折愈合等情况。

④根据具体情况,正确进行功能锻炼。

⑤生活规律,合理安排饮食;保持心情愉快和充足睡眠;提高免疫力,促进骨折愈合。

第五章　精神科护理

第一节　器质性精神障碍

一、常见脑器质性精神障碍的临床特点

（一）阿尔茨海默病

阿尔茨海默病（AD）是一种中枢神经系统原发性退行性变性为主要特点的一组疾病，起病隐袭，呈进行性发展。临床上以记忆综合征、失语、失用、失认和执行功能障碍为特征，同时伴有精神行为异常和社会生活功能减退。临床上又称为老年性痴呆。该病潜隐起病，缓慢进展且不可逆，以智能损害为主。AD 约占全部痴呆患者的 55%，多见于老年前期和老年期（年龄＞65 岁）。女性 AD 的患病率高于男性，女性为男性的 2～3 倍。本病的患病率与年龄关系显著，随着年龄的增长，患病率也增加。一般说来，年龄＞65 岁的老年人中患病率为 4%～7%，年龄＞80 岁的患病率可达 20%左右。资料显示，目前我国的 AD 患者有 600～1000 万人，年龄≥60 岁人群的患病率为 4.2%。轻度痴呆患病率为 1.5%～21.9%，中度痴呆为1.226～9.7%，重度痴呆为 0.6%～6.2%。预计到 2050 年，我国 AD 患者人数将达 2700 万。随着病情的持续进展，患者的生活质量持续下降，给整个社会和家庭带来极大的负担。

1.病因与发病机制

本病的病因与发病机制尚未完全阐明，近年的研究认为可能与遗传、神经病理和生化异常、自身免疫及环境因素等有关。已发现 3 个常染色体（第 14、19、21 号染色体）显性遗传基因的突变可引起家族性 AD。神经病理学检查发现大脑皮质萎缩，脑回变平，脑沟增宽，脑室扩大，脑重量减轻，颞、顶叶和海马的萎缩显著，早发型 AD 更为显著。大脑皮质、海马、杏仁核、前脑基底神经核和丘脑有大量特征性的老年斑，特别是神经炎性老年斑。大脑皮质和海马尚可见大量的神经原纤维缠结，含神经原纤维缠结的细胞多已呈现退行性变化。生化研究发现 AD 患者脑内乙酰胆碱、去甲肾上腺素及 5-羟色胺均减少，乙酰胆碱的减少在海马部位最为显著。AD 患者的大脑皮质和其他脑区还发现有生长抑素水平的下降，促皮质激素释放因子及其他肽类递质异常。另外，本病还可能与正常衰老过程的加速、铅或硅等物质的脑内蓄积中毒、免疫功能低下和衰竭、机体解毒功能减弱、慢性病毒感染，以及脑部外伤等因素有关。

各种心理-社会因素如丧偶、独居、经济窘迫、低教育水平等亦可成为发病诱因。研究发现 AD 患病危险因素主要包括高龄、女性、丧偶、低教育和低经济水平、痴呆家族史、帕金森病家

族史、唐氏综合征家族史、脑外伤史、抑郁症史等。

2.临床表现

临床上为便于观察,根据疾病的发展,大致将 AD 分为轻度、中度和重度 3 种程度。

(1)轻度:近记忆障碍多是本病的首发症状。此外,患者思考问题缓慢,特别是对新的事物表现出茫然难解。在社会生活能力方面,患者对工作及家务漫不经心,对过去熟悉的工作显得力不从心。尽管有多种认知功能缺陷,但患者的个人基本生活如吃饭、穿衣、洗漱等能完全自理。早期患者对自己认知功能缺损有一定的自知力,并力求弥补和掩饰,例如经常做记录,可伴有轻度的焦虑和抑郁。人格改变往往出现在疾病的早期,患者变得主动性缺乏,活动减少,孤独,自私,对周围环境兴趣减少,对周围人较为冷淡,对新的环境难以适应。

(2)中度:随着痴呆的进展,记忆障碍日益严重,变得前事后忘。记不住家庭地址,忘记亲人的名字。远事记忆障碍越来越明显,记不起个人的重要生活事件,如结婚日期、参加工作日期等。有时因记忆减退而出现错构和虚构。除有时间定向障碍外,地点定向也出现障碍,在熟悉的地方也容易迷路走失,甚至在家里也找不到自己的房间。语言功能退化明显,讲话无序,思维变得无目的,内容空洞或赘述,对口语和书面语的理解困难。注意力和计算能力明显受损。由于失认,患者逐渐不能辨认熟人和亲人,最终不认识镜子中自己的影像。由于失用,完全不能工作,难以完成各种家务活动,甚至洗脸、穿衣、洗澡等基本生活都需要帮助料理,常有大小便失禁。

此期患者的精神和行为症状比较突出,出现情绪不稳、恐惧、激越;常因找不到自己放置的物品,而怀疑被他人偷窃或因强烈的嫉妒心而怀疑配偶不贞;可伴有片段的幻觉;睡眠障碍,部分患者白天思睡,夜间不宁;行为紊乱,常捡拾破烂、藏污纳垢视为珍宝;乱拿他人之物占为己有;有时出现攻击行为。

(3)重度:患者一般不知道自己的姓名和年龄,不认识亲人。患者只能说简单的词汇,重复或刻板或反复发某种声音,最终完全不能说话。但对痛觉刺激偶尔会有语言反应。语言功能丧失后,患者逐渐丧失走路的能力,甚至不能站立,只能终日卧床,大小便失禁,进食困难。此期患者的精神行为症状逐渐减轻,甚至消失,可出现原始性反射如强握、吸吮反射等。最明显的神经系统体征是肌张力增高,肢体屈曲。

3.阿尔茨海默病的诊断

(1)诊断要点:首先根据临床表现做出痴呆的诊断,然后对病史、病程的特点、体格检查及神经系统检查、辅助检查的资料进行综合分析,排除其他原因引起的痴呆,才能诊断为 AD。

ICD-10 中关于 AD 的诊断标准:①存在如上所述的痴呆;②潜隐起病,缓慢退化,通常难以明确起病的时间,但他人会突然察觉到症状的存在;③无临床依据或特殊检查的结果能提示精神障碍是由其他可引起痴呆的全身性疾病或脑的疾病所致(如甲状腺功能低下、高血钙、维生素 B_{12} 缺乏、烟酸缺乏、神经梅毒、正常压力性脑积水或硬膜下血肿);④缺乏突然性、脑卒中样发作,在疾病早期无局灶性神经系统损害的体征。部分患者 AD 的特点和血管性痴呆(VD)的特点会同时出现,这些病例应做双重诊断。

(2)鉴别诊断:应注意与老年人轻度认知功能损害、血管性痴呆、其他导致痴呆的疾病、老年抑郁性假性痴呆相鉴别。

①老年轻度认知功能损害(MCI):认知受损的特点与早期 AD 相似,但程度较轻,其认知功能的衰退较正常人快,但较 AD 为慢。

②血管性痴呆:本病有高血压或脑动脉硬化并有脑卒中或脑供血不足史,且 CT 检查发现多发性脑梗死病灶,Hachinski 缺血量表(总分为 18 分)评分≥7 分(≤4 分为 AD,5～6 分为混合性痴呆),均有助于鉴别。

③其他导致痴呆的疾病:许多躯体疾病及脑部病变可以引起痴呆的征象,如维生素 B_1 缺乏、恶性贫血、神经梅毒、正常压力脑积水、脑肿瘤,以及其他脑原发性退行性病变所引起的痴呆,如路易小体痴呆、帕金森病等。临床上需结合病史、体格检查及辅助检查,加以鉴别。

④老年抑郁症:患者有精神运动性抑制、思维困难、行动迟缓,可表现为假性痴呆,容易与AD 相混淆。但这类患者既往有心境障碍的病史,有明确的发病时间,详细精神检查可发现有抑郁情绪,症状有晨重夜轻的节律改变,定向力完好,病前智能和人格完好,应用抗抑郁药疗效好,均可资鉴别。

4.阿尔茨海默病的治疗

目前尚缺乏特殊的病因治疗措施,证实有效的治疗方法基本上都属于对症治疗,主要针对患者的认知功能减退和精神行为症状。治疗目标为:①延缓或阻止痴呆的发展进程;②改善患者认知功能;③提高患者日常生活能力及改善生活质量;④减少并发症,延长患者的生命。

(1)药物治疗:国内、外大多采用胆碱酯酶抑制剂,如多奈哌齐、卡巴拉汀、加兰他敏、石杉碱甲,以及 N-甲基-D-天冬氨酸受体拮抗剂盐酸美金刚等,达到改善患者记忆障碍的目的。此外,可短时间、小剂量使用抗精神病药控制幻觉、妄想等精神行为症状。伴有淡漠、抑郁、敌意攻击、易激惹的患者,可给予抗抑郁药。应注意药物的不良反应,当症状改善后宜及时停药。

(2)社会-心理和行为治疗:针对患者行为、情感及认知症状而实施的各种社会心理和行为治疗,目的是尽可能希望减轻症状,提高患者的生存质量和保留其功能水平。轻症患者应加强心理支持与行为指导,鼓励患者参与适当活动;对重症患者应加强生活上的照顾和护理,注意患者的饮食和营养。社会-心理治疗的目的是尽可能保持患者的认知和社会生活功能,确保患者的安全,以减缓其精神衰退。

研究证实,对于痴呆的常用社会-心理治疗包括:①回忆疗法(RT),在患者处于痴呆早期时,定期组织患者进行回忆或回顾往事,形式可包括述说、演讲等方式。不但可以提高患者的认知功能,还可改善其心境及一般行为。②现实定向(RO),经常给予患者提供关于目前情况的信息,如患者是谁,目前在何处、当前的日期、周围发生的事情,可提供时钟、报纸、电视等工具。③记忆训练,记忆训练的方法侧重于提高患者的认知功能,特别是记忆能力,适用于轻度认知功能损害的患者。④还可实施认知行为干预、音乐疗法及文体活动等社会-心理治疗。

(二)血管性痴呆

血管性痴呆(VD)是指由于脑血管病变而引起的,以痴呆为主要临床表现的疾病。既往称多发性梗死性痴呆(MID),也称脑动脉硬化性痴呆。VD 做为脑血管病的结局,急性或亚急性起病,病程的进展具有明显的阶梯性、波动性,有时可在较长的时期内处于稳定阶段,有的患者可因脑血流供应的改善而出现记忆改善或好转。从诊断起,平均病程 4～5 年,多于 50 岁以后起病,男性多于女性,患病率也随年龄的增长而增加。

1.临床表现

(1)早期表现:VD的潜伏期较长.一般不易被早期发现。早期症状以神经衰弱综合征为主,特征性症状是躯体不适感,以头痛、头晕、肢体麻木、失眠或嗜睡、乏力和耳鸣较多见。此外,患者注意力不集中,情绪不佳,易于激动,情感脆弱及轻度抑郁。血管性痴呆患者的认知功能损害常具有波动性,开始仅出现近事记忆障碍,但在相当长的时间内自知力存在,为了防止遗忘而准备好备忘录,并伴有焦虑或抑郁情绪。患者的智能损害有时只涉及某些局限的认知功能,如计算、命名等困难,而一般推理、判断可在相当一段时期内仍保持完好,人格也保持较好,故有"网眼样痴呆"之称。

(2)中期表现:近事记忆明显下降,远事记忆也受损,但瞬间记忆受损较晚。认知功能受损严重,理解、判断、计算、定向力均受损,思维紊乱,缺少逻辑性。患者可因对外界事物的错误理解和判断,而出现片断而不持久的非系统性妄想。患者情绪不稳,可因微不足道的小事而哭泣或大笑,称为情感失禁。

(3)晚期表现:患者智能、人格严重衰退,记忆力极差,语言理解与表达严重障碍,最终发展为失语。行为刻板,可出现强制性哭笑或情感淡漠。个人生活自理能力丧失,大小便失禁、肢体瘫痪,长期卧床,最终因并发症及脏器衰竭死亡。

2.诊断与鉴别诊断

本病诊断主要根据有高血压或脑动脉硬化史并伴有卒中发作史;起病相对较急,病程波动或呈现阶梯性进展;早期临床表现以情绪不稳和近记忆障碍为主,人格相对保持完整;常可发现脑局灶性损害的神经系统阳性体征;脑影像学检查有特殊的发现。本病应与阿尔茨海默病鉴别。

3.治疗

(1)针对高血压及动脉硬化进行有关内科处理。脑卒中急性期的治疗,应根据卒中的类型采取适当的如抗凝、扩血管、止血等治疗;降低颅内压;其他支持疗法及防治各种并发症。对符合外科手术指征者应及时进行手术治疗。

(2)脑缺损功能的康复治疗亦十分重要,应尽早进行肢体被动活动、主动运动和各种功能康复的训练及治疗(如言语功能、认知功能等)。此外,可应用脑代谢药、脑血管扩张药及促进神经递质功能药促进认知功能的康复,如氢化麦角碱片、吡拉西坦(脑复康)、吡硫醇(脑复新)、罂粟碱、氟桂利嗪等。

(3)精神症状明显时,可使用小剂量的抗精神病药如利培酮、奋及静等治疗,症状一旦控制,即可停药。

(4)其他可运用高压氧治疗以改进脑细胞功能。

二、护理评估

通过交谈、观察、体格检查,并结合相应的辅助检查,从生理、心理和社会等方面对患者进行全面评估。

(一)生理评估

1.一般情况期工程生命体征、食欲、大小便及睡眠状况等。

2.神经系统状况

如有无意识障碍、感觉障碍及偏瘫、失语等。

3.自我照顾能力

如进食、沐浴、穿衣、如厕等方面是否需要帮助。

4.实验室及其他辅助检查

检验、电生理检查以及脑电图、CT、MRI等检查,可帮助判断疾病的性质和严重程度。

(二)心理评估

1.认知活动

(1)患者有无知觉的改变,如出现幻听、幻视等症状。

(2)患者有无思维内容障碍及思维过程方面的改变。

(3)患者有无智力与记忆损害,如遗忘、错构、虚构。

(4)患者有无注意力减退和定向力障碍。

2.情感活动

(1)患者有无焦虑、抑郁、紧张、恐惧不安等情绪。

(2)患者有无兴奋、吵闹、易激惹和不稳情绪。

3.人格特征

(1)患者有无人格不成熟或缺陷,如经受不住失败与挫折、容易冲动、反社会倾向等。

(2)患者是否缺乏自信及决策能力,自卑感强烈而隐蔽,内心孤独、退缩、不合群、冷酷、仇恨、缺乏爱心等。

(三)社会评估

(1)患者目前症状对其工作能力、人际关系、日常生活能力有无影响。

(2)患者家属是否正确认识疾病对患者行为的影响,能否为患者提供关心、帮助及支持。

三、护理诊断/护理问题

1.营养失调(低于机体需要量)

它与摄入不足、感染等有关。

2.睡眠形态紊乱

它与意识障碍、感觉障碍、精神障碍有关。

3.有暴力行为的危险

它与兴奋、躁动、幻觉等精神症状有关。

4.有受伤的危险

它与意识障碍、感觉障碍或精神障碍有关。

5.急性意识障碍

它与各种脑器质性疾病所致脑组织损害有关。

6.生活自理缺陷

它与意识障碍或精神障碍、运动障碍等有关。

7.社交障碍

它与思维过程改变、认知功能下降等有关。

四、护理目标

(1)饮食量增加,基本能满足机体代谢的需要。

(2)患者的睡眠质量得到改善。

(3)患者能有效处理和控制情绪和行为,未发生暴力冲动行为。

(4)患者没有受伤,并能述说如何预防受伤。

(5)患者的意识障碍逐渐好转。

(6)患者生活能基本处理或经协助完成,能最大限度地参与肢体锻炼及康复训练。

(7)患者能保持和提高一定的社交技能,能与周围相关人员进行沟通。

五、护理措施

(一)生活护理和安全护理

1.病情观察

生命体征的变化与脑部疾病的关系十分密切,应密切监测。观察两侧瞳孔的大小是否正常,是否等大、同圆,对光反应是否正常。此外,意识障碍的程度是提示颅内疾病轻重程度的重要指标,要随时注意意识状态的变化。

2.饮食护理

在病情许可下尽量照顾患者的饮食偏好,提供患者喜欢的食物以增进食欲;对于意识不清、烦躁不安、自理能力下降者可协助喂食,必要时给予鼻饲或静脉营养支持,维持机体营养及水、电解质平衡。

3.睡眠护理

指导患者建立规律的作息习惯,如在常规时间内安排治疗或活动;改善患者睡眠环境,如保持宁静、舒适、光线适中、空气清新;指导患者睡前不宜太饿或太饱,不宜大量饮水;睡前给患者按摩、温水泡脚、听音乐等方式消除其紧张情绪。

4.排泄护理

观察患者的排泄情况,防止尿潴留和肠梗阻。对随时随地便溺者,定时带患者到指定的地点如厕,训练其定时排泄习惯;对二便失禁患者要及时更换衣裤;嘱咐尿潴留患者平时要多饮水,有尿意排出困难时,采取诱导排尿或遵医嘱给予导尿;嘱咐便秘者平时要多食纤维食物和蔬菜水果,训练患者养成排便规律,必要时给予灌肠。

5.个人卫生护理

加强患者的口腔护理、皮肤护理,保持床单位的清洁、干燥、舒适。对有认知障碍者,应定时带其到卫生间,帮助患者识记卫生的标志与位置,训练患者规律的排便习惯;对长期卧床者,应定时提供便器,使其逐渐适应床上排便。

6.安全护理

为患者提供安全的治疗环境,对意识障碍、重度痴呆、癫痫发作患者及年老患者,应设专人护理。对长期卧床的患者,应安装床档或适当给予保护性约束,防止坠床。对意识模糊、行走不便及反应迟钝的患者,可适当限制其活动范围,活动时需有人陪伴。加强危险物品的管理,减少环境中对患者有潜在危险的因素,清除环境中的障碍物。

(二)心理护理

1.建立治疗性护患关系

尊重理解患者,协助患者维护尊严,加强护患间的沟通与交流,帮助患者正确认识和接纳疾病带来的影响,鼓励患者积极表达自己的想法,调动患者积极情绪,同时促进患者的安全感。在此基础上,鼓励患者参加有益的活动(绘画、下棋、听音乐等娱乐活动),耐心帮助患者建立治疗的信心。

2.对于认知障碍患者

尊重、理解患者,主动、耐心地倾听患者诉说,了解、分析患者的所需所想;每天可重复带领患者熟悉环境、认识亲人,反复强化,以增强记忆;患者随身要有介绍卡(包括患者姓名、年龄、家庭住址、联系人及电话号码、病情简介等),以保证患者走失后能有效地与亲属联系。

3.谵妄状态的护理

处于谵妄状态的患者,对周围环境的认知功能差,在幻觉、错觉及妄想的影响下,患者可表现为情绪激动、恐惧,还可能因此而产生冲动或逃避的行为,从而导致自伤伤人的后果。为了防止发生意外,应有专人护理,随时注意加强防范,如病床要加床挡,控制患者的活动范围,病室内的设施要简单。当患者激动不安时,护士应该陪伴在患者的床边,耐心地予以安慰,帮助其稳定情绪。必要时可以用约束带暂时给予保护,按照医嘱给予镇静剂协助患者安静。

4.对于癫痫患者

应由专人护理,并做好基础护理,保证患者的安全。注意观察,出现先兆症状时让患者立即平卧,避免摔伤。抽搐发作时,保持呼吸道通畅,迅速将牙垫放入患者的口腔内上、下齿之间,防止抽搐时咬破唇舌。松解衣领和裤带,适当保护下颌和四肢,防止肢体过度伸张时导致关节脱臼。但注意不要用力按压,防止发生骨折。抽搐停止后,将头转向一侧,以防口腔分泌物被吸入气管内。发作终止后,应让患者卧床休息,专人守护,观察其意识恢复情况,防止出现癫痫持续状态。对发作后意识朦胧、兴奋躁动的患者,需注意保护,防止摔伤。

5.幻觉妄想症状的护理

了解患者的幻觉、妄想内容,予以解释和劝导,并将其与被怀疑的对象隔离开。如有暴力行为或自杀行动倾向者应设立专人护理,及时给予保护性约束或药物控制,防止患者冲动性的自伤或伤人事件的发生。

(三)社会支持

1.提高患者应对能力

指导患者正确处理有关的社会矛盾和生活事件,尽量避免有害的应激原造成对自身的不良影响,协助患者维护身心平衡。

2.保持患者社会功能

与患者、家属一起制订可行性康复目标,使患者尽快适应病后所需的生活方式;鼓励患者与社会接触,最大限度地保持社会功能。

3.疾病知识宣教

告知患者及其家属疾病相关知识,以及本病与脑器质性病变的关系。为家属提供照顾患者的必要知识和技术指导,如识别疾病发展特征,明确早期治疗的好处及延误治疗的危害;了解患者所服药物的名称、剂量、服药方法及药物常见不良反应的简单处理;帮助患者建立健康生活模式,保持生活规律,减少诱发因素等。

六、护理评价

(1)患者的营养状况是否良好。

(2)患者的睡眠状态是否改善。

(3)患者能否有效处理和控制情绪和行为。

(4)患者是否在安全环境下接受治疗和护理,未发生意外事件。

(5)患者的意识状态有无好转。

(6)患者能否主动料理自己的生活,能否参与肢体锻炼及康复训练。

(7)患者能否与他人进行有效交流。

第二节　躯体疾病所致精神障碍

一、概述

(一)概念

躯体疾病所致的精神障碍,是指由于各种躯体疾病影响脑功能所致的精神障碍。由于精神障碍是在原发的躯体疾病基础上产生的,因此可把精神障碍视为躯体疾病全部症状的一个组成部分,故又称为症状性精神病。各种躯体疾病所致的精神障碍临床表现有意识障碍、认知障碍、人格改变、精神病性症状、情感障碍、神经症样症状或以上症状的混合状态。此外,饥饿、疲劳、手术所致的精神障碍也归属于躯体疾病所致的精神障碍范畴。躯体疾病所致精神障碍发病率已高达 2.06%。患病率随着年龄的增长呈不断增加趋势,女性多于男性。

(二)躯体疾病所致精神障碍的分类

(1)躯体感染所致精神障碍:由于病毒、细菌及其他微生物引起的全身感染导致的精神障碍。如流行性感冒、肺炎、伤寒、病毒性肝炎、血吸虫病、出血热等疾病所致的精神障碍,无颅内直接感染的证据。精神障碍的发生可能由于致病微生物的毒素直接作用于中枢神经系统,亦可能是感染引起发热、机体代谢障碍导致的脑功能紊乱。

(2)常见器官疾病所致精神障碍由于心、肝、肺、肾等内脏疾病引起脑功能紊乱而导致的精神障碍。如心源性脑病、肝性脑病、肺性脑病及肾性脑病等。

(3)内分泌疾病所致精神障碍:由于内分泌疾病引起的内分泌功能失调导致的精神障碍,如甲状腺功能异常、肾上腺皮质功能异常、垂体功能异常、性腺功能异常及糖尿病等所致的精神障碍。

（4）营养代谢疾病所致精神障碍：由于代谢障碍及营养不良导致的精神障碍。如烟酸缺乏、维生素 B_1 缺乏、叶酸缺乏、糖尿病等所致的精神障碍。

（5）风湿性疾病所致精神障碍：包括系统性红斑狼疮、多发性肌炎、皮肌炎、硬皮症、结节性动脉周围炎等所致的精神障碍。

（6）其他：包括肿瘤所致精神障碍、手术后精神障碍、围生期精神障碍等。

（三）躯体疾病所致的精神障碍的共同特点

躯体疾病所致的精神障碍虽然可以因原发病的不同，其精神症状有所差异，但一般都具有以下共同特点。

1.精神症状的非特异性

即不同的病因可以引起相似的精神障碍，而相同的病因也可以出现不同的精神障碍。

2.病情严重程度上的平行性

精神障碍与原发性躯体疾病在程度上常呈平行关系，临床表现也随着躯体疾病的严重程度变化而转变，可由一种状态转变为另一种状态。

3.在疾病的不同阶段可再现一定规律的临床表现

①在躯体疾病的早期和恢复期常出现脑衰弱综合征的表现；②在躯体疾病的急性期和恶化期多以急性脑病综合征为主，尤以谵妄综合征常见；③在躯体疾病的慢性期多见精神病性症状（具有昼轻夜重的特点）或情感障碍的表现，主要表现为类似精神分裂症、抑郁症、躁狂症、焦虑症等精神障碍，但这些表现均继发于躯体疾病。在严重躯体疾病之后或长期昏迷者，多见慢性脑病综合征。

4.病程及预后

主要取决于原发性躯体疾病的性质、严重程度及处理等。一般持续时间均较短，预后亦较好。少数昏迷时间长者可出现人格改变、痴呆等症状，预后欠佳。

（四）躯体疾病所致精神障碍的诊断

（1）通过病史、躯体和神经系统检查，以及实验室检查发现有躯体疾病的证据。

（2）精神障碍的发生和病程与原发性躯体疾病相关。精神症状的出现与躯体疾病的进展有时间上的联系，一般躯体疾病在先，精神症状发生在其后，可有意识障碍（如谵妄）、遗忘综合征、智能损害、情感障碍（如抑郁或躁狂综合征等）、精神病性症状（如幻觉、妄想或紧张综合征等）、神经症样症状、人格改变等。

（3）没有精神障碍而由其他原因导致的足够证据（如酒精或滥用药物、应激因素）。

（五）躯体疾病所致精神障碍的治疗

1.病因治疗

积极治疗原发性躯体疾病，一般在采取相应的病因治疗后其精神障碍可得到缓解。

2.对症治疗

精神障碍的存在会影响躯体疾病的治疗，而躯体疾病的改善也需要一定的时间，因此，对精神障碍的治疗显得非常必要。但治疗原则与功能性精神疾病不同：①精神药物治疗的剂量宜小，增量宜慢；②应充分考虑药物的不良反应和禁忌证，选用不加重原发性疾病、半衰期短、不良反应较少者;③在精神症状缓解后即停药。

3.支持治疗

包括保证营养,维持水、电解质和酸碱平衡,促进脑细胞功能恢复,维持血氧分压,改善脑部血液循环。

4.心理治疗

特别是恢复期的心理治疗如支持性心理治疗、认知治疗等,有利于巩固疗效,促进康复。

二、临床特点

(一)躯体感染所致精神障碍

躯体感染所致的精神障碍,是指由病毒、细菌、螺旋体、真菌、原虫或其他微生物、寄生虫等所致的脑外全身性感染导致的精神障碍,如流感、肺炎、流行性出血热、狂犬病、破伤风、败血症、伤寒、恶性疟疾、血吸虫病、人类免疫缺陷性病毒(HIV)感染所致的精神障碍等,但不包括颅内直接感染时出现的精神异常。

1.病因与发病机制

精神障碍的发生是因病毒、细菌等直接侵入机体后,对脑细胞造成直接的损害,如脑缺氧或脑水肿或因感染引起机体高热、失水,造成水、电解质失衡。加之进食不佳与营养缺乏,机体处于消耗状态,从而影响脑功能活动。

2.临床表现与分类

急性感染主要表现为急性脑病综合征,以各种意识障碍为主。慢性感染主要表现为类精神分裂症状态、抑郁状态、类躁狂状态,晚期亦可出现人格改变,以及智能障碍等。

(1)流行性感冒所致精神障碍:流行性感冒是流感病毒引起的急性传染性呼吸道疾病。流感病毒对中枢神经系统具有很强的亲和力,易导致精神障碍的发生。前驱期主要表现为头痛、乏力、睡眠障碍等神经症样症状,随着病情的发展,部分高热或重症病例可出现意识朦胧或谵妄状态。恢复期则可见衰弱症状或抑郁状态。本病病程通常较短,一般预后好。

(2)肺炎所致精神障碍:急性肺部感染时常见的精神症状是意识障碍,表现为意识模糊或谵妄,尤其是儿童和老年患者。慢性肺部感染如慢性肺气肿、慢性支气管炎等则常见记忆力减退、健忘、嗜睡等神经症样症状或易激惹、呈抑郁状态,亦有类躁狂状态等。

(3)流行性出血热所致精神障碍:流行性出血热为一种流行于秋冬季节的急性传染病。以发热、出血为主要表现。临床分为发热期、低血压期、少尿期、多尿期和恢复期。精神症状多出现于低血压期和少尿期,主要表现为意识障碍,可伴有兴奋、躁动不安等,常持续1~2周。同时,患者还可出现神经系统体征,如痉挛发作、锥体束征等。若患者昏迷时间过长,可伴发严重并发症,则预后不良。

(4)疟疾所致精神障碍:以脑型疟疾多见,主要表现为意识障碍,如谵妄、昏睡或昏迷。轻者只表现为定向障碍、思睡、行为紊乱、焦虑不安等。神经系统症状多为抽搐、颈项强直、锥体束征阳性等。

(5)伤寒所致精神障碍:患伤寒时易出现精神障碍,一般发生在伤寒病程的第2~3周,此时出现持续高热,主要出现不同程度的意识障碍,如意识模糊、谵妄或昏迷等。也可见紧张恐惧、兴奋躁动或表情淡漠、反应迟钝,也可出现片断的幻觉和妄想。症状具有波动性,退热后仍有部分患者存在精神症状。

(6)狂犬病所致精神障碍:狂犬病是由狂犬病病毒侵犯中枢神经系统引起的急性传染病。被狂犬或病畜咬伤后,经过潜伏期发病,潜伏期通常为1～3天,一般<3个月,也可长达数年。患者主要表现为高度兴奋、恐惧不安、恐水怕风、流涎、吞咽和呼吸困难,以及进行性瘫痪等表现。随着病情的加重,患者可出现意识障碍。

(7)艾滋病所致精神障碍:艾滋病又称获得性免疫缺陷综合征(AIDS),是由反转录病毒引起,其传播途径主要为血液、性接触及母婴传播等。从被病毒感染到症状出现一般为6个月至5年。起病缓慢潜隐,开始表现为乏力、倦怠、丧失兴趣、性欲减退;以后出现特征性认知障碍和行为障碍,主要有近记忆力障碍、定向障碍、注意障碍、情感淡漠、行为退缩、精神运动性抑制、震颤、共济失调、癫痫发作、偏瘫等;晚期可出现缄默和大小便失禁等。约半数以上的AIDS患者发生痴呆,且进展迅速。部分患者在痴呆早期可出现躁狂发作、人格改变,明显痴呆时可伴有幻觉、妄想等精神病性症状。AIDS患者在整个病程中都可能发生谵妄。

3.治疗原则

应针对不同病原给予相应抗感染治疗,如抗生素、抗病毒的药物治疗等,艾滋病患者还可以使用干扰素等药物以纠正免疫缺陷状态。尽快控制精神症状,防止患者过度消耗而衰竭。应给予必要的支持治疗。

(二)常见器官疾病所致精神障碍

内脏器官疾病所致的精神障碍,是指各重要内脏器官如心、肺、肝、肾等严重疾病时所引起的精神障碍。

1.病因与发病机制

心、肺、肝、肾等重要内脏器官出现严重疾病时可导致脑供血、供氧不足,代谢产物积累或水、电解质平衡失调,进而继发脑功能紊乱,引起精神障碍。

2.临床表现与分类

(1)心源性脑病:是指各种心脏疾病如冠心病、风湿性心脏病、先天性心脏病或心内膜炎等引起的缺氧、缺血伴发的精神障碍,又称心脑综合征。主要表现为神经症样脑衰弱状态或焦虑、恐惧、抑郁状态等,严重病例则可出现程度不等的意识障碍。

(2)肺性脑病:是指各种呼吸系统疾病或神经肌肉疾病引起重度肺功能不全所致的精神障碍,又称肺脑综合征。主要表现为前驱期头痛、耳鸣、不安、淡漠等神经症样症状,随着病情的发展可出现各种意识障碍,从嗜睡、朦胧、谵妄直至昏迷。患者还常伴有神经系统体征,如癫痫发作、扑翼样震颤、锥体束征,以及颅内压增高等表现。

(3)肝性脑病:是指各种严重肝病包括肝癌后期所致的精神障碍,又称肝脑综合征或肝性脑病。急性肝病伴发的精神障碍以意识障碍多见,出现谵妄、嗜睡、昏睡,甚至昏迷,部分患者表现为幻觉、妄想或木僵状态。慢性肝病伴发的精神障碍可表现为人格改变和智能障碍,以及失眠、注意力不集中、记忆力减退、抑郁等。严重病例常伴有神经系统体征,如扑翼样震颤、痉挛发作,以及出现病理性反射等。

（4）肾性脑病：是指由各种原因导致急、慢性肾衰竭，引起尿毒症，进而引起脑功能紊乱所致的精神障碍，又称尿毒症性脑病。早期主要表现为脑衰弱综合征，部分患者还可出现具有被害性质的幻觉、妄想或抑郁状态、类躁狂状态。慢性进行性肾衰竭时，多见记忆减退、智能障碍。肾衰竭严重时，患者主要表现为不同程度的意识障碍，甚至发展为昏迷。神经系统症状可见扑翼样震颤、痉挛发作、瘫痪等。此外，肾透析时还可出现透析性脑病，主要表现为兴奋、精神错乱、昏迷等，还可伴有头痛、恶心、呕吐、痉挛发作等表现。

3.治疗原则

积极治疗原发病，对症治疗精神症状。其中对意识障碍患者应禁用麻醉剂、催眠剂或酚噻嗪类药物。但对部分兴奋躁动患者，为避免加重躯体疾病，仍可酌情小量使用水合氯醛或肌内注射氟哌啶醇等药物。在支持治疗中，对心源性脑病患者可静脉滴注丹参，对肝性脑病患者可静脉滴注谷氨酸钠或精氨酸等药物，有助于症状的改善。

（三）内分泌疾病所致精神障碍

本病是指由于内分泌功能亢进或低下所致的精神障碍。临床常见的有甲状腺功能异常所致的精神障碍、垂体功能异常所致的精神障碍、肾上腺皮质功能异常所致的精神障碍，以及性腺功能异常所致的精神障碍等。

1.病因与发病机制

本病的病因及发病机制尚未完全阐明。研究认为，精神障碍的发生可能与内分泌器官发生病变后引起相应内分泌激素分泌增多或减少，并通过直接或间接作用影响中枢神经系统，使脑功能紊乱而导致精神障碍。此外，还可能与某些诱因及患者的病前性格有关。

2.临床表现与分类

（1）甲状腺功能异常所致精神障碍

①甲状腺功能亢进所致精神障碍：是指甲状腺素分泌过多所致的精神障碍。主要表现为神经兴奋性增高、焦虑不安、易激惹、抑郁、烦躁、疲劳、失眠、话多，严重者可出现幻觉和妄想等。患者的躯体症状和体征为心悸、多汗、食欲亢进、体重减轻、肌无力、眼球突出和瞬目减少等。甲状腺危象时则主要表现为意识障碍，可见嗜睡、昏睡、谵妄，甚至昏迷。部分患者可出现神经系统症状，如重症肌无力、周期性瘫痪、舞蹈样动作、帕金森综合征及癫痫样发作等。

②甲状腺功能减退所致精神障碍：是指甲状腺素分泌不足或缺乏所致的精神障碍。常表现为智力低下、抑郁、注意力不集中等，病情严重时可出现情感淡漠、退缩和痴呆，亦可有幻觉妄想状态。

（2）垂体功能异常所致精神障碍

①垂体前叶功能亢进所致精神障碍：是指因垂体前叶各种激素分泌过多所致的精神障碍。主要表现为性格改变，以情感不稳为主，早期为急躁、易怒、焦虑，后期则迟钝、寡言、呆板、淡漠等。还可见躁狂、妄想或抑郁状态。严重病例可见痴呆状态，多表现为领悟困难、反应迟钝、思维贫乏，而记忆力减退不明显。神经系统体征常伴有视野缩小、视力模糊、视盘水肿及耳鸣等。

②垂体前叶功能减退所致精神障碍：是指垂体前叶各种激素分泌不足引起的精神障碍。由分娩大出血引起的原发性垂体前叶功能减退，又称为席汉综合征。早期主要表现为脑衰弱综合征，急性期以意识障碍为主，疾病过程中可见幻觉妄想及抑郁状态、癔症样精神发作，部分

患者可逐渐发展为慢性器质性脑病,可出现人格改变等。躯体及神经系统症状与体征常伴有恶心、呕吐、眩晕、晕厥、阴毛和腋毛脱落、乳房和生殖器萎缩、低血糖、痉挛发作、肌阵挛、手足颤动等。

(3)肾上腺皮质功能异常所致精神障碍

①肾上腺皮质功能亢进所致精神障碍:是指肾上腺皮质功能亢进、皮质醇分泌过多引起的精神障碍,又称库欣综合征。主要表现为抑郁状态或焦虑性抑郁、妄想性抑郁状态等,发生率可达60%~80%。此外,还可出现幻觉状态、人格改变,病重时则可见痴呆状态或意识障碍等。躯体及神经系统体征可见四肢肌无力或萎缩、震颤及痉挛发作等。

②肾上腺皮质功能减退所致精神障碍:是指肾上腺皮质功能减退、皮质激素分泌不足引起的精神障碍,又称爱迪生病。主要表现为情绪不稳定,时而情绪激动、兴高采烈,时而情绪低落、疲乏无力,周期性幻觉妄想状态,部分病例可出现痴呆状态。肾上腺危象发作时可突然发生意识障碍,出现谵妄,甚至昏迷。躯体体征常可见性欲减退、食欲减退、烦渴、月经不调、睡眠障碍等,神经系统体征则可见头痛、眩晕、视力减退、复视、痉挛等。

3.治疗原则

(1)甲状腺功能亢进所致精神障碍:积极治疗甲状腺功能亢进,对症治疗精神症状,精神药物以小剂量为宜,防止感染及避免精神刺激等。

(2)甲状腺功能低下所致精神障碍:主要应用甲状腺素治疗,慎用麻醉剂、镇静催眠剂,以及各种抗精神病药物,以免诱发昏迷。

(3)垂体前叶功能亢进所致精神障碍:采用深部X线照射,同时亦可应用甲睾酮或己烯雌酚治疗;对出现兴奋、躁动及妄想的患者,可小量使用氯丙嗪、奋乃静等抗精神病药物。

(4)垂体前叶功能减退所致精神障碍:以激素替代治疗为主,对精神症状可小量使用奋乃静、丙米嗪、地西泮等。但禁用氯丙嗪,以免引起患者休克或昏迷。

(5)肾上腺皮质功能亢进所致精神障碍:以放疗、化疗和手术治疗为主,对于有精神症状的患者可使用小量抗抑郁、抗精神病药物。

(6)肾上腺皮质功能减退所致精神障碍:以肾上腺皮质激素替代治疗为主。必要时可小量使用抗焦虑、抗抑郁药物或其他抗精神病药物。但应慎用酚噻嗪类,以免诱发低血糖。

(四)营养代谢性疾病所致精神障碍

本病是指由营养不良、某种维生素缺乏、水及电解质平衡失调、糖尿病等营养代谢性疾病所引起的精神障碍。其包括的病种很多,常见的如烟酸缺乏所致精神障碍、糖尿病所致精神障碍等。

1.病因与发病机制

烟酸缺乏所致精神障碍是因烟酸(维生素 B_2)缺乏导致垂体细胞、基底神经节,以及脊髓前角细胞等发生广泛性变性而引发精神障碍。糖尿病所致精神障碍则主要因胰岛素分泌不足,以致体内糖、蛋白质、脂肪代谢紊乱,导致酮症酸中毒、非酮症高渗昏迷,以及因动脉硬化、微血管病变导致脑供血不足等因素而引发的精神障碍。

2.临床表现与分类

(1)烟酸缺乏所致精神障碍:烟酸缺乏症又称糙皮病或陪拉格拉征。早期或轻者主要表现为脑衰弱综合征,如精神萎靡、注意力不集中、易疲劳、健忘等;慢性起病者多有智能障碍,如反应迟钝、理解困难、判断力差、近事遗忘等,严重者可为痴呆状态,期间可见幻觉、妄想、抑郁、焦虑等症状。急性起病者主要表现为急性脑病综合征,以意识障碍为主,常伴有发热、腹泻等。躯体症状常见的有皮炎、腹泻;神经系统则可见眼球震颤、瞳孔改变、锥体束征、癫痫发作等。临床上通常将皮炎、腹泻、痴呆称为烟酸缺乏症——三主征。

(2)糖尿病所致精神障碍:轻者和早期可见脑衰弱综合征表现,如疲倦、无力、失眠等。慢性糖尿病过程中可见抑郁、焦虑或幻觉状态,亦可伴有脑衰弱综合征表现。当血糖急剧升高或病情突然恶化时,则主要表现为急性脑病综合征,常见的有嗜睡、精神错乱、昏迷等。躯体及神经系统体征常伴有多发性神经炎、肌萎缩、腱反射减低。

3.治疗原则

首先,应给予准确及时的对因治疗,如对烟酸缺乏所致精神障碍可补充大量烟酸或烟酰胺及 B 族维生素和维生素 C 等;对糖尿病所致精神障碍则以控制糖尿病为主,可口服降糖药及皮下注射或静脉点滴胰岛素等。此外,给予积极的营养支持治疗亦是十分必要的。精神症状无须特别处理。当患者出现意识障碍时,还应特别注意禁用或慎用各种抗精神病药物,以免加重昏迷。糖尿病患者应禁用酚噻嗪类抗精神病药物,以免引起高糖血症而加重疾病。

(五)系统性红斑狼疮所致精神障碍

系统性红斑狼疮(SLE)是一种病因未明、反复发作的结缔组织病,常有多器官受累,包括皮肤、关节、肾脏、血管和中枢神经系统等。有 20％～30％的患者可伴发精神障碍。

1.病因与发病机制

精神障碍的出现可能与自体免疫性疾病对心、肝、肾等多系统重要脏器,以及中枢神经系统的广泛性损害,并继发严重合并症而引起的脑功能紊乱有关。此外,可能与大剂量应用激素及急性精神创伤等精神因素有关。

2.临床表现

系统性红斑狼疮的各个阶段均可伴发精神症状。早期及恢复期主要表现为脑衰弱综合征;严重病例可见各种意识障碍;慢性迁延病例多见于分裂症样状态或抑郁及类躁狂状态等。躯体体征可见受损内脏器官的相应功能障碍,神经系统则可见癫痫发作、偏瘫、失语、眼球震颤、周围神经病等。

3.治疗原则

主要是对因治疗,可使用肾上腺皮质激素,如泼尼松、地塞米松等,同时还可合并使用免疫抑制剂,如环磷酰胺、硫唑嘌呤等。精神症状可采取对症治疗,使用抗精神病药物和情感稳定剂。注意治疗系统性红斑狼疮的药物也可引起精神障碍。

三、护理评估

采用观察、交谈、身体检查,查阅病历记录等方式,收集患者的主、客观资料。

(一)主观资料

1.一般表现

有无意识障碍,及意识障碍的程度;定向力如何;对外界刺激的反应能力,主动、被动接触能力；合作情况；日常生活情况等。

2.认知活动

评估患者错觉、幻觉、妄想的内容，出现的时间、频率等；有无思维迟钝、注意力不集中、交谈不切题等；了解患者是否存在记忆和智能障碍，有无性格改变。

3.情感活动

了解患者有无情绪低落、悲观绝望以及自杀行为。或兴奋话多、情绪不稳、易激惹等表现。

4.意志行为活动

观察患者有无烦躁不安、活动过度或躯体疲倦、少语少动等衰弱症状。

(二)客观资料

1.病史资料

了解导致患者精神障碍的原发躯体疾病的起病缓急、早期症状表现，与精神症状之间的关系、发展规律和演变过程；了解患者生活经历、性格特点、职业、生活方式、遗传因素等；了解患者既往有无发热、抽搐、昏迷、药物过敏史，了解有无精神病家族史。

2.护理检查

①躯体检查，检查体温、脉搏、呼吸、血压的情况以及营养状况。有无缺氧、腹水、黄疸等现象。②根据原发病的不同，有针对性地收集与本疾病相关的神经系统症状和体征，如脑膜刺激征、肌阵挛、帕金森综合征、共济失调等。③了解实验室及其他辅助检查结果。

3.心理、社会因素

了解患者的心理应激状态、心理矛盾等心理因素情况。居住条件拥挤，周围环境潮湿嘈杂、空气污染等社会因素均可成为促发精神障碍的因素。此外，还要收集患者的经济情况，社会角色以及社会支持系统等方面的资料。

四、护理诊断

应了解、掌握以下几方面的相关因素。

(1)急性意识障碍：①为躯体疾病所致。②与体温过高有关。

(2)生活自理缺陷：①躯体疾病导致移动受限。②与神经、肌肉病变，及肢体不自主运动有关。

(3)有受伤的危险：①与意识障碍有关。②与神经系统症状有关。③与精神症状有关。

(4)感知改变：①与生理方面、病理的改变有关。②与精神症状有关。

(5)焦虑：①与健康状况的变化，缺乏对疾病恰当的评价和认识、担心疾病的预后以及缺乏对治疗方法的了解有关。②与情感障碍有关。③与环境改变有关。

(6)恐惧：①与健康状况及环境改变有关。②与情感障碍有关。③与不能预知疾病的后果有关。

(7)思维过程改变：与躯体疾病所致的幻觉、妄想等精神症状有关。

(8)保持健康能力改变：①与躯体疾病造成的思维过程改变、感知受损、沟通障碍有关。②与个人应对无效、缺乏所患疾病的相关知识有关。

(9)营养失调:低于机体需要量与生活自理能力差导致营养摄入不足有关。

(10)睡眠型态紊乱:与紧张、恐惧、焦虑、躯体不适有关。

五、护理目标

(1)患者能摄入足够的营养,保证水电解质的平衡。

(2)患者能不发生外伤,并能掌握预防受伤的知识和方法。

(3)患者生活自理能力改善或恢复。

(4)患者睡眠改善,恢复正常睡眠型态。

(5)患者能接受躯体疾病导致的外表或功能改变,并能积极配合治疗与护理。

(6)患者维护健康的能力和信心得到提高,能利用有利资源维持或增进健康。

六、护理措施

(一)基础护理

1.制订护理计划

持续评估患者的健康状况,为患者制订详细、适宜的护理计划。

2.加强对原发病的观察与护理

根据病情需要测量患者的体温、脉搏、呼吸、血压、观察意识状态、缺氧程度、尿量等。避免诱发因素,保持呼吸道通畅,改善缺氧状态。

3.生活护理

帮助患者制订日常生活时间表,鼓励自理生活,制订针对性护理方案,如做好晨晚间护理、冷暖护理、防压疮护理、防感染护理等。

4.饮食护理

为患者提供易消化、营养丰富的饮食。对吞咽困难、不能进食者,给予鼻饲或静脉补充以保证营养代谢的需要。为患者创造清洁、舒适的进餐环境,在不影响治疗与病情许可的前提下,提供患者喜爱吃的食物。

5.药物护理

对不能自行服药的患者应在监护下完成药物治疗,并监测药物的不良反应。

6.睡眠护理

①评估导致患者睡眠障碍的具体原因以及目前的睡眠状态,为患者创造良好的睡眠环境,如病房内空气新鲜、环境安静、温度、光线适宜等。②避免睡前兴奋,晚餐不宜吃得过饱,不宜多饮水。③为患者建立有规律的生活,日间安排适当活动,以减少白天睡眠时间;做好睡前心理护理,对紧张、焦虑的患者,护理人员可在其视线内活动,让患者有安全感。④密切观察和记录患者的睡眠情况,教会患者一些利于入睡的方法;必要时,可遵医嘱给予药物辅助入睡。

7.排泄护理

①观察患者排泄情况。尿潴留时应及时给予导尿,留置导尿者注意防止泌尿系感染。对伴有水肿、高血压的患者或尿量在 500mL/d 以下的少尿患者,应准确记录出入量,并适当限制

水分摄入。②保持大便通畅。对便秘者,增加粗纤维饮食,必要时遵医嘱给予缓泻剂或灌肠。③对于长期卧床患者,要定时提供便器;对认知障碍的患者,帮助患者认识并记住卫生间的位置和标志,训练患者养成规律的排便习惯。

(二)安全护理

(1)评估患者可能受伤的因素,有无暴力行为和自杀观念,提供舒适、安静的环境,减少不良刺激和环境中对患者的潜在危险因素。

(2)严密观察患者的体温、脉搏、呼吸、血压的变化,以及意识状态、皮肤黏膜的情况等。如发现体温骤升或骤降,呼吸表浅或急促,脉搏、心率过快或过缓,血压下降或升高,皮肤黏膜发绀等异常情况时,应立即报告医生,并做好抢救的配合。

(3)对意识障碍的患者,应安置于重病室,由专人监护,防坠床、摔伤。

(4)对躁动不安的患者,应重点监护,可暂行约束。约束期间应经常检查躯体情况,防止意外。

(5)对于抑郁状态的患者,应将其安置于护理人员易于观察的环境中,避免其单独居住、单独活动。鼓励患者参加工娱活动。

(三)心理护理

建立良好的护患关系,尊重理解患者,运用语言或非语言技巧表达对患者的关心与支持。

1.入院阶段

帮助患者尽快熟悉环境和适应病后所需的生活方式。建立相互信任的治疗性人际关系,鼓励患者表达自己的想法和需要,并给予他们发泄感情和悲伤的机会,从而减轻患者的焦虑、抑郁和恐惧等情感障碍的程度。帮助患者树立战胜疾病的信心,建立起有利于康复的最佳心理状态。

2.住院阶段

指导患者了解疾病的病因,临床表现,告知患者用药的必要性,以及药物的有关不良反应。向患者解释保持和增进健康需重视躯体疾病的治疗和护理。同时,也不可忽视对精神障碍的治疗和护理。

3.康复阶段

评估患者知识缺乏的程度及相关因素,因人而异地制订相应的活动计划及健康教育目标。鼓励患者多与社会接触,使其最大限度地保持和恢复其现存的沟通能力和社会功能。有计划地对患者进行生活能力的教育、培养和康复训练。

七、健康教育

(一)患者

教会患者有关的自我护理方法,避免过分依赖他人。指导患者掌握完成特定康复目标所需要的技术方法。告知患者用药的注意事项,以及有关药物不良反应的处理方法;告知患者坚持全面康复治疗,可使身体功能得到最大程度的康复,使残疾范围减低到最低程度。嘱患者多与社会接触,保持乐观情绪,以增强战胜疾病的意志和信心。

（二）家属

告知家属,患者出院后仍须坚持服药,不要随意增减药量或骤然停药,定期复诊。为患者安排规律的生活,合理饮食,保证睡眠。对于残留智力障碍、人格改变或痴呆等后遗症状的患者,应加强教育,帮助患者采取适当的体育锻炼及功能训练等康复措施,协助患者重建社交能力,最大限度地恢复社会功能。观察患者用药后反应,妥善保管好药物。如发现患者有躯体不适或病情波动,应及早就医。

八、护理评价

经过实施上述护理措施后,患者的生理及心理问题、精神症状是否得到控制和改善。

(1)患者能否摄入足够的营养、保证水电解质的平衡。

(2)患者是否发生外伤,是否掌握预防受伤的知识和方法。

(3)患者生活自理能力有无改善或恢复。

(4)患者睡眠有无改善,是否恢复正常睡眠型态。

(5)患者能否接受躯体疾病导致的外表或功能改变,是否积极配合治疗与护理。

(6)患者有无维护健康的能力,能否利用有利资源维持或增进健康。

第六章　老年科护理

第一节　认知障碍

一、概述

老年综合征是指随着年龄的增加,各器官系统功能退化,在老年人中出现的一系列非特异的症状和体征。这些症状严重影响老年人的生活功能、生活质量,显著缩短预期寿命。老年人认知障碍是老年综合征的一种,是老年人因各种原因导致的各种程度的认知功能损害,损害程度包括从轻度认知功能损害到痴呆。目前我国老年痴呆症患者 900 多万,预计到 2050 年,这一数字将超过 4000 万。认知障碍包括长时和短时记忆障碍、定向障碍、语言障碍、视空间能力受损、计算能力下降和判断解决问题能力下降等。认知障碍影响老年人的生活质量和寿命,严重者生活自理能力丧失,需他人辅助,给患者和家人带来沉重的负担,已成为越来越严重的公共卫生问题和社会问题。

二、定义与术语

认知是人脑接受外界信息,经过加工处理,转换成内在的心理活动,从而获取知识或应用知识的过程,即人脑对感觉输入信息的获取、编码、操作和使用的过程,是输入与输出之间发生的内部心理过程,这一过程包括知觉、注意、记忆、语言及执行等。

认知过程是高级脑功能活动,是通过脑这一特殊物质实现的。任何原因造成的大脑皮层或皮层下病变均有可能造成认知功能障碍。不同脑区的损伤引起的认知障碍可表现为注意、知觉、记忆、执行等功能中的一项或多项受损,不同程度地影响患者家庭生活与社会生活的参与能力,甚至影响其处理个人日常事务和保护自身安全的能力,从而降低其本人和家属的生活质量。

三、流行病学

老年认知障碍包括增龄相关记忆障碍、轻度认知障碍、老年痴呆三种。增龄相关记忆障碍是随着年龄增长出现的记忆减退,发病率占老年人的 20%～30%;轻度认知障碍(MCI)是介于老化和痴呆之间的认知损伤状态,在自然人群中的发病率达 3%～42%,在医疗机构中发病率为6％～85％,且随着时间的延长大多数轻度认知障碍病情会加重发展为痴呆;老年痴呆主要包括阿尔茨海默病(AD)、路易体痴呆、帕金森病痴呆、血管性痴呆(VaD)及其他如颅脑损伤、肿瘤引起的痴呆。其中阿尔茨海默病占所有痴呆类型的50％～70％。

四、病因及病理生理

认知障碍受多种因素影响,包括脑老化、多巴胺等神经递质及受体异常、神经肽异常,神经营养因子缺乏、脑组织蛋白质异常聚集、慢性脑缺血性损伤、环境及代谢毒素对脑的损害、脑外伤、慢性全身性疾病、精神心理异常、社会地位及受教育程度低等。认知功能一般随年龄增高(约60岁以后)而下降。如帕金森病患者黑质多巴胺能神经元、酪氨酸羟化酶和多巴脱羧酶活力、纹状体多巴胺递质自30岁以后随年龄增长而逐年减少或降低。老年人脑内血液供应减少,合成和分解代谢以及对毒素的清除能力均降低,这些都是造成老化脑神经细胞死亡,认知功能降低的主要因素。

五、认知障碍分类

(一)按病因分类

1.原发神经系统疾病导致的认知障碍或痴呆

包括阿尔茨海默病,血管性认知障碍(VCI)或血管性痴呆,感染性痴呆,正常颅压脑积水、脑外伤、脑肿瘤、脱髓鞘病等所致认知障碍或痴呆等。

2.神经系统以外疾病导致的认知障碍或痴呆

包括甲状腺功能低下、维生素缺乏等代谢性疾病、中毒性脑病(乙醇中毒、毒品、药物慢性中毒等)认知障碍或痴呆。

3.同时累及神经系统以及其他脏器的疾病导致的认知障碍或痴呆

例如艾滋病所致艾滋病痴呆综合征以及梅毒、肝豆状核变性等疾病所致认知障碍或痴呆。

(二)按认知障碍的程度分类

1.认知功能老化(NBA)

是指老年人存在同龄正常范围内与老化相关的正常的认知衰退。国际老年心理学会认为其属于随年龄增长而出现的正常生理现象。然而,有部分最初表现为正常认知功能老化的患者会逐渐发展为阿尔兹海默病。

2.轻度认知障碍

是介于正常衰老和痴呆之间的一种中间状态。与年龄和教育程度匹配的正常老人相比,患者存在轻度认知功能减退,但日常能力没有受到明显影响。轻度认知障碍的核心症状是认知功能的减退,根据病因或大脑损害部位的不同,可以累及记忆、执行功能、语言、运用、视空间结构功能等一项或一项以上,导致相应的临床症状。根据损害的认知域,轻度认知障碍症状又可以分为两大类:

(1)遗忘型轻度认知障碍(aMCI):患者表现有记忆力损害。根据受累的认知域数量,又可分为单纯记忆损害型(只累及记忆力)和多认知域损害型(除累及记忆力,还存在其他一项或多项认知域损害),前者常由阿尔茨海默病的早期导致,后者可由阿尔茨海默病、脑血管病或其他疾病(如抑郁)等引起。

(2)非遗忘型轻度认知障碍(naMCI):患者表现为记忆功能以外的认知域损害,记忆功能保留。也可以进一步分为非记忆单一认知域损害型和非记忆多认知域损害型,常由额颞叶变性、路易体痴呆等的早期病变导致。

3.痴呆

是大脑多方面高级心理功能减退的综合征,是一种获得性、持续性智能障碍,即在无意识障碍的情况下,在认知、记忆、语言、视空间功能、情感或人格等五项心理活动中,有认知和记忆功能障碍和后三项中至少一种功能缺损,且影响患者的日常生活以及社会和职业功能。根据痴呆患者的具体表现和对日常生活的影响,还可进一步将痴呆分为轻度痴呆、中度痴呆和重度痴呆三个等级。

六、临床诊断标准

(一)轻度认知障碍(MCI)的诊断标准

(1)患者或知情者报告,或有经验的临床医师发现认知的损害。

(2)存在一个或多个认知功能域损害的客观证据(来自认知测验)。

(3)复杂的工具性日常能力可以有轻度损害,但保持独立的日常生活能力。

(4)尚未达到痴呆的诊断。

(二)痴呆的诊断标准

国际疾病分类(ICD)1992年第10次修订本(ICD-10)痴呆诊断标准,见表6-1-1。此外还有美国精神病学会的《精神疾病诊断与统计手册》第4版修订版(DSM-Ⅳ-R)和美国神经病学、语言障碍和卒中-老年性痴呆和相关疾病学会工作组(NINCDS-ADRDA)标准,见表 6-1-2。2007年柳叶刀神经病学刊载了修订 NINCDS-ADRDA 标准的新 AD 诊断标准。新标准直接以 AD 的临床特征和客观标记物为诊断条件,有利于对 AD 的早期诊断,并提高了诊断的特异性。

表 6-1-1 ICD-10 痴呆诊断标准

1.痴呆的证据及严重程度

(1)学习新事物发生障碍,严重者对以往的事情回忆有障碍,损害的部分可以是词语或非词语部分。不仅是根据患者的主诉,而且通过客观检查作出上述障碍的评定。根据下列标准分为轻、中和重度损害:

①轻度:记忆障碍涉及日常生活,但仍能独立生活,主要影响近记忆,而远记忆可以受或不受影响

②中度:较严重的记忆障碍,已影响到患者的独立生活,可伴有括约肌障碍

③重度:严重的记忆智能障碍,完全需他人照顾,有明显的括约肌障碍

(2)通过病史及神经心理检查证实智能减退,思维和判断受到影响

①轻度:其智能障碍影响到患者的日常生活,但患者仍能独立生活,完成复杂任务有明显障碍

②中度:其智能障碍影响到患者的独立生活能力,需他人照顾,对任何事物完全缺乏兴趣

③重度:完全依赖他人照顾

2.上述功能障碍不只出现在意识障碍或谵妄时期

3.可伴有情感、社会行为和主动性障碍

4.临床诊断出现记忆和/或智能障碍至少持续 6 个月以上。出现下述皮质损害体征时更支持诊断,如:失语、失认、失用。影像学出现相应改变,包括:CT、MRI、单光子发射断层扫描(SPECT)和正电子发射断层扫描(PET)等

表 6-1-2　NINCDS-ADRDA 修订标准

临床很可能的 AD		
核心证据(A)	存在早期、显著的情景记忆损害	1.持续进展的,由患者或知情者反映的记忆损害,时间超过 6 个月; 2.客观监测发现有情景记忆损害,包括延迟记忆受损,且经线索或多选提示改善不明显(训练后); 3.情景记忆损害可在 AD 早期或进展阶段单有或合并其他认知损害
支持证据(B)	存在内侧颞叶萎缩	MRI 定性或定量分析显示海马、内嗅区,杏仁核结构的萎缩(根据年龄匹配正常人群对照)
支持证据(C)	异常的脑脊液标志物	1.$A\beta_{1-42}$ 含量降低和,或总 Tau 和/或过磷酸化 Tau 升高 2.其他可能被证实的标志物
支持证据(D)	分子神经影像学提示特定脑区代谢异常	1.双侧颞顶皮质糖代谢下降 2.其他分子标志物 PIB 或 FDDNP 等
支持证据(E)	家族遗传性基因异常	21 号染色体(APP),或 14 号(早老素 1),或 1 号(早老素 2)等
排除性证据	病史	1.突发局灶性神经功能缺损 2.早期出现步态异常,癫痫发作,行为异常等
	临床表现	1.局灶定位体征包括偏瘫,感觉障碍,视力(野)损害等 2.早期锥体外系表现
	可以解释记忆障碍及相关症状的其他疾病	1.非 AD 痴呆、抑郁、脑血管病、中毒及代谢性疾病等; 2.癫痫,脑炎,脑血管病等导致海马、内侧颞叶的异常改变
临床确诊的 AD:临床症状＋实验室检查确诊＋基因确诊		

七、临床治疗

临床主要针对认知症状进行药物治疗,包括胆碱酯酶抑制剂、美金刚和其他药物。多奈哌齐是第二代特异的可逆性中枢乙酰胆碱酯酶抑制剂,对外周乙酰胆碱酯酶抑制作用很小,可提高细胞突触间的乙酰胆碱浓度,能改善血管性认知障碍患者认知功能和执行能力,提高日常生

活能力。加兰他敏对混合性认知障碍（VaD和AD同时存在）有更好疗效。美金刚是一种电压依赖性、非竞争性和中等结合力的N-甲基-D-天冬氨酸受体拮抗剂,可阻断谷氨酸浓度病理性升高导致的神经元细胞损害,对皮质下认知有更好的疗效,可改善痴呆各阶段认知功能,提高日常生活能力。

八、康复评定

（一）临床评定

1.病史

通过询问患者家属了解患者是否存在头部外伤史、脑血管因素（高血压、糖尿病、冠心病、卒中史）、帕金森病、精神疾病、药物、毒品、颅内感染、肿瘤、代谢性疾病（肝性脑病以及甲状腺功能减退、尿毒症、维生素B_{12}/叶酸缺乏）、中毒（乙醇、毒品及其他有毒化学品）等病史,有利于初步判断患者认知功能障碍或痴呆的类型、进程及预后。

2.个人史

了解患者的教育水平、生活经历、工作经历及性格特点有利于在做认知功能康复计划时挑选患者乐于接受的康复训练形式,以便最大程度调动患者的积极性,更好地配合训练。

3.体格检查及颅脑影像学表现

震颤及共济运动迟缓、笨拙等锥体外系的异常体征常提示帕金森病或路易体病等皮质下损害;面颊、手臂、大腿等部位的非凹陷性黏液性水肿体征提示需注意是否存在甲状腺功能低下所致认知障碍;颅脑影像学表现,如脑组织内存在缺血病灶提示VaD可能,海马和颞叶的萎缩提示AD的可能性较大。体格检查及颅脑影像学表现均有助于明确患者的认知障碍或痴呆类型。

（二）认知功能评定

1.认知功能评定的目的和作用

（1）筛查:了解患者的认知功能是否存在异常? 存在哪些方面的异常?

（2）诊断:明确患者在哪些认知域存在功能障碍,并进行鉴别诊断。

（3）制订康复计划:在了解患者的需求、认知障碍的范围及程度以及保留较好的可用于代偿的高级皮层功能的基础上,需要进行行为评价,明确有无行为异常。

（4）疗效评定:通过康复中期评定,了解干预和治疗是否有效,并据此预测患者经过认知功能康复是否能够在一定程度上提高生存质量。

2.认知功能评定的方法

包括筛查类评定,对具体认知域（注意、知觉、记忆、执行功能等）的特异性评定和对整体认知功能的成套评定。针对老年患者筛查类评定多用简明精神状态检查（MMSE）和蒙特利尔认知评估（MoCA）,其中MoCA适用于对MCI的筛查,对MCI具有较高的敏感性和特异性,成套认知功能评定一般采用韦氏成人智力测验（WAIS）和洛文斯顿作业疗法认知评定量表（LOTCA）,LOTCA具有项目简化、费时少等优点。上述认知功能评定的具体方法如下:

（1）简易精神状态量表（MMSE）:MMSE是国内外应用最广泛的认知筛查量表,对痴呆诊断的敏感度和特异度较高,但是对识别 MCI 不够敏感。本量表的优点在于操作简便,整个检查耗时 5~10min,特别适用于老年人群,MMSE 的低分及其下降速度可以作为痴呆预后的预测因素。MMSE 缺点是易受教育程度的影响,文化程度较高的老年人可能有假阴性,文化程度低的可能假阳性。

(2)蒙特利尔认知评估(MoCA):是一种对 MCI 进行快速筛查的评定工具。MoCA 量表评定的认知领域,包括注意、记忆、语言、视空间与执行功能、命名、抽象思维、计算和定向力。本量表总分 30 分,英文原版的测试结果显示正常值为≥26 分。

(3)韦氏成人智力测验(WAIS):是应用较广的成套记忆测验,可用于 7 岁以上儿童及成人。中国的标准化量表共计 10 项分测验。内容包括瞬时记忆、短时记忆、长时记忆。韦氏记忆量表有助于鉴别器质性和功能性记忆障碍。

(4)洛文斯顿作业疗法认知评定成套测验(LOTCA battery):用于作业治疗的认知检测,内容分为四类:定向检查、知觉检查、视运动组织检查和思维运作检查。该测验操作简便实用,测量时间约 30~40min,也可分为 2~3 次完成。

九、康复治疗

(一)治疗原则

(1)尽可能延长患者维持生活自理状态的时间:尽早开始康复干预至关重要,可在发现其出现认知障碍的早期即进行干预。此时患者仍存在一定的自知力、主动康复的意愿和表达能力,可以参与到康复计划的制订过程中,康复专业人员共同确定康复目标,根据自己的兴趣、目标选择合适的训练项目。

(2)通过支持和鼓励,使患者尽可能参与喜爱的活动,以保持一定的生活质量:一方面安排丰富的、多样化的活动,另一方面,随着患者痴呆症状的逐渐显现和加重,分析患者参与各类活动所需要的代偿策略,逐步由看护者提供确实必要的帮助。

(3)根据患者的兴趣和功能,个体化地为患者选择康复训练的具体方法。

(4)全面康复:对于患者的认知功能障碍,应将桌面作业活动、电脑辅助训练、虚拟情景训练、文娱活动和实际生活相结合开展综合的认知康复训练,同时,还应鼓励患者坚持肌力、柔韧性、有氧运动等运动功能训练。

(5)由于患者进入老年,特别是已处于痴呆状态的患者,即使长期坚持康复训练,认知功能仍有可能持续性衰退。康复医师和康复治疗师对于自己的患者认知障碍进行性加重的情况不应感到气馁,还需根据患者的训练作业完成情况做出训练任务的相应调整:如患者有进步,则应循序渐进地增加难度;如患者有退步,则应适当降低作业难度,使患者保持一定的正确率,以激励患者坚持康复训练。

(二)常用方法

1.传统作业活动

利用纸笔练习、桌面作业活动器具,如纸牌、棋类、积木、拼图、模型图片及零件等,可因地制宜地安排较为丰富多彩的康复训练活动,且与日常生活联系较为紧密。

2.电脑辅助认知功能康复(CACR)

是目前逐渐普及的训练方法,由专业人员针对不同认知障碍的类型及其程度编写训练软件,可从基本训练开始,根据患者的成绩逐步增加难度,过渡到较为复杂的认知功能训练。电脑辅助认知功能训练方法包括经典认知训练任务、神经心理学软件和视频游戏。

3.远程康复技术

利用互联网远程进行CACR,使患者足不出户即可使用家中的电脑进行认知功能训练,减轻家属接送患者的负担,但应考虑到部分患者及其照护人员缺乏对有计划康复训练的依从性,不能持之以恒坚持训练的问题,应进行定期随访和督导。

4.虚拟现实(VR)训练

近年来不断发展完善的虚拟现实训练是一项将集成技术、计算机图形学、传感技术、人机交互技术和人工智能等领域的高新技术综合运用产生的三维虚拟人工环境。可向使用者提供关于视觉、听觉、触觉等感官的模拟,使其形成身临其境一般的体验,实时、没有限制地观察三维空间内的事物。当使用者进行位置移动时,系统通过专用的3D时差测距摄像头,捕捉患者的三维运动轨迹,将精确的3D世界影像传回,令使用者感到作为主角存在于模拟环境中。理想的模拟环境应该使用户难以分辨真假,使用户全身心地投入到计算机创建的三维虚拟环境中,并且能直接对模拟环境内物体进行操作并得到反馈,引导患者完成特定的动作任务。患者可以在虚拟的复杂环境中进行复杂活动,较真实环境中的训练更具安全性。虚拟现实技术通过各种游戏的反复训练,不仅有助于维持和提高患者的逻辑推理、思维、记忆、协调、注意力等认知功能,还可以用于运动功能的训练,从而综合提高患者处理复杂事物的能力。

5.物理因子治疗

(1)经颅直流电刺激(tDCS):置于乳突部,通过产生仿真生物波,通过颅脑屏障,对大脑皮质进行刺激治疗。能改善脑循环,增加脑血供,有利于脑缺血区侧支循环的建立,保护脑神经细胞。作为简单安全和非侵入性的调节技术,在卒中后认知功能障碍的各种类型中均有一定疗效,具有良好的应用前景。

(2)经颅磁刺激(TMS):通过时变磁场作用于大脑皮质产生感应电流,改变皮质神经元的动作电位,影响神经电活动及脑内代谢,能够促进神经元突触的可塑性变化。经颅磁刺激可以引起皮层图的明确改变,越来越多的证据证明,重复经颅磁刺激有利于脑卒中后失语症患者命名、语言表达和理解的改善。对于认知功能的改善,有待于进一步观察。

(三)注意障碍的康复

根据患者注意力障碍的类型和生活、工作的需要,有针对性、有重点地选择训练方式。注意功能的训练包括反应时训练、注意的稳定性训练、注意的选择性训练、注意转移训练、注意分配训练。康复的主要内容包括视觉目标或听觉目标出现后反应、倒数数字、轨迹连线、连加连减、删除作业(字母和符号)、选择作业(字母和图形)、交替选择删除作业、听到不规则声音或数字后做出拍桌子或按键反应以及播放音乐同时按键目标信号等双重任务训练。除电脑辅助训练外,也可以训练患者通过其他作业疗法训练注意力,例如,为患者准备两种不同的作业,当治疗师发出"换"的指令时,患者立即停止当前的作业而改做另一项作业,训练患者的注意转移能力;在电视机或收音机播放节目的同时,让患者做注意稳定性训练,提高注意分配能力等。

（四）知觉障碍的康复

知觉障碍的康复主要包括躯体构图障碍的康复训练，视、听、触觉失认的康复训练。

1.躯体构图障碍的康复训练

训练过程中可采用感觉整合疗法——将特殊的感觉输入与特定部位相联系和概念强化疗法：①左右失认的训练；②躯体失认；③手指失认。见表 6-1-3。

表 6-1-3　躯体构图障碍的康复训练

类型	感觉整合疗法——将特殊的感觉输入与特定部位相联系	概念强化疗法
左右失认	对患者的左侧或右侧肢体的皮肤进行摩擦和本体感觉刺激以帮助患者区分左右	在训练活动中，结合任务反复使用"左"和"右"的口令，提示患者正确使用左、右手，左、右下肢，正确完成向左、向右转体等动作
躯体失认	用患者的手触摸身体的某部位并同时说出部位名称	治疗师指向患者某一身体部位，让患者说出部位名称；也可利用人体拼图，让患者按部位名称指图或指图上的部位让患者命名
手指失认	增加手指皮肤的触觉和压觉输入	要求患者按照手指名称找到自己、治疗师或手指图上的相应手指，或对治疗师点到的手指进行命名

2.视、听、触觉失认的康复训练（见表 6-1-4）

表 6-1-4　视、听、触觉失认的康复训练

失认类型	辨识训练	特征描述练习	利用其他感官帮助认知
视觉失认			
物品失认	图形-名称匹配：看图片说物品名称，按物品名称指出相应图片。实物-名称匹配：看实物说物品名称，按物品名称指出相应实物	练习描述图画、物品的形象特征；也可以通过做出使用该物品的动作示范以及语义提示，来帮助患者辨认该物品，掌握其名称和用途，例如用毛巾做出擦脸的动作同时说：这是用来擦脸、擦手的毛巾	触摸实物，与视觉信息相结合，对该物品及其零部件进行命名
颜色失认	颜色-颜色名称匹配：给仅有轮廓的自然景物（如树木、香蕉、柑橘、草莓、西瓜、虎、豹等颜色比较固定的动植物或包括天空、花草、树木、江河湖海的风景）图片按写实风格进行着色	练习用水彩混合颜料，了解色彩变化规律；描述不同色系的特征；按颜色变化的规律（红-蓝紫）排列水彩笔或色卡	通过结合实物或图片听讲解重新学习颜色知识（视、听结合）

失认类型	辨识训练	特征描述练习	利用其他感官帮助认知
面容失认	照片-姓名匹配:请患者家属准备某几位亲友在不同场景、不同距离、不同角度的照片,让患者进行辨认;准备合影照片,让患者在人群中找出其熟悉的某个人	描述照片上人物的面部特征	播放照片上人物的说话或唱歌的录音,再让患者说出人物的姓名
同时失认	描述图画,画面内容从简单到复杂	描述复杂图画(风景、叙事)的局部特征	根据语言总结的画面各个部分特征,叙述出整幅画所要表现的主要内容或故事
听觉失认			
环境音失认	听声音命名,例如:播放犬吠的声音,让患者在若干词汇中指出"狗"。听声音指图,例如:听犬吠声音,在若干图片中找到画着狗的图片	听声音指出声音的类别,比如属于动物还是交通工具发出的声音	播放某人说话或唱歌的录音,如患者不能说出人物的姓名,则给患者看该人物的照片,再让患者说名字
感觉性失语	听词指图练习:呈现若干图片(不少于 3 张),治疗师说出某一物品名称,让患者指出相应图片,交换图片位置后,再次让患者指出上一物品名称对应的图片。听故事指图:同上方法,呈现若干描述不同情节的图片,让患者按照治疗师的描述的内容指出相应图片	由于感觉性失语的患者往往也不能进行准确的口头表达,故无法进行此类练习	指导患者按指令听写并绘图,例如:苹果,患者不能画出时,治疗师一边画一边描述苹果的基本特征,并在旁边注明"苹果"二字,再让患者临摹,抄写,以加深对"苹果"这一来自听觉的词语的综合理解
触觉失认	①闭目时用手感觉和分辨不同的材料、形状,或命名物品,先睁眼,后闭眼。②将①中练习触摸过的物品放入不透明的箱子中,让患者按指令到箱中摸出相应的物品	刺激触、压感受器,让患者描述该感觉	触摸的同时结合观看,说出物品的材料、形状,或命名物品

3.空间定位障碍的康复训练

(1)让患者按要求完成火柴或积木的搭建,例如将三角积木摆到方形积木的上方,再将长条形积木放在方形积木左侧,将圆柱形积木放到长条形积木后面。

(2)摆好积木后让患者逐一说出每一块积木的相对位置。

(3)让患者按要求完成家具的摆放,例如:请将椅子放到左侧靠墙的位置。

(4)让患者记住目前家具的位置,然后走出房间等待,治疗师重新摆放家具,然后患者回到房间将家具恢复到原位,每次挪动家具的数目从一件、两件开始,根据患者的实际能力逐渐增多。

(5)根据治疗师的提示画路线图,例如:从老张的家出门向右走到第二个十字路口,向左拐,经过一家超市,就可以看到马路的左侧有一个公园。

(6)治疗师在地图上标出甲地和乙地,让患者看地图按照(5)的方法说出从甲地去往乙地的最佳路线。

4.单侧忽略的康复训练

(1)不断提醒患者集中注意于忽略的一侧。

(2)站在忽略侧与患者谈话和训练。

(3)对忽略侧给予触摸、拍打、挤压、冰刺激等感觉刺激。

(4)将患者所需物品放置在忽略侧,要求其用健手越过中线去拿取。

(5)鼓励患侧上下肢主动参与翻身,必要时可用健手帮助患手向健侧翻身。

(6)在忽略侧放置色彩鲜艳的物品或灯光提醒其对患侧的注意。

(7)患者阅读文章时,在其忽略侧一端放上色彩鲜艳的规尺,或使其用手摸着书的边缘,从边缘处开始阅读。

5.失用症的康复训练(见表 6-1-5)

表 6-1-5　各类失用症的康复训练方法

类型	康复训练方法
意念运动性失用	设法触动患者无意识的自发运动,如让患者刷牙,患者不能完成;让他假装刷牙或模仿刷牙都不能完成时可以将牙刷放在患者手中,通过触觉提示完成一系列刷牙动作。
	在实际动作训练前和过程中,给予视觉、触觉、本体感觉和运动刺激,以加强正常运动模式和运动计划的输出。
	在实际动作训练前,要求患者进行流畅、准确、协调的运动模式的想象
意念性失用	可通过视觉暗示帮助患者,如让患者倒一杯茶,患者常会出现顺序上的错误,这时可以把动作一个个分解开来,演示给患者看,然后分步进行训练,上一个动作要结束时,提醒下一个动作,启发患者有意识的活动,或用手帮助患者进行下一个运动,直到有改善或基本正常为止
肢体运动性失用	先训练粗大运动,再逐步练习精细动作
结构失用	可训练患者对家庭常用物品进行排列、堆放等,可让治疗师先示范一下,再让患者模仿练习,开始练习时一步一步给予较多的暗示、提醒,有进步后逐步减少暗示和提醒,并逐步增加难度
	可让患者进行图表对拼,完成图形的组合等
穿衣失用	(1)建立一个容易让患者本人识别衬衫袖子的左右关系的场景。

类型	康复训练方法
	（2）让患者先穿麻痹侧的袖子，并拉到肩部。
	（3）系纽扣时，要对着镜子，边看边系，注意不要上下错位。
	（4）如果出现错误，要让患者重新再来，否则在错误的状态下，继续进行反复的更衣动作，会使患者变得更糊涂
口颜面失用	可以通过指令让患者做口颜面动作、复述等训练，也可以利用镜子进行有目的的面部动作的模仿练习

（五）记忆障碍的康复

1.记忆功能的训练

虽然已有改善记忆的药物用于临床，但其疗效不尽人意，且持续时间短暂。相对而言，非药物的、直接针对记忆功能的训练效果更为明显。

（1）内辅助——记忆的内在策略：即通过对记忆力的训练和记忆技巧的学习，提高、改善患者记忆能力的方法。

①恢复记忆法：

a.复述法：要求患者无声或大声重复要记住的内容（如一组数字、名称、词汇等），复述一遍，背诵一遍，可循环数次，提高信息储存能力。

b.无差错学习法：大多数人可以从犯过的错误中学习或吸取教训，从而避免在今后再犯类似错误，而对于记忆障碍患者，不仅不能记住并纠正错误，还有可能会出现强化错误行为的现象。因此，对于严重记忆障碍患者，康复训练应保证患者要强化的行为是正确的。无差错学习法主要通过提示来增强对正确事物的记忆，避免患者随意猜测。例如，在词汇记忆练习中，需要记忆的3个词汇分别是：汽车、火车、飞机。当患者不能马上背诵出上述词汇时，治疗师给予正确的引导：这3个词都是交通工具的名称，第一个词是……（患者没有答出），在马路上行驶的……（患者仍没有答出），汽……患者说出"汽车"，治疗师立即予以肯定：非常正确！是汽车！那么第二个词还是交通工具，不过是在铁轨上行驶的……（患者没有答出），很多车厢连在一起长长的……（患者仍没有答出）火车（在患者随意猜测之前给出整个词），请跟我读一遍：火车。

c.逐渐减少提示法：即通过在学习中逐渐减少提示来训练患者的记忆能力。

d.PQRST训练：PQRST五个字母分别代表记忆力训练的五个步骤：

P（preview）：浏览阅读材料的大概内容。

Q（question）：就有关内容向患者提问。

R（read）：患者再次仔细阅读。

S（self-recitation）：患者复述阅读内容。

T（test）：通过回答问题检查患者是否记住了有关信息。

②重新组织记忆法——助记法：是指利用记忆游戏和训练，以另外一种记忆方式弥补丢失的记忆存储技能，从而增强记忆。

a.利用视觉意向：把需要记忆的内容在头脑中形成一幅图以巩固记忆，也可以由治疗师为其画一幅"记忆图"。例如,为了记住"钢琴"和"狗"这两个词,可以想象狗在弹钢琴的卡通画面。该方法可提高记忆的提取能力。

b.面容-姓名联合记忆。

c.首词记忆法:把需要记住的每一个词语或短句的第一个字组成熟悉或便于记忆的成语或句子。

d.谐音记忆法:例如背诵圆周率 π 的数值:3.1415926535……可以编成诗句:山巅-寺-壶酒,尔乐苦煞吾……

e.精细加工法:帮助患者对需要记忆的信息进行详细的分析,找出各种有联系的细节,通过编一个句子或简单的故事来帮助巩固需要记忆的信息。

对于上述内在策略的学习和练习,需要患者具有明确的目的性,能够积极主动地参与训练,因此,痴呆患者很难完成训练。临床研究的结果亦显示,主诉记忆力减退的正常老年人(正常衰老伴随的记忆减退者)即使年龄很大也可以学习这些策略并且获益,而对于痴呆患者效果有限且短暂。

(2)外辅助——记忆的外在策略:这是一类减少对良好记忆力的需求而通过外在设施的帮助代偿受损记忆力的方法,对于改善记忆力明显减退的老年人的生活状态更为实用、有效。

①利用日历、日记、掌上电脑,要求患者记录重要的谈话内容,对需要做的事情进行列表。

②多功能手表或计时器。

③购物清单。

④保持特定物品的特定位置。

⑤给房间里的抽屉和橱柜贴标记、标签,以增加患者的定位能力。

⑥语音记录,记忆辅助设备。

⑦运用患者的穿着或者携带的东西作为提示物来提示重要的事件或任务。

⑧将家庭用具与声音联系在一起,以便提醒可能会忘记关掉用具的患者。如可鸣叫的烧水壶,在水烧开时鸣叫,以提示患者关闭加热源。

⑨在家庭以外的场所的设计能够提示患者周围环境中各种场所可能在什么地方。如彩色的标示箭头等。

内在策略与外在策略的区别见表 6-1-6。

表 6-1-6　内在策略与外在策略的比较

内在策略所需条件	外在策略所需条件
主观上存在努力训练的意愿	习惯性地,自动处理
积极回忆——主动进行	经验和实践——机械地执行
内在监视——在自身头脑中的信息处理,包括对事物的描述和再现,保存的时间和准确性很难确定	外在监视——外部环境中的物品,是以实物的形式存在的,能可靠保存的

2.记忆障碍的代偿策略

(1)为患者提供一个外部刺激最小的环境以使患者不易发生注意力分散。

(2)帮助患者集中注意力,要求患者一次只做一件事。

(3)为患者提供信息时,要用眼睛注视他们。

(4)多为患者提供他们感兴趣的信息。

(5)多为患者提供重复的信息。

(6)鼓励患者提问。

(7)建立日常活动常规,培养患者养成固定的生活习惯。

(六)执行功能障碍的康复

1.执行功能的训练

(1)对比与分类训练:对不同事物进行对比,分类。

①分类列举:请说出 5 种蔬菜的名称;请说出 5 种家具的名称;请说出 5 个国家的名称等。

②相似性比较:请患者判断成对列出的物品、问题是否存在共性或相似之处,并用一个概念贴切地概括两个词,例如:茄子,西红柿(同为植物的果实,蔬菜),诗词-小说(同为文学作品)等。也可采用韦氏成人智力量表中等相似性分测验进行测试。

③差异性测验:请患者指出所列的成对词语之间的差异,例如:狼-狗(狼是野生动物,狗是经过驯养的动物),鹰-飞机,歌曲,雕像,等。

(2)社会适应能力和判断力训练:向患者提问有关生活常识、社会价值观念、社会习俗和一些现象的理由等问题。例如:油锅里起火应该怎么办?

(3)抽象与概括能力训练:分析成语或谚语。例如:"过河拆桥"是什么意思?"条条大路通罗马"是什么意思?

(4)推理训练:利用图形或数字的排列、填空游戏来进行推理训练。

①数字-字母连线:纸上有 25 个圆圈(图 6-1-1),其中 13 个分别任意标上数字 1~13,另外 12 个圆圈则任意标上 A、B……L 诸字母,要求患者按 1-A-2-B-3……13-L 的顺序连接数字和字母。

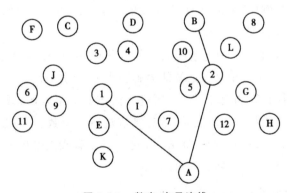

图 6-1-1 数字-字母连线

②数字-符号转化:首先呈现印刷好的数字-符号对应关系表(表 6-1-7)。

表 6-1-7 符号-数字对应关系表

符号	(	⊤	⊩	⌐	⊣	>	+	)	⊥
数字	1	2	3	4	5	6	7	8	9

再请患者根据规定的对应关系,将题目中无规律排列的符号(表 6—1—8)转化为相应数字。

表 6-1-8　符号-数字转换练习

符号	⊣	+	(	>	⊥	⊤	厂	⊣	)	>
数字										
符号	⊢	⊢	厂	⊤	>	+	(	+	厂	⊥
数字										

③数字推理:列出由若干数字组成的数列,该数列中的数字按一定规律排列,请患者找出其中的规律,并按照这一规律在所给出的空格上填写适当的数字。如:1、4、7、10、____。

④字母推理:与数字推理类似,列出按一定规律排列的若干字母或字母串,请患者在指定的空格处填写适当的字母。如:AZ、BY、CX、D____、EV,等。

⑤图形推理:举例如图 6-1-2。

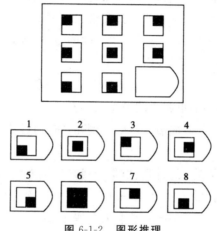

图 6-1-2　图形推理

⑥语言逻辑的推理:例如,甲是男的,乙是女的。甲是乙的哥哥,丙是甲的儿子,9 岁,丁是乙的女儿,13 岁。丙是丁的什么亲戚?

(5)解决问题的能力训练:训练患者综合运用积累的知识、常识(长时记忆)、结合判断力、抽象概括能力、推理能力、工作记忆等认知能力解决实际问题的能力。

①计算力:主要包括心算和笔算。心算可进行简单的个位数加、减、乘、除,根据患者的成绩逐步将难度提高,如两位数的加减法等;笔算则应进行两位数、三位数的加、减、乘、除等,也可以是应用题,例如:汽车每小时行驶 60km,行驶 420km 需要几小时? 一斤土豆 1 元 3 角,老李买了 4 斤土豆,给了商贩 10 元钱,应找回多少零钱?

②实际操作:如拼图、迷宫、汉诺塔游戏等。

2.改善执行功能障碍

(1)重复训练以改进行为。

(2)给患者提供从基本到复杂的有等级的任务。

(3)充分利用仍保存的技能或功能,补偿已损伤的功能。

(4)改变患者的生活环境、社会或工作角色,或个人的资源。

(5)使每天的活动尽可能规律。

(6)指导患者调整自己的节奏,以保证有充足的、额外的时间以避免感觉匆忙。

(7)训练不要超过患者能够承受的限度。

十、康复护理

认知障碍患者的护理极为重要,以维持其日常生活活动能力。并通过调整周围环境使之与患者生活能力相适应。

(1)穿着护理:严重认知障碍老年人不能根据气候加减衣服,应随时根据天气变化为患者更换衣物。

(2)营造安全的居家环境:居室要宽敞,设施简单,光线充足,室内无障碍,床边设置护栏,患者生活环境要固定,减少室内物品的变动。

(3)均衡膳食营养:提供愉快轻松的就餐氛围,采用地中海饮食,以蔬菜水果、鱼类、五谷杂粮、豆类和橄榄油为主的饮食风格,低盐低钠均衡饮食。

(4)出行护理:认知障碍老年人外出一定要有人陪同,以免迷路,在严重认知障碍老人衣服醒目处标上姓名,住址,联系电话,以防走失。

(5)服药护理:老年人服药时需有人在旁,帮助老年人服用,以免遗忘。

(6)肯定患者价值,尊重患者意愿,减少患者挫败感。

十一、预防

可开展全生命周期的危险因素防控,提高早期受教育程度,防控中年期高血压、肥胖、糖尿病,老年期提高体力活动,促进老年人社会交往。如适量服用维生素 B6 和维生素 E,有助于缓解大脑萎缩;进行适当的运动锻炼,如快走、跳舞、太极拳等;保持心情舒畅,避免焦虑抑郁;多动脑,经常进行下棋、看报纸、学习新语言等,保持大脑活跃。

十二、预后

认知功能下降是一个缓慢、连续的过程。轻度认知障碍向阿尔茨海默病转化的年均转化率达 10％～15％,3 年转化率达 21.9％,5 年转化率大于 50％。目前没有药物肯定能预防轻度认知障碍向痴呆转变,但健康的生活方式、积极控制血管性危险因素和科学的锻炼肯定对增强体质、提高免疫力与改善精神状态是有好处的。早发现早预防早治疗有助于延缓疾病进程,提高患者的生活质量。

第二节　抑郁焦虑

一、概述

老年人心理健康状况容易受到多种社会因素的影响,随着老年人年龄的增加,家庭关系、社会关系、婚姻状况、疾病因素等均可能会造成人际关系的丧失或缺乏,老年人容易产生孤独感,进而引发老年人抑郁焦虑等各种心理和行为问题。老年人抑郁、焦虑障碍的识别、预防和治疗越来越受到重视,健康中国行动之老年健康促进行动提出普及老年人心理健康知识。医护人员、患者家属或陪护人员需要通过日常观察对老年人的抑郁、焦虑障碍尽早辨别,早发现、早预防、早治疗。在减轻老年人功能障碍的同时,避免心理问题发展为不可逆转的结局。

二、老年抑郁康复

(一)定义

老年抑郁障碍在临床中十分常见,以显著的情感障碍为主要临床特点,伴有思维迟缓、意志活动减退、躯体症状、人格解体、现实解体及强迫症状等临床表现。老年抑郁障碍有广义和狭义之分,广义的抑郁障碍包括原发性抑郁障碍和继发性抑郁障碍。狭义的老年抑郁障碍指的是 60 岁以后首次发病的原发性抑郁障碍。

(二)流行病学

65 岁以上的老年人群中抑郁症的比例高达 10%～15%,其中相当一部分人症状十分严重,甚至出现自杀倾向。此外,调查显示,老年抑郁患者与其他疾病之间也有很大关系,老年抑郁障碍在内科疾病患者中的发病率高达 52%,其中脑卒中患者中占 30%～62%,血管性痴呆患者中占 40%,癌症患者中占 24%。

(三)病因及病理生理

1.基因突变

较多关于 5-羟色胺转运蛋白基因多态性的研究发现,该基因与老年抑郁症患者脑结构性改变存在相关性。脑源性神经营养因子是大脑中最丰富的神经营养因子,对于神经元的可塑性和存活至关重要。下丘脑.垂体-肾上腺皮质(HPA)轴功能由受表观遗传机制影响的糖皮质激素受体介导,与老年抑郁症发生有关。

2.脑结构改变

老年抑郁症患者表现出灰质和白质脑结构的异常;与健康个体相比,老年抑郁症患者的前扣带皮层、颞上回、颞中回、额下皮质、眶额叶皮层、海马、杏仁核和壳核的灰质体积明显较小;在白质结构方面,老年抑郁症患者表现为扣带回、钩突束、颞叶、额上回、胼胝体和海马的异常连接性。

3.血管机制

老年人脑血管疾病与抑郁症存在相关性。血管性抑郁症假说认为脑血管疾病可引起患者主导情绪调节和认知的额一皮质下通路的血管性损害及神经递质代谢的异常,从而导致抑郁症的发生。

4.炎症机制

与衰老和疾病有关的炎症过程可能会引起抑郁症发展过程中的神经和代谢变化。

5.中枢神经递质改变

调节情绪的中枢神经递质改变,如单胺类神经递质(多巴胺、去甲肾上腺素、5-羟色胺)、氨基酸类神经递质(谷氨酸、γ-氨基丁酸)、乙酰胆碱、肽类神经递质(促肾上腺皮质激素释放激素、精氨酸加压素、P物质),均与抑郁症的发生存在相关性。而老年人随着衰老和增龄相关性疾病的发生,又增加了这些神经递质的改变,可能对老年抑郁症的发病起重要作用。此外中枢神经系统随增龄可能发生神经内分泌变化,可能与老年抑郁症有关。

(四)抑郁分型

根据抑郁的严重程度,可分为轻度、中度、重度三种类型。

1.轻度抑郁

具有至少2条典型症状,再加上至少2条其他症状,且患者完成日常工作和社交活动有一定困难,患者的社会功能受到影响。

2.中度抑郁

具有至少2条典型症状,再加上至少4条其他症状,且患者进行工作、社交或家务活动有相当困难。

3.重度抑郁

3条典型症状都应存在,并加上至少4条其他症状,其中某些症状应达到严重的程度;症状极为严重或起病非常急骤时,依据不足2周的病程作出诊断也是合理的。

(五)临床表现

抑郁症可以表现为单次或反复多次的抑郁发作,以下是抑郁发作的主要表现:

1.心境低落

主要表现为显著而持久的情感低落,抑郁悲观。典型的抑郁心境有晨重夜轻的节律变化。在心境低落的基础上,患者会出现自我评价降低,产生无用感、无助感和无价值感,常伴有自罪自责,严重者出现罪恶妄想和疑病妄想,部分患者可出现幻觉。

2.思维迟缓

主要表现为思维联想速度缓慢,反应迟钝,思路闭塞,临床上可见主动言语减少,语速明显减慢,声音低沉,对答困难,严重者无法顺利交流。

3.意志活动减退

患者意志活动呈显著持久的抑制,临床表现行为缓慢,生活被动懒散,不想做事,不愿和周围人交流,回避社交。严重时不顾吃、喝等生理需要和个人卫生,甚至发展为不语、不动、不食,称为"抑郁性木僵"。伴有焦虑的患者,可有坐立不安、手指抓握或措手顿足等症状。严重的患者伴有消极自杀的观念和行为,常有消极悲观和自罪自责的思想,当自杀企图发展为自杀行为,则是抑郁症的危险症状。

4.认知功能受损

主要表现为近事记忆力下降、注意力障碍、反应时间延长、警觉性增高、抽象思维能力差、学习困难、言语流畅差、空间知觉、眼手协调及思维灵活性减退。认知功能损害导致患者社会功能障碍,严重影响患者的预后。

5.躯体症状

主要有睡眠障碍、乏力、食欲减退、体重减轻、便秘、浑身不适、性欲减退、阳痿、闭经等,自主神经功能失调的症状也较常见。睡眠障碍主要表现为早醒,一般比平时早醒2～3小时,醒后不能再入睡,这对抑郁发作诊断具有特征性意义。

(六)临床诊断标准

1.采用抑郁障碍的《中国精神障碍分类与诊断标准第三版(CCMD-3)》诊断

(1)症状标准:以心境低落为主,并至少有下列 9 项中的 4 项;①兴趣丧失、无愉快感;②精神减退或疲乏感;③精神运动性迟滞或激越;④自我评价过低、自责或有内疚感;⑤联想困难或自觉思考能力下降;⑥反复出现想死的念头或有自杀、自伤行为;⑦睡眠障碍如失眠、早醒或睡眠过多;⑧食欲降低或体重明显减轻;⑨性欲减退。

(2)严重标准:社会功能受损,给本人造成痛苦或不良后果。

(3)病程标准:①符合症状标准和严重标准至少已持续 2 周;②可存在某些分裂症状,但不符合分裂症的诊断,若符合分裂症症状标准,在分裂症状缓解后,满足抑郁发作至少 2 周。

(4)排除标准:排除器质性精神障碍或精神活性物质和非成瘾性物质所致抑郁。

2.抑郁障碍的心理学诊断

(1)抑郁发作是指首次发作的抑郁障碍和复发的抑郁障碍,不包括双相障碍中的抑郁状态。

(2)患者通常具有至少持续两周的抑郁心境、兴趣和愉快感丧失、精力不足或疲劳感。

(3)其他附加症状:①集中注意和注意的能力降低;②自信心丧失或自卑;③无理由的自责或过分的罪恶感;④反复出现死、自杀想法或行为;⑤主诉或有证据表明存在思维或注意力的降低;⑥精神运动性活动改变,表现为激越或迟滞;⑦任何类型的睡眠障碍;⑧食欲改变(减少或增加),伴有相应的体重改变。

(七)临床治疗

药物治疗是治疗中度以上抑郁发作的主要措施。主要包括:①选择性 5-羟色胺再摄取抑制剂,代表药物氟西汀、帕罗西汀、舍曲林、艾司西酞普兰等;②5-羟色胺和去甲肾上腺素再摄取抑制剂,代表药物文拉法辛和度罗西汀。

药物治疗是治疗中度抑郁症较好的选择,尽管抗抑郁药可以有效地治疗老年人的抑郁症,但老年患者常有严重的多病共存,可能导致抑郁症的治疗复杂化;老年人代谢药物较慢,其副作用比年轻患者更敏感。

(八)康复评定

康复评定可采用汉密尔顿抑郁评定量表(HAMD)、老年抑郁量表(GDS)、抑郁自评量表(SDS)等。

(九)康复治疗

1.康复心理治疗

对有明显心理社会因素作用的抑郁发作患者,在药物治疗的同时常需合并心理治疗。世界卫生组织定义了四个主要的心理治疗方法,包括:心理动力疗法、人际疗法、支持性咨询和认知行为疗法。常见的心理治疗有认知行为疗法、认知疗法、行为疗法、简短理性洞察力和问题解决疗法。

2.物理因子治疗

(1)改良电抽搐(MECT):电抽搐治疗是用一定量的电流通过脑部,引起中枢神经系统癫痫样放电产生全身性抽搐发作的治疗方法。改良电抽搐治疗在操作中实施麻醉技术,其与传统电抽搐治疗相比更为安全和有效,但治疗中须加强呼吸和循环的管理,保持呼吸道通畅,维持生命指标稳定,注意麻醉用药选择及搭配,把握施治时间及电刺激量,以最大限度地提高疗效和安全性。对几种抗抑郁药物或心理治疗试验没有反应的严重持续性抑郁症的患者,或抑郁症使患者受到高危害(例如,严重的体重减轻,营养不良,拒绝食物,自杀意念),或两者结合,可采用改良电抽搐治疗,有效率在 60%～80% 之间,但治疗后仍需要药物维持治疗。电抽搐治疗对身体不良反应通常是短暂的,包括恶心、头痛、下颌疼痛或肌肉酸痛,可以用药物治疗。相关的其他不良反应包括跌倒风险增加。

(2)重复经颅磁刺激(rTMS):经颅磁刺激技术是一种利用时变的脉冲磁场作用于中枢神经系统(主要是大脑),改变皮质神经细胞的膜电位,使之产生感应电流,影响脑内代谢和神经电活动,从而引起一系列生理生化反应的磁刺激技术。重复经颅磁刺激是通过对脑内某一特定皮质部位重复进行磁刺激。具有无痛无创、操作简便、安全可靠、耐受性较好等特点。

重复经颅磁刺激主要适用于轻中度抑郁障碍。若抑郁以愉快感缺失、兴趣缺乏,语言行为迟滞为主,则经颅磁刺激高频刺激左侧背外侧前额叶区;若抑郁以悲观绝望,紧张和烦躁不安为主要表现,则经颅磁刺激低频刺激右侧背外侧前额叶区。

(十)康复护理

1.饮食护理

采用地中海饮食,均衡营养,多吃牛奶、瘦肉、豆制品、水果、蔬菜等高蛋白、富含维生素的食物,同时低盐、低脂。

2.生活护理

合理安排老年人的日常活动和作息时间,保持规律的生活。

3.安全护理

老年抑郁症患者容易产生消极甚至自杀的观念和行为,护理时一定要特别注意,严防患者伤害自己。对有强烈自杀倾向的患者,应该 24 小时看护,保证患者不离视线。

4.心理护理

老年抑郁症患者心理比较脆弱,常常有消极的想法,要鼓励患者慢慢表达自己的想法,多与患者沟通,同时鼓励家人多陪伴和关心患者,给予良好的社会支持。协助老年人了解自我,减轻失落感,增加自尊。

(十一)预防

(1)多鼓励老年人参加集体活动,降低其孤独感,调节老年人情绪和心理健康。

(2)培养老年人更多的爱好,如下棋、唱歌、跳舞、太极拳等。

(3)子女多给予老年人关心和爱护,家人的支持和帮助可增加老年人的生活信心。尤其是多抽出时间和父母沟通和交流,可有效预防老年抑郁症。

(十二)预后

老年抑郁症患者预后不良率较高,有研究表明达 37.1%。伴有躯体疾病、精神病症状、认知障碍,治疗依从性差、重大生活事件及家庭社会支持差等均为老年抑郁症预后不良的危险因素。通过改善其危险因素,有助于改善老年抑郁症患者的疗效和预后。

三、老年焦虑症康复

(一)定义

焦虑症的基本特征:①以焦虑、紧张、恐惧为主要临床表现;②伴有自主神经系统症状和运动性不安;③患者的焦虑情绪并非由于实际威胁所致,或其紧张不安的程度与现实情况不相符;④患者为此感到非常痛苦,自知力存在。

(二)病因

1.人格特质

通常做事谨小慎微、优柔寡断、依赖性强、常自怨自责的老年人更易产生焦虑症。

2.对死亡的态度

老年群体已步入人生的最后阶段,各项生理功能的退化使他们面临死亡威胁,因此老年人对死亡感到恐惧,又担心濒死时被遗弃,可增加焦虑症的发病率。

3.健康状况

老年人自己主观感觉到的健康状况越差,焦虑水平就越高。在另一方面,因疾病而失眠也会使老年人产生很高的焦虑情绪。

4.职业及角色转变因素

老年人退休后,生活从工作状态进入无工作状态,空余时间增加了很多,无所事事,内心就容易空虚、焦虑。

(三)临床表现和分型

1.惊恐发作

(1)在没有危险因素的情况下发作,或发作没有明显诱因,发作不可预。

(2)发作时的典型表现:患者在日常生活工作中突然出现强烈恐惧,好像即将死去(濒死感),或即将失去理智(失控感),同时伴有自主神经系统症状:心悸、胸闷、气促、过度换气、头晕、多汗、四肢发麻、胃肠道不适等。

(3)发作突然,10 min内迅速达到高峰,一般不超过1小时,可自行缓解。

(4)发作时患者意识清醒,事后能回忆。

(5)多数患者在发作间歇期因担心再次发作而紧张不安,可出现自主神经活动亢进的症状。

(6)大多数患者有回避单独外出的倾向和行为。

(7)可同时伴有抑郁症状。

2.广泛性焦虑

老年患者最常见症状如下:

(1)表现为没有明确对象和具体内容的焦虑和紧张,或对生活中的某些事过分担忧。

(2)常感到心烦意乱,怕有祸事临头。

(3)常伴有自主神经系统症状:头晕、胸闷、呼吸急促、面色潮红或苍白、口干、尿频、尿急等。

（4）常有失眠注意力难集中,易被惊吓。

（5）运动性不安:手足无措、来回走动,坐立不安。

（四）临床诊断标准

1.焦虑障碍的 CCMD-3 诊断

（1）惊恐发作

①症状标准:a.符合神经症的诊断标准;b.惊恐发作需符合以下 4 项:发作无明显诱因,无相关的特定情境,以致发作不可预测;在发作的间歇期,除害怕再次发作,无其他症状;发作时除表现强烈的恐惧、焦虑,伴自主神经症状外,常伴有濒死感,失控感,及人格和现实解体等;发作突然开始,迅速达到高峰,发作时意识清楚,事后能回忆。

②严重程度:患者因难以忍受又无法摆脱而感到痛苦。

③病程标准:在 1 个月内至少有 3 次惊恐发作,或首次发作后害怕再次发作症状持续一个月。

④排除标准:排除躯体疾病或其他精神障碍,如:恐惧症、抑郁症或躯体形式障碍等继发惊恐发作,也要排除躯体疾病如癫痫,嗜铬细胞瘤或甲状腺功能亢进等。

（2）广泛性焦虑

①症状标准:a.符合神经症的诊断标准;b.以持续的原发性焦虑症状为主并符合以下两项:经常或持续的无明确对象和固定内容的恐惧或提心吊胆;伴自主神经系统症状或运动性不安。

②严重程度:社会功能受损,患者因难以忍受又无法摆脱而痛苦。

③病程标准:符合症状标准至少达到 6 个月。

④排除标准:a.排除甲状腺功能亢进、高血压、冠心病等躯体性疾病引起的焦虑;b.排除兴奋药物过量、催眠镇静药物或抗焦虑药物戒断反应;c.排除强迫症、疑病症、躁狂症、抑郁症或分裂症伴发的焦虑。

2.焦虑障碍的康复心理学诊断

（1）以急性惊恐发作和广泛性焦虑及不同程度的自主神经症状为主要就诊原因。

（2）患者感到痛苦,对自身的焦虑情绪有一定的认识,但无法摆脱难以控制。

（3）与症状有关的心理防御机制有:压抑、置换、退行、疑病等。

（4）主要的心理冲突来自于本我的性驱力的冲动与超我的冲突,自我在难以协调和解决这些冲突时,就启动上述防御机制,形成具有保护个体免受羞愧与自责的焦虑和躯体不适症状。

（5）在症状出现之前可存在某些人格障碍的可能,如强迫型人格障碍、依赖型人格障碍、回避型人格障碍、自恋型人格障碍、表演型人格障碍等。

（五）临床治疗

药物治疗是主要的治疗方法之一,治疗焦虑症的常用药物名称:①常用抗焦虑药物:阿普唑仑、艾司唑仑、劳拉西泮、硝西泮;②氯米帕明;③5-羟色胺再摄取抑制剂类药物:氟西汀、帕罗西汀、舍曲林。

这类药物能有效改善老年焦虑,但长期服用会导致认知功能降低,精神运动功能受损,并可能增加跌倒导致髋关节骨折的可能性,甚至可能导致药物相互作用以及药物依赖。

（六）康复评定

采用焦虑自评量表（SAS）、汉米尔顿焦虑量表（HAMA）、综合性医院焦虑抑郁量表（HADS）评定。

（七）康复治疗

1.康复行为治疗

共两步，第一步对患者症状的形成做行为分析，包括分析使焦虑症状形成和持续存在条件刺激因素；第二步制订消除焦虑症状的作业表，如对惊恐发作患者制订脱敏，或采用奖励机制来建立新的行为模式等。

2.康复认知治疗

在建立良好的医患关系，全面了解患者的当前问题及相关背景材料下采取以下三个步骤：①启发患者寻找不良认知；②协助患者暴露认知曲解或错误思维，并加以讨论、检验和论证；③通过反复"诘难"改变负性自动思维，放弃原有的错误认知，建立正确认识。

认知行为治疗（CBT）包括关于对焦虑症状和影响因素的认识和教育；症状监测；渐进式、被动式和线索控制的放松训练；认知重组，教导参与者挑战他们关于负面事件和灾难性后果的想法；在暴露于焦虑诱发因素和触发器环境下进行系统脱敏想象练习。

3.精神动力学治疗

精神动力学心理治疗主要聚焦过去的经历，并考察其对行为方式和期待模式的塑造方面的影响，而这种影响健康的方式是通过重复性的特定认知（防御）、人际知觉和交往模式（移情）来起作用的。治疗的目标是理解患者防御机制和移情反应，主要体现在治疗过程中的治疗师与患者的关系当中。精神动力学治疗的疗程有短程治疗、中程治疗、长程治疗等不同设置，根据患者的具体情况和主观意愿而决定。

（八）康复护理

（1）对于因焦虑而出现食欲不振的患者，应做好饮食管理，均衡营养。

（2）保护患者，避免老年焦虑患者因情绪偏激出现伤害自己。

（3）指导老年患者保持良好心态。建立规律生活活动和睡眠习惯。

（4）遵医嘱服药。

（九）预防

保持良好的心态，进行自我调节，意识到焦虑时应正视它，充分调动主观能动性，转移注意力，及时消除焦虑。

（十）预后

焦虑症的预后较好，经过治疗后，绝大多数患者会得到康复，由于焦虑症属于反复发作的疾病，因此症状缓解后，仍需要服药1～2年，停药以及加减药量需咨询医生，此外，患者的自我调节对于焦虑症的预后效果也有所影响。

第七章 手术室护理

第一节 手术室的消毒灭菌

一、概述

(一)消毒灭菌的发展简史

19世纪以前,认为创伤后发生化脓性感染是不可避免的,不知道化脓感染、败血症都是由于在自然界中存在致病的微生物引起的,更不知道如何去杀死它们,那时的外科手术感染死亡率达70%。19世纪,法国化学家、微生物学家巴斯德花费了很多时间进行研究,于1856年证明,微生物是引起发酵和变质腐败的原因,并发明了"巴氏消毒法",为现代消毒灭菌打下了基础。英国外科医师李斯德认识到要防止空气中微生物侵入人体,就要把消毒范围扩大,包括空气、医师的手、手术器械、敷料等。李斯德的消毒法在当时大大降低了切口的感染率,但因使用的消毒剂是腐蚀性化学药物石炭酸等,对患者的肌肉组织和皮肤有腐蚀作用,影响切口愈合,引起不良后果。此后,经过许多科学家的努力,在实践中不断积累经验,经过一百多年,才逐渐发展演变成现代科学的消毒灭菌法。特别是近年来,由于微生物学、流行病学、生物化学等科学的迅速发展,为消毒灭菌工作提供了理论基础,对手术的消毒灭菌工作提出了新的要求,促进了消毒学的发展。消毒学的发展不仅在卫生防病工作方面具有重要意义,而且对手术后预防感染以及消毒灭菌技术操作等方面起到极大的促进作用。

(二)消毒及其有关的基本概念

1.消毒

在消毒学中,消毒就是用物理或化学的方法,杀灭或清除传播物体上的病原微生物,达到无害化目的,即要求将有害微生物的数量减少到无害的程度,而非全部杀灭。在日常运用时,要注意将消毒、灭菌、无菌和清洁几个词的概念区别清楚。

2.灭菌

是指将传播物体上的一切微生物全部杀灭。灭菌是最彻底的消毒。

3.无菌

是指使传播物体不存在任何微生物的状态,是用灭菌方法处理的结果。无菌条件也好,无菌操作也好,必须在灭菌的基础上才能实现。无菌是绝对的,不存在灭菌是否彻底。

4.清洁

是指将污染物体上的微生物的数量降到安全水平以下的一种方法,如清洗及洗刷等,它达不到消毒要求。

二、消毒灭菌的方法

消毒灭菌的方法一般可分为物理法、化学法与生物法三大类。

（一）物理消毒灭菌法

1.下排式高压蒸汽灭菌器灭菌法

这种方法中,起杀菌作用的是穿透力强、温度高的蒸汽。高温蒸汽遇到较冷的物品时释放出热能,这种热能约占高压蒸汽柜中全部热能的80%,是杀死微生物的最有力武器。由于这部分热能潜伏在蒸汽内部,称为蒸汽潜伏热。蒸汽接触灭菌是从上而下,将冷空气由下排气孔道排出,故称为下排式高压蒸汽灭菌。这种方法是热力消毒灭菌法中效果最可靠、经济、快速且较安全的一种方法。

（1）装置结构:包括安全阀门、消毒柜、气水间、送气管、放气管、温度计、套层压力表、消毒室压力表、总开关、绞盘阀门,开关。

（2）基本操作程序:下排式高压蒸汽灭菌程序如下:装柜→夹层预热→柜室排气→穿透物品→微生物死亡→灭菌时间→冷却→卸载。

①装柜及合理放置物品:装柜时根据物品性质不同,需要灭菌时间不同,各种物品应分类分批放置。物品不能超过柜内容量的2/3或3/4。大型敷料包应放置在中层或上层,包与包之间、包与柜壁之间需要留一定空隙,上下层敷料之间交叉错开,留出缝隙,使蒸汽容易穿透。敷料包体积不宜过大,一般不超过30cm×30cm×30cm;打包不宜过紧,以免影响蒸汽穿透;但也不宜过松,以免灭菌后松散而污染。敷料包及贮槽内的纱布应竖着放于贮槽容器内,在灭菌前打开四周盖板,露出透气孔,可以上下通气。较深的容器桶应横着放,以防蒸汽不易透入,影响灭菌效果。

②进蒸汽、排空气、升温:装柜后先关紧柜门,并开放下排式高压蒸汽灭菌器的进气阀和排气阀,缓缓进气,使柜内的原有空气逐步排出,以免形成冷热空气的湍流,影响灭菌效果。排尽空气后关闭排气阀,压力及温度逐步上升,使锅内成为纯蒸汽状态。达到预定标准时,开始计算灭菌时间。此时可调节进气阀,控制蒸汽进入量,维持一定压力和温度。注意:若空气未完全排出,压力表所指示蒸汽压力虽已达到标准,但并未能达到要求的温度,由于蒸汽比空气轻而浮在上面,把柜内空气挤压到了下方。需要时将排气阀适当开放。

为了证实柜内空气是否排尽,可将排气管口连一橡胶管,将管的游离端插入一个盛满水的水杯中,若有蒸汽经过水中产生水泡,则表示柜内空气已排尽。

目前,各类物品采用同一灭菌温度（121℃）,按灭菌持续时间的长短不同分批灭菌。布类敷料及一般器械应为30～45min。

③排出蒸汽:到达预定时间后,关闭进气阀门,同时以缓慢速度逐渐开放排气阀,使蒸汽缓慢排出,使锅内压力逐渐下降至0,才可打开柜门。灭菌物品为敷料包或器械时,可采用快速排气法。如锅内有盛液体的瓶子时,一般不排气或缓慢排气,以免减压过快引起液体沸腾,喷出瓶外。由于灭菌的敷料包内渗透有蒸汽,当压力降至0时,如立即打开柜门,蒸汽遇外界冷

空气,很快凝结为水,使敷料变湿而污染。因此开柜时,先开一小缝,使蒸汽逸出,利用柜内余热烤干敷料。最好使用夹层蒸汽灭菌器,先排出柜内蒸汽,保持夹层内蒸汽,蒸汽的热度透过柜壁使物品干燥。

④取出灭菌物品:消毒员应穿工作服并戴好帽子、口罩。放无菌物品的车要铺清洁单,因取出的物品(如敷料)仍热时,其内部还有蒸汽,碰到不吸水的木板或金属板时,蒸汽遇冷变水,使敷料包底部变潮,污染敷料。必须等待敷料包完全冷却干燥后,才能分类放入柜内备用。开盖物品应先将盖盖好,再关闭好贮槽的透气孔。所有灭菌后的物品均应有灭菌标记和有效日期,有效期为 10～14 日。

(3)使用注意事项:高压蒸汽灭菌器具有温度高、穿透力强、灭菌速度快、效果可靠等优点,但如果使用不当,亦可导致灭菌的失败。在使用中应注意以下事项。

①正确认识压力与温度的关系:最容易发生的错误之一,就是将压力表上所指示的数字当做灭菌时间的主要指标,而不重视温度情况。压力本身是没有灭菌能力的,高压蒸汽灭菌器压力表上所指示的压力,只是反映温度的一种间接指标。蒸汽的压力与温度关系,在理论上是恒定的,但在实际工作中,由于灭菌器的设计、维修或使用不当,往往有所出入。有的压力表,因维护不好,所指示的压力可与柜内实际压力相差 9～18kPa。为避免错误的判断应注意维护压力表,定期校正。灭菌器顶部的温度计指示的温度一般偏高,因热蒸汽多浮在顶部。

②控制加热速度:灭菌时间是从灭菌柜内温度达到预定的温度时开始计算,如果加热太快,灭菌柜内温度很快达到了要求的温度,而灭菌物品内部还要有一段时间才能达到,所以必须控制加热速度,缓慢加热使柜内温度逐渐上升。

③注意安全操作

a.高压灭菌前,应检查灭菌器是否处于良好的工作状态,安全阀是否良好。加热和送气前,检查门和盖是否关紧,螺丝是否拧牢。

b.加热应均匀,开关气阀时动作要轻柔。

c.灭菌完毕后,减压不宜过猛,压力表回归至 0 位时,才可打开柜门。

d.操作者一定要坚守岗位,保持压力及温度恒定,以防影响灭菌效果和灭菌器出现意外情况等。

(4)灭菌效果未达到要求的常见原因

①空气没有排尽。

②加热时间过短。

③送入蒸汽的方法不当。

④加热速度过快。

⑤仪表失灵。

⑥物品包装不合要求。

⑦物品排放不合理。

⑧物品本身(如油脂、粉剂等)不易被蒸汽穿透。

⑨物品取出后被重新污染。

⑩存有意外的高抗热力菌株。

2.预真空高压蒸汽灭菌器灭菌法

这种灭菌器是一种先进的压力蒸汽灭菌器,现国内已能生产。

(1)结构:除下排式高压蒸汽灭菌器所具有的灭菌系统、蒸汽输送系统、控制系统、安全系统和仪表监测指示系统外,还设有抽负压系统和空气过滤系统装置。抽负压系统主要由真空泵和冷凝器组成,可将柜内98%以上的空气抽出。目前使用的真空泵是水环蒸汽喷射泵,这种真空泵又可分为旋片式油密封泵和水环蒸汽喷射泵2种。水环蒸汽喷射泵能够高效率地过滤蒸汽,工作稳定,比旋片式油密封泵好。空气过滤系统主要由滤罐和玻璃纤维纸滤材料和连接管组成。从预真空高压灭菌器的性能来讲,它可以克服下排式高压蒸汽灭菌器的各种缺点。整个灭菌过程采用程序控制,既节省人力、物力和时间,又稳妥可靠,各种物品也能达到灭菌效果,值得推广使用。但价格昂贵,发生故障时修理较困难。

(2)操作方法:目前预真空高压蒸汽灭菌器的操作方法主要分2种。

①常规操作法:完成整个灭菌周期需25min。步骤为:先打开蒸汽管道阀门,将柜内夹层和管道内空气和积水排尽,使夹层内达到预定压力和温度(104~167℃),然后将灭菌物品放入柜内,关紧柜门;柜内抽负压至2.7kPa(绝对压);向柜内输入蒸汽,使压力达到189.15kPa,温度为132℃,维持灭菌时间4min;将柜内的蒸汽排出,待压力接近常压时,再次抽负压至8kPa(绝对压),使灭菌的物品干燥;向柜室内输入灭菌空气,待恢复到常压后打开柜门,取出物品。

②脉冲操作法:完成整个灭菌周期时间较常规操作法长,但空气排出较彻底。该方法目前分2种。

a.两次交替法物品装入柜内,关紧柜门,做好准备。柜内抽负压至8kPa(绝对压),向柜内输入蒸汽,当压力达到45.04kPa,温度为106~112℃时,立即将蒸汽排出。待接近常压时,第2次抽负压至8kPa(绝对压),向柜内第2次输入蒸汽,使压力达到189.15kPa,温度为132℃,维持灭菌时间4min。将柜内的蒸汽排出,待接近常压时,第3次抽负压至8kPa(绝对压),以干燥灭菌的物品。向柜内输入灭菌空气,待恢复到常压后,打开柜门,取出物品。

b.多次交替法按两次交替法步骤做好准备工作。柜内首先输入蒸汽至规定压力和温度,然后排出蒸汽,并抽负压至10.7kPa(绝对压)。按此步骤反复3次给蒸汽和抽负压后,将柜室内蒸汽压力升到189.15kPa,温度为132℃,维持灭菌时间4~5min。将柜内的蒸汽排出后,反复两次抽负压,使灭菌后的物品干燥。

(3)使用注意事项:与下排式高压蒸汽灭菌器相比,其优点是灭菌周期短、效率高、冷空气排出彻底、温度高、对物品损伤的程度轻,对敷料包体积的大小、排放、容量要求较宽;容器内的物品既能达到无菌效果,还节约人力、时间与能源。但也存在不足之处:设备费较高;对柜体的密封性要求严格,漏气量每分钟不得使柜内压力变化超过0.1kPa(绝对压);存在着"小装量效应",小装量效应的产生是因为柜内残留空气容易集中渗入包裹周围形成空气屏障,阻碍热传导而导致灭菌失败。

①使用脉冲方法灭菌时,对包裹的体积大小无严格要求。使用常规法灭菌时,若包裹体积太大,影响热穿透使灭菌失败,敷料包体积以30cm×30cm×40cm为宜。

②使用脉冲法灭菌时,真空绝对压只要不低于规定值,对柜内物品装填量无严格限制。但用常规方法灭菌,即使真空度采用2.7kPa绝对压力,柜内的物品装放量也不能小于柜内容量

的15%,否则容易产生小装量效应而影响效果。

③确保柜室和管道的良好密封性,严格遵守操作规程,定期维修、检查、保养和更换各部零件。

④抽负压系统若采用旋片式油密封泵,必须按说明书要求定期更换泵内的机油,否则可影响柜室的真空度,使灭菌失败。

⑤灭菌器工作时,应保证蒸汽源压力不低于294.21kPa,水源压力不小于147.11kPa,否则难以维持正常运转。

(4)灭菌效果未达到要求的原因

①仪表失灵。

②空气没有排尽。

③加热时间短于灭菌要求时间。

④送入蒸汽质量有问题。

⑤加热速度过快。

⑥物品包装不合要求。

⑦物品排放不合理。

⑧物品本身不易被蒸汽穿透,如油脂、粉剂等。

⑨存在着意外的高抗热力微生物。

⑩物品取出后被重新污染。

3.低温蒸汽甲醛灭菌器灭菌法

这是利用低温蒸汽(73～80℃)和同时导入的甲醛气体进行灭菌的一种方法。由于蒸汽可释放潜伏热,其灭菌效果高于同温度热水,作用5min可杀死非芽孢菌,适用于一些不耐高温材料的灭菌,如各种硬质内镜、塑料橡胶制品、麻醉导管和面罩等器械的灭菌。低温甲醛蒸汽灭菌器是在压力蒸汽灭菌器基础上改进的。

(1)装置结构:柜门、柜室、蒸汽过道、空气过滤、甲醛贮槽、冷水管道、冷凝器、真空泵、气水阀。

(2)操作程序

①抽出柜内空气至负压2.0kPa(绝对压)。

②用甲醛浸渍灭菌物品,其用量按$70mL/cm^3$计算,使它化为甲醛气体导入柜内,然后再抽真空,如此反复3次,使甲醛气体替换残留在有孔物品中的空气。

③加入甲醛和蒸汽进行灭菌,甲醛用量为0.28mL/L,通入甲醛后再通入蒸汽。

④排出蒸汽和残留甲醛,抽真空至13.3kPa(绝对压),再通入蒸汽,压力达20.0kPa,再次抽真空至13.3kPa(绝对压)。

⑤通入过滤空气至常压后,取出物品。

4.煮沸消毒法

煮沸消毒法是使用最早、最简单的有效消毒方法之一。效果亦比较可靠,在温度达100℃时,2～3min可杀死细菌繁殖体。但芽孢细菌耐力较强,应于水沸腾后再煮1～3小时方可杀灭。一般消毒煮沸15～30min即可。现在大多数医院,煮沸消毒法的应用已逐渐减少。

(1)设备:煮沸消毒可用蒸锅,亦可用煮沸消毒器,国产煮沸消毒器有电热煮沸器。在工作中如抢救伤患者时目前还需要使用这种方法。

(2)煮沸温度和时间:水的沸点在海平面一般为100℃,但随气压变化而有改变,高山地区的气压低,水的沸点降低,如海拔1500m的高原地区,水的沸点为95℃。消毒的时间按海拔每升高300m延长2min计,否则达不到消毒要求。

高原煮沸消毒灭菌的时间计算法:

$$原消毒时间(15)+[(海拔高度÷300)×2]=高原煮沸消毒时间(min)$$

如海拔1500m地区的煮沸消毒时间为:

$$15+[(1500÷300)×2]=25(min)$$

(3)注意事项

①被消毒物品应清洗干净。

②被消毒物品应全部浸入水中。

③消毒时间应从水煮沸后计算,在消毒中途加入物品时应重新计算。

④锐利器械等着急用,需煮沸消毒时,应用纱布包裹,避免刀剪的锋利性受损。

⑤碗、杯、罐、盘等不透水的物品应垂直放置,以利水的对流。一次消毒物品不宜过多。玻璃类物品必须先置于温水内,再慢慢加热以防破裂。

⑥橡胶类物品防止重压、打褶、变形,有管腔者腔内应注水抽送,以达到消毒作用。

5.紫外线消毒法

紫外线因其在光谱中位于紫色可见光之外,所以叫紫外线。紫外线是一种低能量、穿透力差的电磁波。紫外线杀菌的强弱取决于253.7nm(常用紫外线消毒的波长)紫外线输出量的大小。紫外线消毒灯能产生253.7nm波长的灯管有20W(50cm)及30W(100cm)2种。由于紫外线灯有一定杀菌作用,按用途分为治疗紫外线灯(也叫长波紫外线灯)和灭菌紫外线灯(也叫短波紫外线灯)。

(1)紫外线的消毒作用:各种微生物对紫外线的耐受力与对热或化学药物不完全一致。当微生物被照射时,可引起细胞内成分,特别是核酸、原浆蛋白与酶变性而死亡。

(2)影响紫外线消毒作用的相关因素

①微生物的种类和数量:微生物数量越多,所需紫外线杀灭剂量越大。

②空气中尘埃:紫外线的穿透力很差,特别是300nm以下波长者,远不及可见光。它在空气中的穿透力受尘埃影响,当空气中含尘800～900个/cm^3时,杀菌效能可降低20%～30%。

③空气湿度:空气中相对湿度由33%增至56%时,杀菌效能可减弱到原有的1/3。

④液体及其中的杂质:紫外线对液体的穿透力随深度的增加而降低;水中的杂质对紫外线穿透力的影响更大,溶解的盐类、糖类、各种有机物都可以大大降低紫外线穿透力。

⑤固体物质:紫外线不能透过固体物质。玻璃中氧化铁可阻挡紫外线,波长在300nm以下的紫外线无法透过2nm厚的玻璃(普通玻璃窗厚2.5mm)。

(3)紫外线灯消毒方法:紫外线常用于对空气的消毒。使用紫外线进行空气消毒时,最好在灯管上装反光罩,反光罩应表面光滑,铝制灯罩反光性较强。当灯罩使紫外线照射方向与气流方向垂直时,效果最好。紫外线广泛用于室内消毒,如手术室、烧伤病室、传染病室等,可预防空气中病菌的传播。紫外线灯按使用方法分为固定式照射法与移动式照射法2种。

①固定式照射法:将灯管固定吊装在天花板中央或墙上,离地面2～5m,离消毒物表面1m。由于紫外线对人体有害,室内有人时,灯管的金属反光罩应朝向天花板,墙壁上的反光罩斜向上方,使光线反射到天花板上,以免危害人体。反光罩朝向上者只能消毒房间1/3的空气,因此要求室内空气有一定程度的上下对流,利用冷空气下降热空气上升的对流原理,及房间下部的空气经常流向上方接受紫外线的辐射,使室内空气全部得到消毒。这种方法适用于较小手术间,同时能正常进行工作,只需安一个紫外线灯即够。如室内有人的情况下进行室内空气消毒,为防止危害人的健康,灯的功率平均每平方米不超过1W,一般30～40m² 的手术间安装30W 紫外灯管1支,消毒时间为30～60min。

②移动式照射法:对于没有安装固定紫外线灯的场所,可用能移动的紫外线灯进行照射。在无人的场所,可用活动紫外线灯架做暴露式照射,灯架上可装1～4支紫外线灯,每支灯均可调节照射方向。对有人在的场所,不宜用暴露式的照射,可改用通过式照射,即紫外线风筒。紫外线风筒是由4支30W 紫外线灯管装于直径为30cm 的铝制圆筒内,在一端装28m³/min流量的风扇制成。这种装置依靠风扇,使空气经紫外线通道而将其消毒,可用于传染病室、烧伤病室和手术室等。每小时照射效果相当于换气27次。紫外线灯使用中,不能直接照射到人,以免引起皮肤黏膜损伤,如皮肤红斑或结膜炎。

(4)紫外线消毒注意事项

①灯管表面应经常定期用乙醇棉球轻轻擦拭,除去上面灰尘与油垢,减少对紫外线穿透力的影响,一般每2周左右1次。

②肉眼看不见紫外线,灯管放射出的紫蓝色光线并不代表紫外线的强度,因此要定期测量灯管的输出强度,测量时可使用紫外线强度计或化学指示卡。没有条件的可逐日登记使用时间,以判断是否达到使用限期。国产紫外线灯管使用限期为4000 小时,当用至规定限期的3/4时,即应更换。

③消毒时室内应保持清洁干燥,空气中不应有灰尘或水雾。温度保持在20℃以上,相对湿度不宜超过50%。

④不透紫外线的物质,如纸,布等,直接照射的一面才能达到消毒目的。因此要按时翻动,使各个面都能受到一定剂量的照射。

⑤紫外线不能穿透排泄物及分泌物,亦不能照到被遮盖的阴暗处,使用时要注意。

⑥勿直视紫外线光源。在紫外线下工作8 小时,照射强度不应超过0.5uW/cm³,否则须戴防护眼镜、穿防护衣。在紫外线灯下工作连续照射时,一次不宜超过2 小时。

6.干热灭菌法

干热灭菌是指用相对的高温,使细菌蛋白质凝固变性导致细菌死亡。其方法有干烤箱灭菌法与火焰灭菌法2种。

(1)干烤箱灭菌法:利用密闭的干燥箱加温,使温度增加到160℃以上。金属器械、油类、粉剂等均可用此法灭菌。但由于干热渗透力较弱,不易使微生物蛋白质凝固,因而温度必须加到160～170℃,时间1～2 小时,才能达到灭菌目的。

(2)火焰灭菌法:用火焰焚烧是一种灭菌的方法。可用于焚烧废弃的污染物品、污染的截肢或试验小动物、感染敷料、各类一次性污染敷料等。

7.其他方法

(1)光照消毒:对于不能洗涤的物品,如床垫、毛毯等,可在烈日下曝晒 6 小时以上,能在一定程度上起到消毒作用。这种方法,实质上也是利用阳光中的紫外线起消毒作用。

(2)γ 射线(丙种射线)灭菌:医疗器械和仪器不能用热力消毒灭菌时,可采用 γ 射线方法来灭菌,吸收剂量为 2～3Mrad,照射时间为 48～72 小时。

(二)化学消毒灭菌法

应用化学制剂抑制微生物的生长、繁殖或杀死微生物的方法为化学消毒灭菌法。用于消毒灭菌的化学制剂为化学消毒剂,化学消毒剂不一定能杀死所有的微生物,更不一定能杀死细菌芽孢。用于灭菌的制剂称为灭菌剂,灭菌剂必须具有能杀灭一切类型微生物的能力。因为细菌芽孢的抵抗力最强,所以一般都以能杀灭芽孢为灭菌剂的标准,如环氧乙烷、过氧乙酸等灭菌剂,既能杀死各种繁殖体型的微生物,又能杀死细菌芽孢。因此,化学消毒剂根据对微生物杀灭作用的强弱,可分类为:①高效消毒剂,能杀死包括细菌芽孢、真菌孢子在内的各种微生物;②中效消毒剂,能杀灭细菌芽孢以外的各种微生物;③低效消毒剂,只能杀灭细菌繁殖体和亲脂类病毒,对真菌也有一定作用。化学消毒剂的杀菌效果不如热力消毒灭菌可靠,因此在不适用热力消毒灭菌时,才使用化学消毒剂。采用的方法有浸泡法、熏蒸法、氧化法及擦拭法、喷洒法等。

手术室常用化学消毒剂如下。

1.氯化石灰

氯化石灰又称漂白粉,是次氯酸钙、碳酸钙、氢氧化钙与氯化钙的混合物,系含氯消毒剂之一。为白色颗粒状粉末,有氯臭,能溶于水,溶液呈浑浊状,有大量沉渣,含有效氯 25%～32%。稳定性差,在空气中逐渐吸收水分与二氧化碳而分解,遇日光、热、潮湿等反应加快。对物品有漂白与腐蚀作用。因此,漂白粉必须储存于密闭陶瓷或深色玻璃容器内,并置于冷、暗、干燥处,以免失效。它是目前国内常用的高效消毒剂之一,一般多用其澄清液。

(1)杀菌作用:是由于漂白粉加水产生次氯酸,并分解出游离氯和新生氧。次氯酸分子杀菌作用快而强,能透过菌体细胞膜,作用于酶系统,使酶的活性受到抑制和破坏,细胞代谢障碍而导致细菌死亡。亦有人认为,新生氧氧化作用能抑制细菌的某些巯基酶,使细菌的生长繁殖发生障碍或将菌体蛋白质氧化,使细菌死亡。游离氯能与细菌蛋白质的氨基结合而起杀菌作用。

(2)使用方法

①水溶液处理法:用水溶液进行喷洒、浸泡或擦拭。0.2%漂白粉澄清液用于洗刷手及橡胶类医疗物品。0.5%漂白粉澄清液用于浸泡污染的搪瓷类用品及洗刷便池等。100～300mL/m³ 剂量可用于喷洒浴室、厕所,消毒 30～60min,消毒后通风。

②熏蒸处理法:将漂白粉加入甲醛中产生甲醛蒸气进行熏蒸空气消毒。漂白粉 8g 加入 8mL 37%～40%甲醛中,点燃后产生具有杀菌作用的气体。在温度 18～20℃,相对湿度大于 70%的条件下,用药量为 3g/m³,点燃后关闭门窗作用 1 小时,可杀灭 99.9%以上室内表面细菌繁殖体。

（3）使用注意事项

①消毒金属制品和有色布类时，使用浓度不宜过高，作用时间不能过长，消毒后尽快用水洗净，去除残余制剂，以减轻腐蚀和漂白作用。特别是金属精密器械不宜用漂白粉消毒。

②室内喷洒大量消毒剂时，工作人员如停留较久，应戴防毒面具或口罩，戴橡胶手套，穿防护服。消毒后，先充分通风，再让人员进入室内工作。

③消毒剂应储存于密封容器内，放置于阴凉干燥通风处，以减少有效氯损失与氯气积累。

2.过氧乙酸

过氧乙酸又称过醋酸（PAA），属过氧化物类消毒剂，具有较强的杀菌作用，使用广泛。为无色透明液体，有刺激性酸味，易挥发，可溶于水与乙醇等有机溶剂，腐蚀性强，有漂白作用。性质不稳定，遇热或有机物易分解。高浓度溶液（＞45％）经剧烈碰撞或加热可爆炸。我国市售消毒用PAA浓度都在20％左右。低浓度PAA配制后存放时间不宜过长，否则有效剂量下降。

（1）杀菌作用：PAA的溶液与气体都有较强的杀菌作用，是一种高效消毒剂，它能产生新生态氧，有强烈的氧化作用，具有酸性特点及氧化剂特点，故其杀菌作用较一般酸与过氧化物为强。新生态氧可将细菌体蛋白质氧化，使细菌死亡。0.01％～0.5％PAA溶液作用0.5～10min能杀死繁殖体型微生物，杀死细菌芽孢则需1％浓度作用5min左右。

（2）使用方法：消毒方法有浸泡法、喷雾法及熏蒸法。

①浸泡法：用于能耐低浓度PAA的物品，如玻璃器皿、陶瓷或搪瓷制品、塑料及橡皮制品等。用0.2％～0.5％PAA浸泡消毒30min或1％～2％PAA浸泡1～2min，杀菌率可达99.99％。

②喷雾法：常用于污染手术后手术间的消毒。用能产生细雾粒（直径＞30μm）的喷雾器，使溶液的雾粒均匀分布于室内空间，雾粒覆盖在物体表面，达到消毒作用。每立方米用2％PAA溶液8mL，关闭门窗30min。

③熏蒸法：亦用于手术间的消毒。关闭门窗，用耐酸陶瓷或搪瓷容器盛PAA，剂量为0.75～1mL/m³，加适量水稀释，用乙醇灯或其他热源加热熏蒸，作用60min，对室内表面或空气均能达到消毒作用。消毒时以相对湿度70％～90％、室温18～20℃为宜。用PAA消毒剂净化空气效果最佳。

（3）使用注意事项

①高浓度PAA有腐蚀性及刺激性，使用和配制时应小心谨慎，勿溅至眼内或皮肤上，配制时可戴口罩及橡胶手套。

②PAA是强氧化剂，能腐蚀金属器械，浸泡后应尽快用水冲洗净。

③PAA遇水时可发生强烈的化学反应产生高热，配制时应缓慢倒入水中，用带盖塑料容器盛装，一般在常温（15～25℃）下保存期不超过2日，4℃时不超过10日，否则将失效。

3.甲醛

甲醛是一种高效消毒剂，已广泛应用于临床医学。福尔马林为甲醛的水溶液，市售的福尔马林含甲醛37％～40％，是一种无色澄清液体，有强烈的刺激性气味，呈弱酸性。10％福尔马林溶液含甲醛4％。

（1）杀菌作用：甲醛对微生物起作用的部位是醛基，它能使微生物蛋白质（包括其酶）的巯基、羟基、氨基烷基化，引起蛋白质变性凝固，使酶的活性消失，造成微生物死亡。0.5%～2.5%甲醛水溶液能在6～24小时内破坏一切细菌、真菌、芽孢和病毒。甲醛的气体和液体都具有杀灭各型微生物的作用。

（2）使用方法

①溶液浸泡法：常用于医疗器械、内镜及特制塑料导管等。浸泡于10%福尔马林12～24小时，可达到灭菌效果。亦常用于病理组织和解剖标本的固定。

②气体熏蒸法：多用于污染手术后手术间的消毒，可单独使用或与其他消毒剂混合使用。

将消毒剂放入耐热容器内，用少量水搅拌成糊状，用电热器加热蒸发或因强烈化学反应产生福尔马林气体。在室温18～20℃、相对湿度60%以上，密闭门窗消毒，然后通风排出刺激性气味。如此处理可杀灭细菌芽孢。

③喷雾法：也用于污染手术后手术间的消毒。将10%福尔马林溶液装入细粒子喷雾器，在一般性的密闭情况下喷洒在室内，使其蒸发，对室内的污染空气及物体表面达到消毒作用。$12mL/m^3$，经3小时，可杀死芽孢菌。

（3）使用注意事项

①甲醛对人体有一定的毒性，刺激性很强，可使人发生结膜炎、鼻炎及支气管炎，使用时注意自身防护。

②用甲醛浸泡的器械，使用前应用灭菌水充分冲洗。

③熏蒸处理时，温度、湿度对效果影响很大，应保持在要求范围内。

④熏蒸处理时，消毒物品间应有一定空隙，尽量使污染表面暴露。

4.环氧乙烷

环氧乙烷又称氧化乙烯，属烷基化气体消毒剂，是穿透力强、灭菌可靠、不损伤物品的一种优良高效的气体消毒剂。为无色透明液体，具乙醚气味，在4℃时的相对密度为0.89，沸点为10.8℃，只能灌装于特制安瓿或耐压金属罐中。在空气中浓度达3%以上时，能引起燃烧爆炸。

环氧乙烷气体具有良好的扩散和穿透力，可穿透玻璃纸、聚乙烯薄膜及薄层的油和水等。环氧乙烷液体与气体能溶于水和乙醇。

环氧乙烷液体可溶解聚乙烯、聚氯乙烯，而气体则对塑料制品无害，亦不损坏金属、橡胶、棉布、合成纤维等。

（1）灭菌作用：环氧乙烷是通过对微生物蛋白质烷基化作用，干扰酶的正常代谢，从而使微生物死亡。环氧乙烷是一种气体灭菌剂，在室温25℃下有效地杀死一切微生物。杀死细菌芽孢所需的时间随浓度变化而异，在室温25℃下，浓度为88.4mg/L时需10小时，442mg/L需4小时，884mg/L需2小时。

对环氧乙烷抵抗力最差的是真菌，抵抗力最强的是细菌芽孢，细菌繁殖体中，金黄色葡萄球菌的抵抗力较大肠杆菌为强。不同性质的物品亦影响环氧乙烷气体的作用，对玻璃、金属等无孔材料，其杀菌作用较差。

（2）剂型：环氧乙烷在室温下易挥发成气体，具有一定的压力，故必须包装于密闭耐压容器内。

①安瓿:装置一般在 50mL 以内,10mL 以下的使用普通玻璃安瓿即可。10mL 以上的安瓿壁应加厚,一般需耐压 540.4kPa。安瓿封口必须在冰浴中进行。操作中应采取防燃、防爆措施。

②小型铝罐:装量一般在 200g 左右。罐体用 2 号纯铝压制,壁厚 1mm,耐压 1495.2kPa,灌装亦应在冰浴中进行,装量不宜超过罐内容积 80%。罐内不应含有酸、碱、金属盐类等杂质。大量使用时则灌装于中型铝罐或大型钢罐。

(3)使用方法:用于污染手术后手术间的熏蒸消毒或用于某些不能用高压蒸汽灭菌或煮沸消毒的医疗用品。

①室内熏蒸消毒法:用小型铝罐,缓慢打开阀门,使其自然气化。如室温过低亦可加温使其气化,加温时应先打开阀门,往容器中缓缓倒入 65℃ 热水,消毒毕,应先将热水放掉才能关闭阀门。用量为 $1mL/m^3$。

②器械消毒灭菌法:应用特制耐压 $3kgf/cm^2$($270.2kPa/m^2$)厚塑料袋或丁基橡胶袋,将器械、安瓿及测试卡放在袋内,封紧袋口,将安瓿于袋内打开使环氧乙烷气化,用量为 $1mL/L$,作用 16~24 小时。亦可将小型铝罐与袋内连接,灌入气体。

(4)使用注意事项:环氧乙烷是一种易燃易爆并具有毒性的危险物品,为保证消毒安全进行,除做好有关物资器材的准备外,工作人员应熟悉环氧乙烷的性能和使用方法。

①环氧乙烷储存时瓶口必须关紧。储存场所应通风防晒,温度低于 40℃,不得有水源或转动的发动机。小型铝罐及安瓿不得存放在冰箱中,搬运时应轻拿轻放。

②大量使用时,消毒现场不能有明火、变电设备、转动的发动机及其他可产生火星的设备与操作。

③投药时应徐徐打开钢瓶阀门,勿使药液突然喷出。钢瓶的出气口不得朝向人面部。如不小心,皮肤、黏膜或眼睛沾上环氧乙烷液体,应立即用水冲洗,防止烧伤。

④在消毒袋外打开安瓿时,事先应将安瓿放于冰浴中 10~20min,打开安瓿时不得对向人脸。

⑤大规模消毒只能在室外或防爆建筑中进行。现场除防爆灯外,禁用其他电气设备,并设消防器材以防万一。

⑥加热装有环氧乙烷的容器时,应在阀门打开后进行,加热不宜太猛,消毒完毕,关闭阀门前,应将热水放掉或移走。

⑦消毒过程中,严禁穿着有钉的鞋进入现场,以防摩擦产生火花引起爆炸事故。经常用浸以硫代硫酸钠试液的湿滤纸测定消毒容器可疑部位,发现漏气应立即修补。

⑧消毒完后,必须先打开门窗,再打开容器,排散环氧乙烷气体。室内环氧乙烷气味很浓时,绝不可打开照明电灯(防爆灯除外)。

⑨橡胶、塑料、有机玻璃等防护用品与医疗器械消毒后必须通风散气,待环氧乙烷蒸发后才可使用。

⑩工作人员如有头晕、恶心、呕吐等中毒症状,应立即离开现场至通风良好处休息,重者须即时进行治疗。

5.乙醇

乙醇属醇类消毒剂,是目前使用最普遍的中效醇类消毒剂,为无色透明液体,易挥发,可燃烧,有较强的酒气辛辣味。在消毒中乙醇的浓度非常重要,一般用75%的乙醇作常规使用,对皮肤无损伤作用,故乙醇是临床上皮肤消毒常用的消毒剂。

(1)杀菌作用:醇类消毒剂杀灭微生物依靠3种作用。

①破坏蛋白质的肽链使之变性。

②浸入菌体细胞解脱蛋白质表面的水膜,使之失去活性,引起微生物新陈代谢障碍。

③溶菌作用:乙醇对细菌繁殖体、病毒与真菌孢子有杀灭作用,对细菌芽孢无效。革兰氏阳性菌对乙醇抵抗力较阴性菌略强。60%~70%乙醇,5min可杀死细菌繁殖体。在没有细菌芽孢情况下,乙醇对器械的杀菌是有效的。75%乙醇能在30min内杀死金黄色葡萄球菌。乙醇常用的浓度为70%~80%,过高或过低时杀菌作用都将降低。浓度大于80%时作用反而降低,这是因为高浓度乙醇接触菌体表面后其蛋白质迅速凝固,形成一层膜,阻碍乙醇继续渗透到深层发挥杀菌作用。

(2)使用方法:乙醇因对细菌芽孢无杀灭作用,不能用于灭菌,只能用于消毒,属中效消毒剂,多用浸泡法。医疗器械消毒可用75%~80%乙醇浸泡24小时,多用于浸泡一般不进入无菌组织的器械,不能用于手术器械的灭菌。

乙醇是良好的皮肤消毒剂,用80%乙醇消毒手术野皮肤时,涂擦次数、时间及用量多一些,能除去绝大多数皮肤表面暂居菌。外科医师刷手后,将手和前臂浸于75%乙醇5~10min能除去皮肤上的油脂,同时还能使皮肤表面上的残留细菌减少90%~95%。

(3)使用注意事项

①不宜用于外科手术器械消毒。临床上用乙醇棉球消毒采血针和针灸针是不够安全的,易造成乙型肝炎病毒传播。

②物品消毒前应尽量将物品表面粘附的有机物清除干净。

③注意使用浓度,一般不超过80%,不低于70%。

④浸泡处理时,勿使物体带有过多水分,以免稀释药液,降低消毒效果。

⑤保存时应放于有盖容器内,以免有效成分挥发。

6.碘

碘是一种非金属元素,蓝黑色鳞晶,性脆,易升华,蒸气呈紫色,微溶于水,能溶于碘化钾、乙醇、醚、苯等溶液中。

(1)杀菌作用:固体碘无消毒作用,碘溶液中起杀菌作用的主要是碘元素本身。它可直接卤化菌体蛋白质,与蛋白质的氨基结合,使菌体的蛋白与酶受破坏,代谢功能发生障碍而死亡。

(2)使用剂型与用法:常使用的有碘酊、碘溶液及碘伏。

①碘酊:是广谱的高效消毒剂,有快速的杀菌作用,对各种微生物的杀菌剂量比较接近。50mg/L浓度作用10min,可杀灭细菌繁殖体。60mg/L浓度作用30min,可杀灭细菌芽孢。对皮肤真菌,用12~30mg/L浓度即可杀灭。

碘酊主要用于皮肤消毒,如手术野、静脉穿刺等,均可用2.5%~3.0%浓度,涂擦1min后,用70%~75%乙醇将涂擦处擦净,以防对皮肤和深层组织的腐蚀刺激。

②碘溶液：多用于皮肤消毒，作用 1min 可杀死一般微生物，不同浓度的碘溶液已经作为有效的抗菌剂，如 0.05％～0.1％弱碘溶液可冲洗切口。碘溶液也可用作紧急情况下外科器械的代用消毒剂，如小件器械刀片等，一般采用 0.2％～2.0％浓度浸泡 1～2 小时。

③碘伏：是碘的载体，即碘以表面活化剂为载体的无定形络合物。碘在水中可逐渐释放，以保持较长时间的杀菌作用。目前，碘伏多采用聚乙烯吡咯烷酮和碘结合为吡咯烷酮碘（又称达尔美净化剂、PVP-1 消毒液剂），含有效碘 0.75％。其特点为气味较小，刺激性很弱，具有清洁剂作用，原液稳定，43℃以上才释放碘蒸气，毒性和腐蚀性低。碘伏的杀菌作用比碘溶液低，对芽孢与真菌孢子的作用较弱。一般稀释成一定浓度的水溶液，作为外科手术前的皮肤消毒，用 100～200mg/L 有效碘溶液刷洗擦拭，作用 5min。碘伏使用时应注意测定有效碘的含量，因其稳定性差，最好现用现配。温度升高可加强其杀菌作用。

（3）使用注意事项

①碘在室温下可升华，配制的溶液应储存于密闭容器中。时间过久、颜色变淡时，应测定碘的含量，将浓度补足。

②使用低浓度碘溶液消毒时，应根据介质的酸碱度与含有机物的量，考虑增加浓度或延长作用时间。

③宜及时清除物品表面沾有的碘液，以免长时间作用引起损害。

④碘酊对切口刺激性强，应加注意。

7.高锰酸钾

高锰酸钾亦称过锰酸钾，为强氧化高效消毒剂。深紫色晶体，性质稳定，耐储存。在 240℃下分解，释放出氧。能溶于水，呈紫色溶液，其水溶液在酸碱条件下都不稳定，易被醇类、亚铁盐、碘化物等分解。

（1）杀菌作用：主要靠其强氧化力，使细菌蛋白质凝固，致微生物死亡。0.01％～0.1％浓度的溶液作用 10～30min，可杀死细菌繁殖体及病毒。2％～5％浓度作用 24 小时，可杀死细菌芽孢。

（2）使用方法：多用其水溶液浸泡，可用 0.01％～0.02％浓度溶液冲洗切口，对吞服某些有机毒物中毒者，可用于洗胃。将高锰酸钾加入福尔马林中，可产生甲醛气体，进行空气熏蒸消毒。

（3）使用注意事项

①存放于密闭容器中，勿使之与有机物接触。

②水溶液暴露于空气中易分解，用时现配。

③消毒后容器应及时清洗，若着色时间较久，一般清洗不易去除，可用过氧乙酸溶液洗净。

④勿用湿手直接拿取本制剂的结晶体，以免染色或腐蚀。

⑤消毒黏膜时，使用浓度要在准确范围内，以免引起不良反应。

⑥有机物或其他拮抗物质过多时，不宜用本制剂消毒。

8.氯己定

氯己定为双胍类化合物，是一种低效消毒剂。为白色晶粉、无嗅、味苦、无吸收性，性质稳定。因难溶于水，多制成可溶性的盐酸盐或醋酸盐，20℃时在水中溶解度分别为 0.06％及

1.9%。

(1)杀菌作用:氯己定能迅速吸附于细菌表面,破坏细胞膜,造成细胞质外溢,并能抑制脱氢酶的活性,高浓度时使细胞质凝固,致细菌死亡。可杀死革兰氏阳性与阴性的细菌繁殖体,但对结核杆菌、真菌、细菌芽孢仅有抑菌作用。

(2)使用方法:氯己定是优良的皮肤黏膜消毒剂。0.1%~0.5%用于手术者泡手消毒2~3min,后用75%乙醇溶液擦手消毒。0.01%~0.1%水溶液也可用于冲洗阴道、会阴及膀胱等。

对污染物表面,使用0.02%~0.5%水溶液或乙醇(75%)溶液进行喷洒、浸泡、擦拭,使用时间10~60min。对皮肤黏膜消毒,使用剂型较多,可采用酊剂、水剂、粉剂、油膏和气雾剂等,使用浓度,皮肤为0.1%~1.0%,黏膜为0.05%~0.1%。

(3)使用注意事项

①配制时用蒸馏水,配制的溶液可存放半月左右,如有结晶沉淀,应加热至90℃使其复溶。

②不要和肥皂及其他拮抗消毒剂同用。

③消毒物品表面粘附的有机物应先尽量擦净。

④不宜用于痰液、排泄物和分泌物的消毒。

⑤因不能杀死结核杆菌和细菌芽孢,故不宜用于外科手术器械的灭菌。

9.苯扎溴铵(新洁尔灭)

新洁尔灭属季铵盐低效消毒剂,是阳离子表面活性剂。为淡黄色胶状体,具芳香味,易溶于水,溶液澄明,呈碱性,振摇时产生大量泡沫,耐热耐光,性质较稳定,可长期储存。

(1)杀菌作用:季铵盐类消毒剂能改变细胞的渗透性,使菌体破裂,蛋白质变性,暂时抑制细菌体内某些酶的活性,影响细菌的新陈代谢,使细菌死亡。对革兰氏阳性菌作用较好,对革兰阴性菌作用较差,对病毒作用不稳定,对芽孢和结核杆菌无杀菌作用。1:1000溶液10min可杀灭亲脂性病毒,如对流感、疱疹、牛痘病毒等有较好的作用。对各种肠道致病性病毒,10%浓度,作用24小时亦无效。现在医院暂时还用于泡手等。目前,国内正在研究用其他消毒剂代替。

(2)使用方法:对污染物表面消毒,一般可用0.1%~0.4%溶液喷洒、浸泡或擦拭,作用10~60min。消毒皮肤可用0.1%~0.5%浓度涂抹或浸泡。消毒黏膜则用0.2%溶液浸洗或冲洗。

(3)使用注意事项

①此类消毒剂对肥皂、碘、过氧化物有拮抗作用.不要与之同用,应洗净后再用。

②配制中避免形成泡沫,泡沫中有效成分浓度高于溶液,影响其均匀分布。

③不能杀灭结核杆菌和细菌芽孢,故不宜消毒手术器械。

10.煤酚皂溶液

煤酚皂亦称来苏尔,为常用的酚类消毒剂。酚类消毒剂中还有常见的石炭酸。主要杀菌成分为甲酚肥皂,易溶于水,并可降低表面张力,用量过多易使溶液碱性过大,使灭菌效果降低。

(1)杀菌作用:高浓度酚可穿透细胞壁与细菌蛋白质结合,引起蛋白质变性,使细菌死亡。

低浓度时可使细菌酶系统失去活性,干扰其新陈代谢或增加细胞壁通透性,使胞质外溢致细菌死亡。煤酚皂溶液可杀灭细菌繁殖体,常温下对细菌芽孢无杀灭作用。

(2)使用方法:一般多用1‰～5‰浓度的煤酚皂水溶液浸泡、喷洒或擦拭污染物体表面,作用30～60min。消毒手与皮肤可用1‰～2‰溶液浸泡,作用3～5min,但刺激性强。煤酚皂溶液由于杀菌力较弱,毒性强,国内已不常用。

三、消毒灭菌质量监测

(一)消毒灭菌质量监测要求

1.消毒质量的监测

(1)湿热消毒

①应监测、记录每次消毒的温度与时间。

②应每年检测清洗消毒器的主要性能参数。检测结果应符合生产厂家的使用说明或指导手册的要求。

(2)化学消毒:应根据消毒剂的种类特点,定期监测消毒剂的浓度、消毒时间和消毒时的温度,并记录,结果应符合该消毒剂的规定。

(3)消毒效果监测:消毒后直接使用物品应每季度进行监测。

2.灭菌质量的监测

(1)对灭菌质量采用物理监测法、化学监测法和生物监测法进行,监测结果应符合要求。

(2)物理监测不合格的灭菌物品不得使用;应分析原因进行改进,直至监测结果符合要求。

(3)包外化学监测不合格的灭菌物品不得离开灭菌部门,包内化学监测不合格的灭菌物品不得使用。并应分析原因进行改进,直至监测结果符合要求。

(4)生物监测不合格时,应尽快召回上次生物监测合格以来所有尚未使用的灭菌物品,重新处理;并应分析不合格的原因,改进后,生物监测连续3次合格后方可使用。

(5)灭菌置入型器械,应每批次进行生物监测。生物监测合格后,方可使用。

(二)压力蒸汽灭菌的监测

1.工艺监测

工艺监测又称物理监测,即每次灭菌应连续监测并记录灭菌时的温度、压力和时间等灭菌参数。温度波动范围在3℃以内,时间满足最低灭菌时间的要求,同时应记录所有临界点的时间、温度与压力值,结果应符合灭菌的要求。

2.化学监测

(1)包外监测:包外化学指示物监测是将化学指示胶带贴于每一待灭菌物品包外,经一个灭菌周期后,观察其颜色的改变,以指示是否经过灭菌处理。如果透过包装材料可直接观察包内化学指示物的颜色变化,则不必放置包外化学指示物。

(2)包内监测:高度危险性物品包内应放置包内化学指示物。包内监测是在物品包内最难灭菌的部位放置一条压力蒸汽灭菌器专用的化学指示卡,下排气式压力蒸汽灭菌器使用121℃化学指示卡,预真空压力蒸汽灭菌器要使用132℃化学指示卡,不可混用,经一个灭菌周期后,取出指示卡观察,特别要注意观察大包或难以消毒部位的物品包中的指示卡的颜色变化,根据其颜色及性状的改变判断是否达到灭菌条件。

(3)采用快速压力蒸汽灭菌程序灭菌时,应直接将一片包内化学指示物置于待灭菌物品旁边进行化学监测。

(4)B-D指示图:专用于预真空压力蒸汽灭菌器的监测,是监测高压锅内是否有冷空气的聚集点。在每天灭菌前、新灭菌器安装调试后、检修灭菌器设备后进行。实验时将指示图放于标准实验包(标准实验包是用脱脂棉布叠放成 30cm×25cm×26cm 大小的敷料包)的中层,将包放于灭菌器下层前部。灭菌后取出观察指示图颜色变化是否均匀,即可判断是否有冷空气团的存在。

(5)结果判定:指示卡、胶带的性状或颜色均变至规定的条件,判为灭菌合格;若其中之一未达到规定的条件,则灭菌过程不合格。

3.生物监测

生物监测是将嗜热脂肪杆菌芽胞菌片制成标准生物测试包或生物 PCD 或使用一次性标准生物测试包,对灭菌器的灭菌质量进行监测。

(1)监测方法:将生物指示物置于标准试验包的中心部位。标准试验包由 16 条 41cm×66cm 的全棉手术巾制成。制作方法将每条手术巾的长边先折成 3 层,短边折成 2 层,然后叠放,制成 23cm×23cm×15cm 大小的测试包。标准生物监测包置于灭菌器排气口的上方或生产厂家建议的灭菌器内最难灭菌的部位。经一个灭菌周期后,在无菌条件下取出标准试验包的指示菌片,投入溴甲酚紫葡萄糖蛋白胨水培养基中,经(56±1)℃培养 7 天(自含式生物指示物按产品说明书执行),观察培养结果。每次要设阳性对照和阴性对照。

(2)采用快速压力蒸汽灭菌程序灭菌时,应直接将一支生物指示物,置于空载的灭菌器内,经一个灭菌周期后取出,规定条件下培养,观察结果。

(3)结果判定:阳性对照组培养阳性,阴性对照组培养阴性,试验组培养阴性,判定为灭菌合格。阳性对照组培养阳性,阴性对照组培养阴性,试验组培养阳性,则灭菌不合格。

(三)干热灭菌效果监测

于热灭菌效果的监测方法有物理监测法、化学监测法和生物监测法。

1.物理监测法

物理监测法又称为热电偶监测法,监测时将温度监测仪的多个探头分别放于灭菌器各层的内、中、外各点,关好柜门,将导线引出,从记录仪中观察温度的变化情况。如果所示温度的曲线达到预期的温度要求,则表示灭菌的温度符合要求。

2.化学监测法

在每一灭菌包外使用包外化学指示物,包内使用包内化学指示物,并置于最难灭菌的部位。对于未打包的物品,应使用一个或者多个包内化学指示物,放在待灭菌物品附近进行监测。经过一个灭菌周期后取出,据其颜色的改变判断是否达到灭菌要求。

3.生物监测法

(1)监测方法:将枯草杆菌黑色变种芽胞菌片分别装入灭菌试管内(1 片/管),放于灭菌器内每层门把手对角线的内、外角处,试管帽打开置于试管旁,关好柜门,经一个灭菌周期后,待温度降至 80℃时,加盖试管帽取出试管,在无菌条件下加入普通营养肉汤培养基,以(36±1)℃培养 48 小时,观察初步结果,继续培养至第 7 日。并设阳性对照和阴性对照。

(2)结果判定:阳性对照组培养阳性,阴性对照组培养阴性,若每个指示菌片接种的肉汤管均澄清,判为灭菌合格;若阳性对照组培养阳性,阴性对照组培养阴性,而指示菌片之一接种的肉汤管浑浊,判为不合格。

(四)紫外线消毒监测

紫外线消毒监测通常有日常监测、物理监测、化学监测和生物监测。紫外线的生物监测在临床应用较少,在此不做描述。

1.日常监测法

(1)日常监测包括对灯管应用时间、照射累计时间及物理化学监测结果记录并签名。

(2)记录的内容:每次照射的具体时间、该灯管累计的已经使用的时间、物理监测结果和化学监测结果、监测人签名。

2.物理方法

用紫外线辐射照度计测定紫外线灯管的辐射强度。

(1)测试方法:开启紫外线灯预热 5min 后,调试好紫外线辐射照度计的电压和零点,打开受光器盖,置于紫外线灯管下垂直距离 1m 的中央处接受照射,待照度计数字窗的数字停止变化时,即可确定紫外线灯管的强度,记录强度值,将照度计各开关回位,盖好受光器盖。

(2)结果判定:普通 30W 直管型紫外线灯,新灯辐照强度≥90μW/cm^2 为合格,使用中紫外线灯辐照强度≥70μW/cm^2 为合格;30W 高强度紫外线灯辐照强度≥180μW/cm^2 为合格。

(3)注意事项:测定时电压(220±5)V,温度 20～25℃,相对湿度<60%。紫外线辐射照度计应在计量部门检定的有效期使用。

3.化学监测法

(1)监测方法:开启紫外线灯 5min 后,将指示卡的正面置紫外线灯下垂直距离,于灯管中心点距离 Im 处,照射 Imin,观察指示卡色块的颜色,将其与标准色块比较,读出照射强度。

(2)结果判定:将指示卡中间光敏涂料的颜色与标准色块比较,可以判断出紫外线灯管照射强度的范围。紫外线灯管是否合格的标准与紫外线辐照计的方法一致。

(3)注意事项:指示卡应获得卫生许可批件,并在有效期内使用;及时记录判断结果,放置时间过久,指示卡光敏涂料的颜色会随着时间变化而变淡;未用完的指示卡要用避光纸包装,置于 4℃冰箱保存;紫外线灯管安置后及应用前进行监测,使用中的紫外线灯管照射强度应按消毒技术规范的要求定期监测。

(五)环氧乙烷灭菌效果监测

环氧乙烷灭菌效果的监测方法主要有工艺监测方法、化学监测方法和生物监测方法。

1.工艺监测法

按操作程序进行监测。

2.化学监测法

(1)化学指示胶带:化学指示胶带粘贴于每个灭菌物品的外包装包外,作为灭菌过程的标志。

（2）化学指示卡：在每个灭菌包内放置一条环氧乙烷专用的化学指示卡，灭菌结束后打开包先查看指示卡变色是否达标，以间接判断灭菌是否合格。化学指示卡监测作为日常的灭菌效果监测。

3.生物监测法

环氧乙烷灭菌生物指示菌片为枯草杆菌黑色变种芽胞。

（1）监测方法

①制备常规生物测试包，即取一个 20mL 无菌注射器，去掉针头，拔出针栓，将生物指示剂放入针筒内，带孔的塑料帽应朝向针头处，再将注射器的针栓插回针筒（注意不要碰及生物指示物），之后用一条全棉小毛巾两层包裹，置于纸塑包装袋中，封装。

②将常规生物测试包放在灭菌器最难灭菌的部位（整个装载灭菌包的中心部位）。灭菌周期完成后应立即将生物指示物从被灭菌物品中取出，(36±1)℃培养 7 天（自含式生物指示物应遵循产品说明），观察培养基颜色变化。同时设阳性对照和阴性对照。

（2）结果判定：阳性对照组培养阳性，阴性对照组培养阴性，试验组培养阴性，判定为灭菌合格。阳性对照组培养阳性，阴性对照组培养阴性，试验组培养阳性，则灭菌不合格。

（六）等离子体灭菌的监测

1.工艺监测

每次灭菌应连续监测并记录每个灭菌周期的临界参数，如舱内压、温度、过氧化氢的浓度、电源输入和灭菌时间等灭菌参数。灭菌参数符合灭菌器的使用说明或操作手册的要求。

2.化学监测

将专用的化学指示物贴于每一个灭菌物品包外，作为灭菌过程的标志；将专用的化学指示卡置于每个灭菌包内最难灭菌位置，经过 1 个灭菌周期后观察指示胶带和指示卡的颜色（或按产品说明书规定的颜色），判定其是否达到灭菌合格要求。

3.生物监测

（1）测试菌种：嗜热脂肪杆菌芽胞（ATCC7953、含菌量 $5×10^3$～$5×10^6$ cfu/片）。

（2）监测方法

①将生物指示物置入附带有化学指示条（特卫强）的灭菌袋中，将内附生物指示物的灭菌袋封口，特卫强面朝上，并置于灭菌器架上，将它放置在灭菌器内过氧化氢最难到达的位置，一般置于顶部。

②灭菌循环结束后将生物指示物取出，注意其化学指示顶盖的颜色应为金黄色。

③将指示物顶盖下压，保持生物指示物垂直，然后使用试管夹将测试剂内部的培养基小瓶压碎。生物指示物上注明标签及日期。对照组的生物指示物重复上述过程。注明标签及日期，标上字母"C"作对照组。

④将 2 个小瓶置入 55～60℃的恒温培养箱内，培养 48 小时。

（3）结果判断：阳性其顶盖的颜色为红色、内容物为黄色且浑浊，阴性其内容物仍为紫色。

（4）注意事项

①使用生物指示物前先检查其失效期。

②生物指示物丢弃于危害物处理箱内。呈阳性的对照组的生物指示物和任何阳性反应的

生物指示物在丢弃前可以用121℃高压蒸汽灭菌30min或者焚烧。

③如果做检测的生物指示物其灭菌条件未达到要求(呈黄色或浑浊液体),要求使用另外的生物指示物重新检测。如果连续2次检测显示其灭菌条件未达到要求,参照设备使用准则重新处理器械。

(七)使用中消毒液的监测

1.化学消毒剂浓度试纸测定法

(1)G-1型消毒剂浓度试纸

①测定范围:该试纸可以测定多种氧化性消毒剂浓度,如有机含氯消毒剂的优氯净、氯代异氰尿酸及其盐类、氯胺等,无机含氯消毒剂的次氯酸钠、次氯酸钙、氯化磷酸三钠等。还可以测定过氧化物类,如过氧乙酸、过氧化氢、二氧化氯等。

②测定方法:取试纸一条或半条,迅速在消毒液内蘸一下,在自然光下立即与标准色块进行比较,若显色在预计范围内,即为测定消毒剂合格。

③注意事项:试纸一旦打开,使用后立即放回塑料袋内,注意防止潮湿,避免接触化学物质。测定时读数应在30s之内,时间越长,越不准确,因为时间延长会增加空气氧化因素。

(2)戊二醛浓度试纸

①使用方法:从小瓶中取出一条测试卡,并旋紧瓶盖,将指示色块完全浸没于待测消毒液中,取出后,用瓶盖上的纸垫去除多余液体,过5~8min,观察色块颜色变化,若指示色块达到均匀的亮黄色,表示溶液浓度>2.0%,若指示色块全部或仍有部分白色,表示溶液浓度<2.0%。

②注意事项:不适用含酚戊二醛的测试;测试卡要在有效期内使用;不同浓度的消毒液要使用相应浓度的测试卡。

2.使用中消毒液的染菌量测定

(1)检测方法

①涂抹法:用无菌吸管吸取消毒液1mL,加入含有相应中和剂9mL的采样管内,混匀,用无菌吸管吸取上述溶液0.2mL,滴于普通琼脂平板进行接种,一式两份。一份置于20℃培养7天,观察真菌生长情况,另一份置于35℃温箱内,培养72小时,计数菌落数,计算公式如下:

$$消毒液染菌量(cfu/mL)=平板上的菌落平均数×50$$

②倾注法:用无菌吸管吸取消毒液1mL,加入含有相应中和剂9mL的采样管中混匀,分别取0.5mL,放入2只灭菌平皿内,加入已溶化的45~48℃的营养琼脂15~18mL,边倾注边摇匀,待琼脂凝固,一平板置于20℃培养7天,观察真菌生长情况,另一平板置于37℃培养72小时,计数菌落数,计算公式如下:

$$消毒液染菌量(cfu/mL)=平板上的菌落平均数×20$$

(2)结果判断:消毒液染菌量≤100cfu/mL为合格。

(3)注意事项

①在消毒液内无物品时或物品消毒至规定时间后进行采样。

②采样后1小时内送检。

③消毒液含菌量测定必须加中和剂,不同消毒剂使用不同的中和剂。

(八)医疗器械消毒灭菌效果监测

1.常规细菌监测

(1)检测方法:用无菌方法将拟检的小件物品(如缝合针、针头、手术刀片等)各5只,分别投入5mL的无菌洗脱液中;注射器则取5副在5mL无菌肉汤中分别抽吸5次;手术钳、镊子等大件医疗器械的采样方法同环境表面消毒效果监测中的采样方法。用无菌吸管各吸取1mL待检样品洗脱液,放于灭菌平皿内,加入已熔化的45~48℃的营养琼脂15~18mL。边倾注边摇匀,待琼脂凝固,置于37℃温箱培养48小时,计数菌落数。

(2)结果判定:平板上无菌生长为灭菌合格。

(3)注意事项:若消毒因子为化学消毒剂时,采样液中应加入相应中和剂。

2.无菌检验

无菌检验是检验医疗用品经灭菌处理后是否无菌的一种方法。无菌检验应在空气洁净度为100级单向流空气区域内进行,应严格遵守无菌技术操作,避免微生物污染;对单向流空气区域及工作台面,必须进行洁净度验证。

(1)取样

①取缝合针、针头、刀片等小件医疗器械5件,直接浸入6管需氧-厌氧培养管(其中一管做阳性对照)与4管真菌培养管。

②其他物品以注射器为例,取5副注射器在5mL洗脱液中反复抽吸5次,混合后接种培养管(培养管种类与数量同上)。

③手术钳、镊子等大件医疗器械取2件,用蘸有无菌洗脱液的棉拭子反复涂抹采样,将棉拭子投入5mL无菌洗脱液中,将采样液混匀,接种于培养管(培养管种类与数量同上)。

(2)培养:在待检样品的需氧-厌氧培养管中,接种预先准备的金黄色葡萄球菌阳性对照管液(稀释1:1000)1mL,连同阳性与阴性对照管均于30~35℃培养5天,真菌培养管与阴性对照管于20~25℃培养7天,培养期间逐日检查是否有菌生长,如加入供试品后,培养液出现浑浊或沉淀,经培养后不能从外观上判断时,可取培养液转种入另一只相同的培养液中,培养48~72小时后,观察是否再现浑浊,并在转种的同时,取培养液少量,涂片染色,显微镜观察是否有菌生长。

(3)结果判断:阳性对照在24小时内应有菌生长,阴性对照在培养期间应无菌生长,如需氧-厌氧及真菌培养管内均为澄清或虽显浑浊但经证明无菌生长,判断为灭菌合格;如需氧-厌氧及真菌培养管中任何一管显浑浊并证实有菌生长,应重新取样,分别用同法复试2次,除阳性对照外,其他各管均不得有菌生长,否则判断为灭菌不合格。

(4)注意事项

①送检时间不得超过6小时,若样品保存于0~40℃,则不得超过24小时。

②被采样本表面积<100cm² 取全部表面;被采样本表面积≥100cm²,取100cm²。

③若消毒因子为化学消毒剂,采样液中应加入相应中和剂。

(九)环境监测

1.空气消毒效果监测

(1)采样时间:在消毒处理后、操作前进行。

（2）采样方法：平板暴露法。

①布点方法：室内面积≤30m²，设内、中、外对角线 3 点，内、外点距墙壁 1m 处；室内面积＞30m²，设四角及中央 5 点，四角的布点部位距墙壁 1m 处。

②采样方法：将普通营养琼脂平板（直径 9cm）放在室内各采样处，采样高度距地面 150cm，采样时将平板盖打开，扣放于平板旁，暴露 5min 盖好立即送检。

（3）注意事项：采样前关好门窗，在无人走动的情况下，静止 10min 进行采样；如为空气采样机采样，按操作说明进行。

（4）结果计算

$$空气细菌菌落数(cfu/m^3)=\frac{50000\times N}{A\times T}$$

式中：A——平板面积，单位：cm²

T——平板暴露时间，单位：min

N——平均菌落数，单位：cfu/平皿

（5）结果判定

Ⅰ类区域（层流洁净手术室）：细菌总数≤10cfu/m³，未检出金黄色葡萄球菌、溶血性链球菌为消毒合格。

Ⅱ类区域（普通手术室）：细菌总数≤200cfu/m³，未检出金黄色葡萄球菌、溶血性链球菌为消毒合格。

2.洁净区域空气卫生学监测

（1）监测方法

①采样高度：无手术台离地面＜80cm；有手术台时在台面上 25cm。

②采样方法：沉降菌监测采用平板暴露法，即用 9cm 直径普通营养琼脂平板，在采样点暴露 30min 后送检培养；如为空气采样机采样，按操作说明进行。

③布点数量

100 级	13 个点
1000 级	9 个点
10000 级	7 个点
100000 级	面积≤30m² 2 个点，面积＞30m² 4 个点

④布点位置：10 万级布点位置避开送风口正下方。

⑤检测要求：Ⅰ级洁净手术室和洁净辅助用房检测前，系统应已运行 15min，其他洁净房间应已运行 40min。在确认风速、换气次数和静压差的检测无明显问题之后，再进行微生物检测。当送风口集中设置时，应对手术区和周边区分别检测，测点数和位置应符合规定；附近有显著障碍物时，可适当避开；当送风口分散布置时，按全室统一布点检测，测点可均匀分布，但不应布置在送风口下方。用空气采样机采样时，每次采样的最小采样量为：100 级区域为 5.66L，其他各级区域为 2.83L。在 100 级区域检测时，采样口应对着气流方向；在其他级别区域检测时，采样口均向上。

（2）结果判断：根据《医院洁净手术部建筑技术规定》（GB50333—2002）。

（3）注意事项

①当采用浮游法测定浮游菌密度时,用裂隙采样器在空气中随机采样 30min,每次采样的最小采样量:100 级区域为 5.66L,其他各级区域为 2.83L。

②无论用何种方法检测细菌密度,都必须有 2 次空白对照。第 1 次对用于检测的培养皿或培养基条做对比实验,每批 1 个对照皿(条)。第 2 次在检测时,每次或每区 1 个对照皿(条),对操作过程做对照实验:模拟操作过程,但培养皿或培养基条打开后应立即封盖。2 次对照结果必须为阴性,整个操作过程应符合无菌操作的要求,严格遵照测试规则。

③净化区域在监测前应先检查相应的技术指标(温湿度、换气次数、新风量、平均风速、静压差、照度、自净时间等)是否符合标准。

3.物品和环境表面消毒效果监测

(1)采样时间:根据采样目的选择采样时间,一般选择消毒处理后 4 小时内进行采样。暴发流行时尽可能对未处理的现场进行采样。

(2)采样面积:常规监测时,被采物体表面 $<100cm^2$,取全部表面;被采物体表面 $\geqslant 100cm^2$,取 $100cm^2$。暴发流行时采样不受此限制。

(3)采样方法:用 $5cm \times 5cm$ 的标准灭菌规格板,放在被检物体表面,采样面积 $\geqslant 100cm^2$,连续采样 4 个,用浸有无菌生理盐水采样液的棉拭子 1 支,在规格板内横竖往返均匀涂抹各 5 次,并随之转动棉拭子,剪去手接触部分,将棉拭子放入装有 10mL 采样液的试管内立即送检。门把手等不规则物体用棉拭子直接涂抹采样。

(4)结果判定

$$物体表面细菌菌落总数(cfu/cm^2) = \frac{平板上菌落平均数 \times 采样液稀释倍数}{采样面积(cm^2)}$$

细菌总数 $\leqslant 5cfu/cm^2$,并未检出致病菌为消毒合格。

(5)注意事项

①采取的标本要有足够的样本数量且有代表性。

②采样时,棉拭子处于湿润状态,如处于饱和状态可将多余的采样液在采样管上挤压去除。禁止使用干棉拭子采样。

4.手和皮肤黏膜消毒效果监测

(1)采样时间:消毒后立即采样。

(2)采样方法

①手的采样:被检人五指并拢,将浸有无菌生理盐水采样液的棉拭子一支在双手指曲面从指根到指端往返涂擦两次(一只手涂擦面积约 $30cm^2$),并随之转动采样棉拭子,剪去手接触部位,将棉拭子放入装有 10mL 采样液的试管内立即送检。

②皮肤黏膜的采样:用 $5cm \times 5cm$ 的标准灭菌规格板,放在被检皮肤处,用浸有无菌生理盐水采样液的棉拭子 1 支,在规格板内横竖往返均匀涂抹各 5 次,并随之转动棉拭子,剪去手接触部分,将棉拭子放入装有 10mL 采样液的试管内立即送检。不规则的黏膜皮肤处用棉拭子直接涂抹采样。

(3)监测频率:一般情况每季度监测一次,当发生感染流行、高度怀疑或确定与医务人员手的污染有关时,应及时监测。

(4)结果判定

$$手细菌菌落总数(cfu/cm^2)=\frac{平血上菌落平均数×采样液稀释倍数}{30×2}$$

细菌总数≤5cfu/cm²,并未检出金黄色葡萄球菌、大肠埃希菌、铜绿假单胞菌为消毒合格。

第二节　手术室无菌技术操作

一、无菌间无菌物品的管理及使用原则

(一)无菌间无菌物品的使用及管理

(1)无菌间内只允许存放无菌物品,室内的温度为22～25℃,相对湿度为50%～60%。

(2)无菌间内要配备空气消毒装置和温、湿度计,且有专人负责管理、检查,室内应保持清洁。

(3)无菌间内的无菌物品应存放在敷料架上,敷料架应低于天花板50cm,高于地面20～25cm,距墙壁5cm以上。

(4)存放无菌物品的敷料架上要有显示远近日期的箭头标识,并有各种无菌物品名称的标识;无菌物品的包装上应有灭菌及失效日期。

(5)敷料架上无菌物品的存放顺序应由近及远,拿取顺序亦由近及远。

(6)无菌间内存放的无菌敷料包有效期为7～14天;当室内温度超过25℃时,敷料包的有效期应缩短为7天。

(7)无菌包一经打开,必须在6小时内使用,铺好的无菌器械桌可保留8～12小时,过时应重新灭菌后方可使用。

(8)打开后未用完的无菌包,不得再送回无菌间;盛放无菌小敷料的容器应每天消毒;手术间盛消毒液的容器,应每周消毒2次。

(二)无菌持物钳的使用原则

(1)取送无菌器械及物品,均需使用无菌持物钳。无菌持物钳应干燥保存于无菌量杯内。容器及持物钳应每4小时更换1次。

(2)使用无菌持物钳时,广口无菌容器内可放2把无菌持物钳;小口无菌容器内只能放1把持物钳。

(3)取放无菌持物钳时应注意勿碰杯口,操作时要在视野范围之内,不可高过肩部或低于腰部。

(4)无菌持物钳应保持无菌,不可与已开始手术的手术器械及物品接触,更不可拿无菌持物钳越过走廊到其他房间取物。

二、手术室无菌技术操作

(一)无菌技术原则

(1)进行无菌操作时,环境要清洁,操作区要宽阔,关门;严禁在人员走动频繁或尘土飞扬的环境中进行操作。

理由:避免灰尘落入无菌区及无菌物品上和操作时碰触污染物,尽量降低室内气流流动,以减少空气中微生物的含量。

(2)医护人员在进行无菌操作前,要戴好帽子口罩,认真洗手、刷手,衣袖要卷至肘关节以上。

理由:避免头发上的灰尘及微生物落入无菌区,预防交叉感染。

(3)无菌物品必须放在无菌容器、无菌包或无菌区中。平时应遮盖,保持干燥,无菌包等一经潮湿后即不能再认为是无菌。

理由:避免空气微生物污染用物,潮湿后微生物可渗入无菌包。

(4)进行操作时未经消毒的手臂不可跨过无菌区。

理由:手臂跨过无菌区时,由于地心引力作用,及手臂的甩动,微生物可落入无菌区。

(5)无菌物品要用无菌持物钳取,无菌物品一经取出后,即不得再放回无菌容器内。

理由:取出的物品应认为是相对无菌的,如果再放回无菌容器内,可能污染其他无菌物品。

(6)持取无菌物品时要面向无菌区,手臂必须保持在自己腰部水平或桌面以上,不可过低。

理由:在视线以外或以下的无菌物品碰脏时,不易被察觉,其无菌程序不可靠。

(7)不可面向无菌区大声谈笑、咳嗽、打喷嚏,不能控制时,应扭转头位。

理由:防止强力喷出的飞沫,通过口罩落入无菌区。

(二)无菌技术操作方法

以剖腹包为例,介绍无菌包打开法。

(1)打无菌包的原则:先清洁手臂,再进行无菌操作。

(2)准备物品,选择清洁、宽敞的无菌环境内进行无菌操作。

(3)检查敷料包的名称、灭菌日期、灭菌效果及包布的干燥性、完整性。

(4)将包放在清洁、干燥的器械车上,撕掉胶带。进行操作时,用拇指和示指按顺序揭开无菌包的外层包布:外侧→左侧→右侧→内侧,注意手不可触及包布的内面。

(5)已打开外层包布的无菌包移至器械车的右侧,按外侧→内侧的顺序展开无菌包。由双手拇指、示指及中指,持包布左下角的外面,伸展右臂,揭开无菌包的盖布、扇形折叠在无菌包的右侧,铺成无菌区;注意未消毒的手臂不可横跨无菌区。

(6)打开小件无菌包时,可将检查合格后的包托在手上打开:一手托包,另一手将外包布的四角抓住,稳妥地将包内物品放入已铺成的无菌区域内;或将包放在操作台上:由外侧→左侧→右侧→内侧打开外层包布,用无菌持物钳夹持包内的物品放入无菌区内。

(7)由双手拇指、示指及中指持扇形折叠的盖布的外面,伸展右臂向左侧覆盖无菌包。置无菌区备用。

（三）无菌手术衣穿、脱法

1.穿无菌手术衣

（1）双手消毒后,取无菌手术衣一件,选择较宽敞的空间,将衣领提住,双手将折叠的无菌手术衣轻轻抖开。

（2）将无菌手术衣提至远离胸前,向空中轻轻抛开,双手立即迅速顺序伸入袖内。

（3）由巡回护士或他人从背后协助牵拉衣领,术者将手臂由袖口伸出,双手交叉,将垂于腰前衣服上的带子向身两旁递出,由巡回护士拉出打结。术者注意不得用未戴手套的手拉衣袖或接触其他处,避免污染。手术进行中参加手术人员如要互换位置,须背对背地转动,以免污染无菌区。

2.连台手术无菌手术衣脱法

（1）第1台手术结束后,洗净手套上的血迹,先脱去手术衣,再脱去手套。脱手术衣时,由他人解开背部带子,将手术衣自背部向前反折脱下（将衣袖自腕部向手的方向翻转脱下）,使手套自然由腕部翻转于手上。

（2）用尚戴着手套的右手指,插入手套的翻折处脱去左手套至手掌部（勿触及左手的皮肤）,再用左手拇指伸入右手套掌部之下,并用其余四指协助提起右手套的反折部,将右手手套脱下。

（3）用流水冲洗掉手上的滑石粉,取消毒巾擦干手及手臂,重新消毒手及手臂。

（4）如果手套已破裂或在脱手术衣时,手臂不慎被污染,须重新刷洗、消毒手臂。

（四）戴无菌手套法

1.戴无菌手套的方法

（1）取出无菌手套包内的滑石粉袋,用滑石粉涂撒在双手手指及指间。

（2）取出包内的手套,捏住手套的反折处,因手套的腕部向掌部反翻转,一般先戴入右手,对准手套五指。然后换右手插入左手手套的反折部里,提手套戴入左手。

（3）将手套反折部分翻回套压住手术衣袖上,拉好手指部分使手套紧贴腕部。用无菌盐水冲洗净手套外面的滑石粉,勿使其落入伤口。

（4）戴湿手套时,手套内盛放适量无菌水使手套撑开,便于手指、手伸入。戴好手套后将手腕部向上举起,使水顺前臂沿肘流下,再穿手术衣。

（5）无接触式戴手套法:①双手臂消毒,穿好无菌衣后,双手暂不伸出衣袖;②右侧手在衣袖内,伸进对应的无菌手套内,左侧手在衣袖内协助右手戴好手套;③左侧手用同样方法戴无菌手套。

2.戴无菌手套的要求

双手不直接接触无菌手套。

（五）外科洗手法

手和手臂消毒:手术时,手直接接触手术器械和患者手术野,但人体皮肤上常有大量的微生物存在。据统计,每平方厘米的手部皮肤通常会有1万个左右的微生物,在皮肤光滑处少一些,在皮肤皱褶处及指甲、甲沟缘处更多些（表7-2-1）。因此,手和手臂的消毒非常重要。

表 7-2-1　某院病区工作人员手指带菌测定情况

对象	调查人次	手指带菌总数(个)
医师	50	14915
护士	49	40286
工友	45	39710

消毒的范围包括手、前臂及肘关节以上 7cm。目前国内使用的新型消毒剂如碘伏、无敌消毒液等擦拭手臂的方法已较广泛应用,但是,传统的常规洗手法因其消毒效果好,价格低廉,仍在沿用。常用手臂消毒法如下。

1.肥皂刷洗手臂法

(1)用普通肥皂和清水先洗双手及手臂 1 遍,至肘关节上 7cm 左右。

(2)取消毒洗手刷蘸消毒肥皂冻刷手,由指尖开始沿甲缘、指甲、指间、手掌、手背、腕部、前臂、肘部,直至肘上 7cm 处,双手轮换,顺序刷洗,再用流水冲净。共刷洗 3 遍,时间 10min 以上。刷洗时应稍用力,并特别注意指甲、指间、手背、手掌等处。用流水冲洗时,双肘弯曲,手指向上,使水由手指处向肘部流下,不得回流。

(3)取消毒巾擦干手和手臂时,将消毒毛巾对折,底口向肘部,以另一只手拉消毒巾对角,逐步向左右移动,然后将毛巾对折处翻转,以另一面如上法擦干另一手臂。注意擦至肘部 7cm 以下。

(4)将手浸入 75％乙醇中,双手臂在桶内用小毛巾轻轻揉擦,注意勿碰到乙醇桶的边缘,浸泡 5min。举起双手,在胸前悬空待干后穿无菌手术衣,戴无菌手套。

此法效果可靠,价格低廉、使用方便,但消毒时间偏长。

2.碘伏快速擦手法(PAP-1)

(1)用普通肥皂与清水搓洗双手及手臂 1 遍。

(2)取无菌纱布或海绵 1 块,蘸含有 0.1％～0.2％碘伏溶液 3～4mL,顺序擦拭手和手臂 2～3 次,特别注意指尖、指间、指缝等处。2～3min 后任其自干(碘色消失),即可穿无菌手术衣、戴手套进行手术。

近年来国内已生产出专供手术洗手的碘伏特别容器及设备,优点是可以节约刷手时间,争取了手术时机,在抢救手术方面有较大优势,并且使用方便,值得推广使用。

3.美逸柔™消毒擦手液洗手法

美逸柔™类洗手消毒液是一种应用于临床外科的快速清洗、消毒手臂的新型消毒液,它的杀菌谱较广,且有一定的润肤和保湿作用。

(1)构成成分:美逸柔™类洗手消毒液由 4％氯己定外科洗手液和消毒擦手液两种溶液配套使用。①美逸柔™4％氯己定外科洗手液的主要成分:含 4％氯己定和少量的滋润剂及保湿剂。②美逸柔™消毒擦手液的主要成分:由 0.5％葡萄糖酸盐、70％乙醇及滋润保湿成分构成。

(2)刷洗手臂的方法:①取美逸柔™4％外科洗手液 3～5mL 于双手及前臂,刷洗 3min(应注意指甲和指缝等处),充分冲洗干净。②用无菌毛巾擦干手臂。③取美逸柔™消毒擦手液 3～5mL 擦于双手和前臂,揉搓至晾干,即可穿无菌手术衣、戴手套进行手术。

4.无敌消毒液洗手法

无敌消毒液是我国研制成功的一种新型含碘消毒剂,具有迅速、较强的杀菌力,泡沫少、黏度低、稳定性好,无色,使用安全,对皮肤、黏膜无刺激、无过敏、无腐蚀性等。能杀灭细菌、真菌、甲型肝炎病毒、乙型肝炎病毒、艾滋病病毒等特点,值得推广使用。

(1)洗手浸泡法:用流水清洗双手及臂,擦干后用0.5%无敌消毒液浸泡2min。

(2)涂擦法:用流水清洗双手及臂后,用无菌纱布或小毛巾蘸取无敌消毒液3～5mL,擦搓手及臂部,晾干2min后,即可穿手术衣、戴手套进行手术。

(六)手术野皮肤消毒法

皮肤表面常有各种微生物积存,尤其是毛囊区,常为术后伤口感染的因素。因此,术前皮肤的消毒处理十分重要。

1.手术前皮肤的准备

通常于术前短暂时间内或术前1天将手术区毛发剃净,先用肥皂、清水清洗,乙醇擦拭,再用无菌纱布覆盖。剃毛时注意勿损伤皮肤。用脱毛剂去毛较剃毛为好,可减少术后感染。开颅手术时应将头发剃净,并用肥皂擦净头皮上油脂。耳部手术,如乳突手术应将耳后头发剃去5cm以上。内镜、口腔及唇部手术时剃去胡须。鼻部手术应剪去鼻毛,并在术前数日滴氯霉素滴鼻液。口腔手术前每日含漱,减少术后感染机会。眼部手术前3天应做结膜囊冲洗,并滴用抗生素液。子宫切除及阴道手术前1天,外阴及阴道用消毒肥皂水及灭菌水冲洗。植皮区剃毛后(不剃毫毛)先用肥皂擦拭,去除污物,再用乙醇擦拭2次,用无菌单覆盖。

2.手术中皮肤及黏膜的消毒

头-颈、胸、腹、四肢等手术及植皮区先用肥皂水擦拭1次,再用2.5%碘酊擦拭,最后用75%乙醇擦拭脱碘1～2次。擦拭时应稍用力。口周及颌面部不能用碘酊,可用0.5%碘伏或0.5%洗必泰醇擦拭1～2次。黏膜消毒用0.5%碘伏擦拭1～2次。阴道及膀胱冲洗可用0.2%的碘伏溶液。

3.各种手术区皮肤的消毒范围

皮肤消毒范围应比手术区更大,以避免手术区外皮肤污染手术区,常见手术的消毒范围。

4.手术区皮肤消毒注意事项

(1)消毒前应检查手术范围皮肤的术前准备工作是否达到要求,用消毒剂时均应适当用力涂擦。

(2)消毒清洁手术切口时,应由手术区之中央部位开始,向周围皮肤均匀涂擦,已经接触边缘的消毒纱布,不应再返回中央涂擦,消毒范围要大于手术切口部分。

(3)对于感染或污染的手术区,不宜用强烈刺激性消毒液消毒皮肤,消毒顺序应从无感染区向感染区进行消毒。

(七)手术野无菌巾单铺置法

铺无菌单的方法依手术部位不同而异,以下为几种常见手术无菌单的铺置法。

1.铺置方法

(1)腹部手术无菌单的铺置

①传递4块治疗巾:前3块向外折边1/3,第4块向内折边1/3,递给手术助手。4块手术

巾的位置:第 1 块治疗巾覆盖手术野下方,然后按顺序铺置手术野上方、对侧和同侧。以 4 把巾钳固定或切口部位覆盖皮肤保护膜。

②铺剖腹单覆盖全身、头架及托盘。

③托盘用 2 块中单覆盖:第 1 块中单向外折边 1/3,与托盘重叠,覆盖托盘;第 2 块中单与手术床平行,覆盖于床尾的托盘上,且下垂过脚的长度不低于 30cm。

④如为大手术,在麻醉桌侧横拉 1 块单层中单。

⑤如需做肋缘下切口时,患侧在铺 4 块治疗巾前,在腰背下垫 1 块双折中单。需做腹部横切口时,在两侧各垫 1 块双折中单。

(2)甲状腺手术无菌单的铺置

①第 1 块中单,双折横铺于患者胸前;第 2 块中单,双折横铺于头下。

②2 块治疗巾团成球形,填在颈部两侧。

③套托盘套。

④铺甲状腺单,由巡回护士将甲状腺单的固定带从耳后系于患者头顶上。

⑤4 块治疗巾铺成手术野,以 4 把巾钳固定或覆盖皮肤保护膜。

⑥铺剖腹单覆盖前托盘、全身及后托盘。

⑦2 块中单铺托盘(方法同腹部手术铺单)。

(3)头部手术无菌单的铺置

①中单双折铺于患者头下。

②4 块治疗巾铺成手术野,用三角针、4 号线将治疗巾交叉缝合固定在头皮上或用皮肤保护膜。

③1 块中单双折,1/3 铺于托盘架上,并用托盘压住,剩余部分覆盖托盘。

④剖腹单覆盖托盘及患者上身。

⑤2 块中单铺托盘,托盘下与手术野之间用组织钳固定成器械袋,两端各用 1 把组织钳固定电凝器电线和吸引器管子。

⑥麻醉机侧横拉 1 块单层中单,保护无菌手术区。

(4)骨科手术无菌单的铺置

①上肢铺单

a.患肢下铺骨科单 1 块。

b.用 1 块治疗巾对角折叠包裹患肢、绷带缠绕。

c.1 块治疗巾 4 折围绕手术部位上方,裹住上臂及气囊止血带,以 1 把巾钳固定。

d.1 块治疗巾对折铺在上肢下,并用巾钳固定于患肢上端。

e.第 4 块治疗巾向外折边 1/3 铺于托盘上。

f.2 块中单交叉铺于患者身上。

g.剖腹单覆盖托盘及全身。

②下肢铺单

a.患肢下铺骨科单 1 块。

b.用 1 块治疗巾 4 折围绕手术部位上方,裹住气囊止血带,以 1 把布巾钳固定。

c.1块中单双折铺于患肢下,巾钳固定。

d.1块中单双折包裹患肢、缠绕绷带。

e.剖腹单覆盖全身并套腿套。

(5)胸部手术无菌单的铺置

①骨科单铺于患者身体的下半部和托盘上。

②托盘上铺1块治疗巾;用4块治疗巾、3块中单分别铺成手术野,并用巾钳或手术膜固定。

③剖腹单覆盖全身。

④2块中单铺托盘。

⑤2块中单在头部遮挡麻醉机,保护手术区。

(6)耳部手术无菌单的铺置

①将托盘摆在患者头部,托盘的右上角对着患者上颌角处,其高低距离患者面部20cm左右。

②3块治疗巾交叉铺于耳周围,用3把布巾钳固定。

③由巡回护士拿起托盘,1块治疗巾竖铺,将1/4搭于托盘架上,用托盘压住,3/4翻铺于托盘上。

④铺耳孔巾,覆盖头部、托盘及上身。

⑤托盘上铺1双折治疗巾(中单)。

(7)眼部手术无菌单的铺置

①2块治疗巾铺于患者头下,将上面1块包裹患者头部及健眼,以1把布巾钳固定。

②将托盘摆于患者胸前,高低距患者胸部20cm左右。

③铺眼孔巾覆盖头部、托盘及上身。眼孔处覆盖皮肤保护膜。

④托盘上铺1块双折治疗巾(中单)。

2.铺置无菌单的注意事项

(1)传递治疗巾时,手持两端,医师接时手持中间,无菌巾不得接触腰以下的无菌衣及其他部位。铺剖腹单展开时,要手握单角遮住手背,以防手被污染。铺无菌单时如被污染应当即更换。

(2)已铺上的无菌单只能由内向外移动,不可由外向内移动。

(3)铺置第一层无菌单的医师不穿手术衣,不戴手套。

(4)铺完第一层无菌单后,医师要再消毒手,穿无菌衣、戴无菌手套后再铺其他层无菌单。

(5)手术野四周及托盘上的无菌单为4层以上,手术野以外为两层以上。无菌单下垂应过手术床沿30cm以上。

(6)固定接触皮肤的第一层无菌单可以用巾钳。固定最外一层无菌单或固定皮管、电凝线等不得用巾钳,以防钳子移动造成污染,可用组织钳固定。

(八)无菌器械桌整理

手术器械桌按手术的大小需要有大号、小号两种。其构造应简单,易清洁,有车轮可推动,桌面四周有栏边,栏边高4～5cm,防止器械滑下。大号器械桌长100cm,宽60cm,高90cm;小号器械桌长 80cm,宽 40cm,高 90cm。

(1)将无菌敷料包置于器械桌上,揭开无菌敷料包的外层,按折叠顺序由里向外展开双层桌布,桌面须用 4~6 层无菌单,防止水及血渍渗透污染。

(2)无菌单应下垂过桌缘不少于 30cm,周围的距离要均匀。桌缘下应视为污染区,参加手术人员双手不得扶持器械桌边缘。

(3)必须严格保持器械桌上无菌要求,术中已污染的器械或物品,不能再放回原处,如术中接触胃肠道等污染的器械应放置于弯盆容器内,勿与其他器械接触。

(4)手术开始后,该无菌器械桌仅对此手术患者是无菌的,而对其他患者,则属于污染的。

(九)手术中无菌操作注意事项

在执行无菌操作时,任何人发现或被指出违犯无菌技术时,必须立即纠正。

(1)术者脐平面以下区域,均视为污染区,因此手和各种器械都不可放到该平面以下。

(2)手术者和助手都不可随意伸臂横过手术区拿取手术器械和物品,更不能在身后传递物品。

(3)已取出的无菌物品如手套、手术衣、敷料、器械等,虽未被污染,也决不能再放回无菌包或容器内,更不能供给其他手术使用,须重新灭菌后再用。

(4)手套破损时应立即更换,凡怀疑物品器械被污染时,应立即更换。

(5)术中用于切开或接触胃肠用后的刀、剪、镊、血管钳、纱布等,都须放于另一容器内,不能再用于无菌区。

三、常见手术的皮肤切口

了解常见手术切口,有利于手术前、手术中及手术后的护理。

(一)皮肤切口的要求

(1)手术野能充分暴露,但不宜过大,如腹腔切口过大,可因腹腔压力突然增高,致伤口裂开。

(2)皮瓣供血充足,至少保留 1 支动脉供血,以免切口发生缺血性坏死,致伤口不愈合。

(3)尽可能少损伤肌肉,避免运动功能受损。

(4)尽可能避开神经主干,防止术后肌肉麻痹及疼痛。

(5)切口形状和位置尽量照顾美容及关节的功能。

(6)切口应细小、隐蔽,尽可能不影响功能及美容,以顺皮纹切开为佳。

(二)外科常见手术的皮肤切口

1.开颅手术皮肤切口

开颅术多采用马蹄形切口,皮瓣基底朝向动脉来源的方面,蒂部不可过窄。亦可采用直切口、S 形或拐杖形切口等。常用开颅切口如下。

(1)额部切口(见图 7-2-1)

①垂体手术切口:自鼻根上 3~4cm 处沿中线向上行,至发际略后弯向外侧,再转向下止于颞部。适用于垂体肿瘤摘除。

②额部切口:较垂体手术切口略大,起点稍高,向上可根据肿瘤部位及大小而定。适用于额叶、第三脑室前部肿瘤的切除。

③冠状切口:切口起于冠状缝,止于两侧颞部。切口在发际内,外观无瘢痕,但创伤大,一般少用。适用于巨大脑膜瘤及垂体瘤、血肿清除等。

(2)额颞部开颅切口(见图7-2-2)

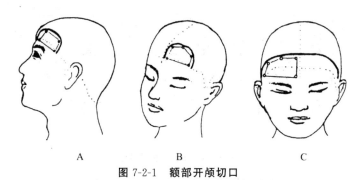

图 7-2-1　额部开颅切口

A.垂体手术切口;B.额部切口;C.冠状切口

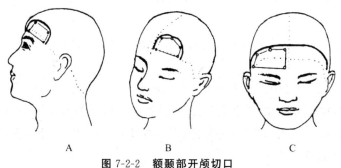

图 7-2-2　额颞部开颅切口

A.近中线切口;B.外侧切口

①近中线切口:内侧近中线、发际与眉弓间,外侧到颞部,基底在前额。适用于额叶底部肿瘤和额骨肿瘤等。

②外侧切口:内侧起于眉弓内2/3、发际与眉弓间,外侧至耳轮脚前上方。适用于蝶骨嵴外侧部脑膜瘤、额叶外侧部肿瘤、颈内动脉-后交通动脉动脉瘤、额叶和颞叶血肿清除等。

(3)额顶部开颅切口(见图7-2-3)

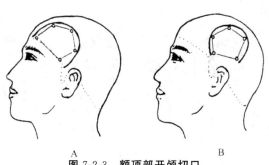

图 7-2-3　额顶部开颅切口

A.近中线切口;B.外侧切口

①近中线切口:内侧从发际中线向后上,在顶部折向外,再沿外侧裂折向前到耳郭前发际处。适用于额顶部矢状窦旁肿瘤或大脑镰旁肿瘤及矢状窦损伤引起的血肿清除等。

②外侧切口:自颧弓中点上 4～5cm 处向上,距中线 2cm 处转向后,到顶结节处再向下,至耳郭后上2～3cm 处。适用于额顶部肿瘤、内耳道手术等。

(4)颞部开颅切口(见图 7-2-4)

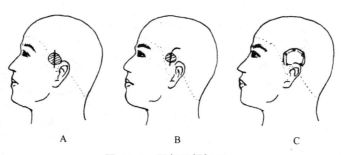

图 7-2-4 颞部开颅切口

A.直切口;B.拐杖形切口;C.马蹄形切口

①直切口:自外耳道口前 2cm、颧弓上缘垂直向上 6～8cm 止。适用于颞顶部肿瘤及颞顶部脑膜瘤等。

②拐杖形切口:自颧骨弓中点上缘稍向后上倾斜,长 6cm,向后弯 3cm。适用于颞肌下减压术。

③马蹄形切口:自颧弓中点上缘向上 5～6cm,转向后 6～8cm,折向下止于乳突根部上3～4cm。适用于颞部肿瘤切除、内耳道手术、面神经和三叉神经手术等。

(5)顶部开颅切口(见图 7-2-5):有外侧、近中线及跨中线切口 3 种,适用于顶叶肿瘤、矢状窦旁及大脑镰旁肿瘤等。

(6)枕部开颅切口(见图 7-2-6):有基底向颞部、基底向枕部及三角形切口。适用于枕叶肿瘤。

(7)颅后窝开颅切口(见图 7-2-7)

①正中直切口:上起枕外隆凸上 4cm,下达第 5 颈椎棘突,沿枕后线切开。适用于小脑蚓部、小脑半球内侧和第四脑室肿瘤等。

②拐杖形切口:自枕外隆凸沿后正中线达第 5 颈椎棘突,上端沿上项线向外至乳突后缘。适用于小脑半球肿瘤切除。

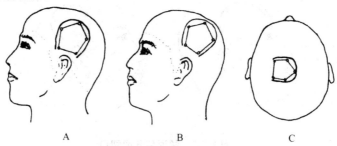

图 7-2-5 顶部开颅切口

A.外侧切口;B.近中线切口;C.跨中线切口

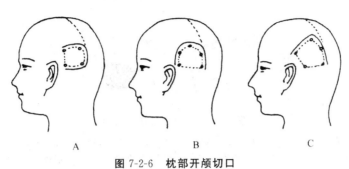

图 7-2-6 枕部开颅切口

A.基底向颞部切口;B.基底向枕部切口;C.三角形切口

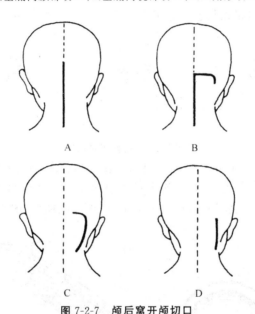

图 7-2-7 颅后窝开颅切口

A.中线直切口;B.拐杖形切口;C.抛物线切口;D.乙状窦后切口

③抛物线切口:自枕外隆凸与乳突根部连线中内 1/3 处起,沿项上线向外,在乳突后缘处折向下内达下颌角平面。适用于脑桥小脑三角肿瘤切除,面神经、三叉神经及舌咽神经减压术等。

④乙状窦后(中线旁)切口:上起项线上,下达寰椎平面。适应证同抛物线切口。

2.颜面及颈部皮肤切口

颜面及颈部皮肤有许多皮纹及皱线,面部褶皱线又称表情线,在笑、皱眉、痛苦时表情线特别显著。由于真皮层含有弹性纤维,纤维的方向与皮纹及褶皱线平行。若切口与皮纹垂直,过多的弹力纤维被切断,切口向两侧裂开,缝合时张力大,愈合后瘢痕较多,会影响到面部表情。因此切口应与褶皱线平行或用 S 形、锯齿形切口。同时注意切口与血管神经平行。

(1)眼手术切口

①眼睑及泪器手术切口(图 7-2-8):眼睑手术,无论结膜或皮肤切口均宜与睑缘平行,如睑内翻矫正术、睑板部分切除术、额肌提吊术等。泪器手术切口由内眦内侧 3~4mm,内眦韧带

上 4mm，垂直向下切开 16mm。适用于泪囊摘除术及泪囊鼻腔吻合术。

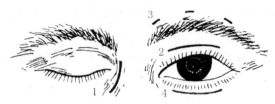

图 7-2-8　睑及泪器手术切口

1.泪囊手术切口；2.上睑手术切口；3.额肌提吊术切口；4.睑缘下皮肤切口

②角膜手术切口（图 7-2-9）：分角膜穿透性移植及角膜板层移植两类，前者光学效果较好；后者愈合较容易，移植材料要求较低。用 6～7mm 环钻切取，要求切口整齐，避免组织损伤，尽可能不影响其透明度和屈光状态。适用于广泛性角膜白斑，多用于角膜移植术。

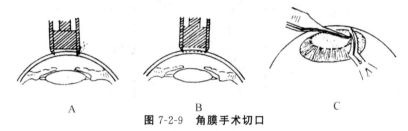

图 7-2-9　角膜手术切口

A.角膜穿透性环钻术；B.角膜板层环钻术；C.剪开角膜

③白内障、虹膜、青光眼手术切口：先沿角巩膜缘后 3～5mm 剪开球结膜 3～12mm，然后做角膜、角巩膜、巩角膜或巩膜切开，切口可为垂直、斜形或梯形（图 7-2-10）。

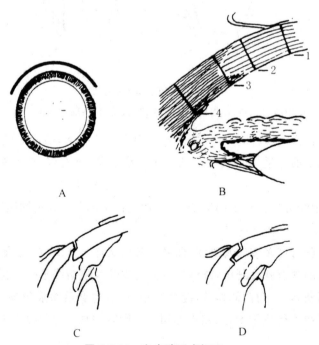

图 7-2-10　白内障手术切口

A.球结膜切口；B.不同切口部位；C.带折切口；D.梯形切口

1.角膜切口；2.角巩膜切口；3.巩角膜切口；4.巩膜切口

④眼肌及视网膜手术切口:眼肌手术于距角巩膜缘后 8～10mm(直肌)或 14～15mm(斜肌)剪开球结膜,长 10～12mm。适用于眼肌的前移、后退、缩短术等。视网膜手术切口(图 7-2-11)按病变部位,于角巩膜缘后并与其平行,剪开球结膜 10～12mm,然后做巩膜切口。适用于视网膜脱离电凝术、巩膜缩短术等。

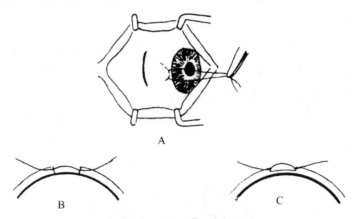

图 7-2-11 视网膜手术切口

A.球结膜切口;B.巩膜全层切除;C.巩膜板层切除

⑤眼球及眼眶手术切口(图 7-2-12):沿角巩膜缘后 2～3mm,做球结膜环形剪开。适用于眼球摘除术。沿角巩膜后 2～3mm 做球结膜剪开,再沿角膜周边环形剪开。适用于眼球内容摘除术。沿睑缘 2～3mm 做环形切口,并向眶外缘做水平切口。适用于眶内容摘除术。

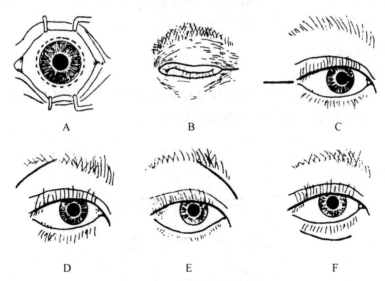

图 7-2-12 眼球及眼眶手术切口

A.眼球摘除术及眼内容摘除术切口;B.眶内容摘除术切口;C.外侧开眶切口;D.眶颞上切口;E.眶鼻上切口;F.眶下切口

⑥眶内肿瘤手术切口

外侧开眶切口:自外眦至眶外缘外 3.5cm 处。适用于眶后段近颞侧或上、下方较深的肿瘤摘除。

眶颞上切口:于眶外上缘做 3cm 长弧形切口。适用于较浅、位于上方的或颞上方局限性肿瘤。

鼻上切口:于眶缘内上做长 3~4cm 弧形切口。适用于从鼻上方可触知的肿瘤。

眶下缘切口:于眶缘做长约 3cm 皮肤切口。适用于眶下方较浅的肿瘤。

(2)耳手术切口(图 7-2-13)

①耳道内切口:于外耳道后壁距鼓沟 8mm 处,上起 12 点,下至 6 点,做一平行于鼓沟的切口,再将两端切口延伸至鼓沟与鼓切迹。适用于鼓室探查、镫内手术、鼓膜修补术等。

②耳后切口:自颞线起,沿耳后沟 1~1.5cm 向下,至乳突尖做 S 形切口。适用于乳突凿开术、乳突根治术、鼓室成形术、内淋巴囊减压术等。

③耳内切口:自耳道口内 3~4mm 处,于外耳道后壁 6 点起,向上 12 点,转向外上至耳轮脚前。适用于乳突根治术、鼓室成形术等。

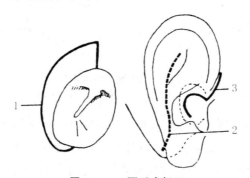

图 7-2-13　耳手术切口

1.耳道内切口;2.耳后切口;3.耳内切口

(3)鼻及鼻窦手术切口

①鼻外侧切口(图 7-2-14)

鼻侧切口:自眉内端开始,向下沿眶内缘及鼻翼,转向内至鼻小柱根部,按需要可折向下沿人中切开上唇。适用于鼻腔、筛小房、上颌窦及蝶窦肿瘤。

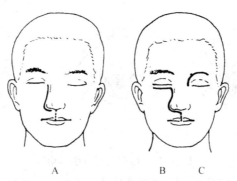

图 7-2-14　鼻外侧切口

A.鼻侧切口;B.上颌骨切除术切口;C.额窦手术切口

上颌骨切除术切口:除按鼻侧切口外,沿眶下缘做直切口达眶外侧缘,沿唇龈沟自侧切牙至第 3 磨牙做唇龈切口。适用于上颌骨切除术。

额窦手术切口:自眉外侧,沿眉下缘向内至眶内上角,转向下止于鼻骨下缘。适用于额窦根治术、额窦囊肿摘除等。

②鼻前庭及唇下切口(图7-2-15)

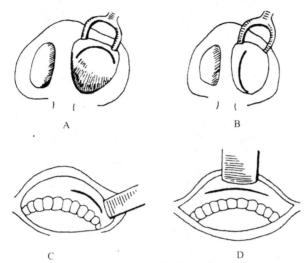

图 7-2-15　鼻前庭及唇下切口
A.鼻前庭切口;B.鼻小柱前庭切口;C.唇下外侧切口;D.唇下正中切口

鼻前庭切口:自前庭内上角向外止于鼻前庭外上角做皮肤切口。适用于鼻背整形术。

鼻小柱前庭切口:自鼻前庭内上角向下至前庭外下角做皮肤切口。适用于鼻中隔黏骨膜下矫正术、经蝶窦垂体瘤摘除术等。

唇下外侧切口:自尖牙至第2磨牙,沿唇龈缘上1.5~2cm做唇龈切口。适用于上颌窦根治术、上颌骨囊肿摘除等。

唇下正中切口:于两侧第1尖牙间,沿唇颊沟切开。适用于经蝶窦垂体瘤摘除术、鼻腔及鼻中隔下半肿瘤摘除术等。

(4)面颌手术切口(图7-2-16)

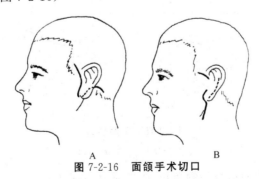

图 7-2-16　面颌手术切口
A.面部皮肤提紧术切口;B.腮腺手术切口

①面颈部皮肤提紧术切口:自颞部发际开始,做弧形切口,向下沿耳轮脚、耳屏前至耳垂,折而向后上沿耳后沟后至乳突后发际。

②腮腺手术切口:自颧弓后1/3处始,向后至耳屏上绕其后下,再绕耳垂下方至耳后沟下1/3处,同时于耳垂下方做沿下颌骨后缘切口。

(5)经腭鼻及鼻咽手术切口(图7-2-17)

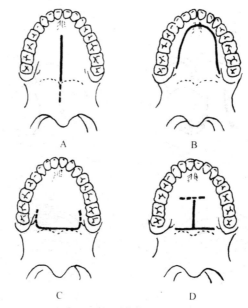

图 7-2-17　腭部手术切口

A.纵行切口;B.舌形切口;C.弧形切口;D.T 形切口

①纵横切口:自硬腭正中切开黏骨膜。

②舌形切口:沿龈内侧 4～5mm 切开硬腭黏骨膜。

③弧形切口:自硬腭后缘切口。

④T 形或 I 形切口:沿硬腭后及腭正中后 2/3 做切口。

(6)下颌及舌手术切口(图7-2-18)

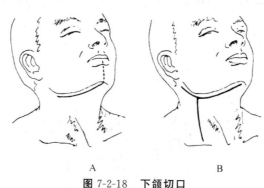

图 7-2-18　下颌切口

A.横行切口;B.Y 形切口

①横切口:自颏下正中向后至下颌角止,距下颌骨下缘 1～2cm。适用于下颌骨骨折复位固定、下颌骨整形术及良性肿瘤切除等。

②Y 形切口:自乳突尖沿胸锁乳突肌前至下颌角,分两个切口,一个垂直向下至锁骨中内 1/3,另一个向前沿下颌骨缘 1～2cm 向前至中线,并可向上延伸做下唇中线切开。适用下颌、舌底及舌后一侧恶性肿瘤切除。

(7)颈部手术切口

①纵行切口(图 7-2-19)

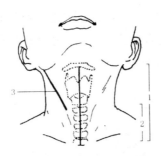

图 7-2-19 颈部纵行切口

1.舌骨-胸骨正中切口;2.环状软骨胸骨正中切口;3.胸锁乳突肌前缘切口

自舌骨至胸骨正中切口:适用于喉裂开术、喉摘除术、喉气管成形术等。

自环状软骨内至胸骨正中切口:适用于气管切开术。

胸锁乳突肌前缘切口:适用于颈总、颈外、颈内动脉结扎术,颈部肿瘤摘除术,咽侧切开术。

②弧形切口(图 7-2-20):自舌骨平面顺皮纹至双侧胸锁乳突肌前,适用于口咽后壁肿瘤摘除术;自环状软骨弓下 3cm 做 4~5cm 弧形切口,适用于气管切开术;胸骨上 2~3cm 处,沿皮纹做弧形切口,至双侧胸锁乳突肌。适用于甲状腺手术。

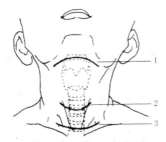

图 7-2-20 颈部弧形切口

1.口咽部颈切口;2.气管切开术切口;3.甲状腺手术切口

③Y 形切口(图 7-2-21)

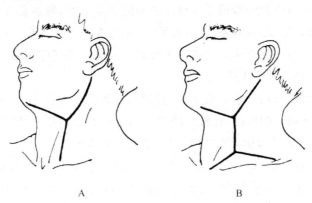

图 7-2-21 颈部 Y 形切口

A.单 Y 形切口;B.双 Y 形切口

单 Y 形切口:自乳突尖沿胸锁乳突肌至舌骨平面后,一个向前至颏下,一个向下至锁骨、胸锁乳突肌后缘。

双 Y 形切口:单 Y 形切口的下切口垂直向下,至胸锁乳突肌下中 1/3 处分为两个切口,一个向前至胸骨上方,另一个向后至肩锁关节上。上述切口均适用于淋巴结清扫术。

3.胸部常见手术切口(图 7-2-22)

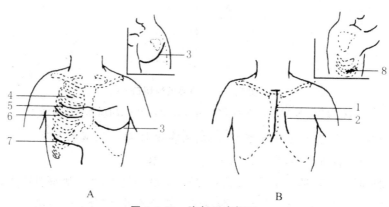

图 7-2-22　胸部手术切口

A.弧形切口;B.纵行切口

1.胸骨正中劈开切口;2.胸骨旁切口;3.后外侧切口;4.气胸闭式引流切口;5.双侧弧形切口;6.单侧弧形切口;7.胸腹联合切口;8.胸膜腔闭式引流切口

(1)纵切口

①胸骨正中劈开切口:自颈中部向下至剑突,做稍偏一侧的直切口。适用于胸腺切除、前纵隔肿瘤切除及心内直视手术。

②胸骨旁切口:自第 3 肋间至第 5 肋骨平面,做斜向外下切口。适用于心包切开引流术。

(2)弧形切口

①后外侧切口:亦称标准切口。前起胸骨旁,后至脊柱旁,于所选肋床或肋间隙切开。如所选肋间在肩胛下角上,则切口须绕过肩胛下角。根据需要可选第 3 或第 4 肋间,亦可选第 7 或第 9 肋间。适用于肺脏、心脏、食管、膈肌、胸主动脉及胸廓成形术等。

②单侧弧形切口:自胸骨缘沿第 4 或第 5 肋间隙至腋中线,顺肋骨方向切开肌肉,进入胸腔。适用于纵隔肿瘤切除、心包切除、二尖瓣手术、肺叶或肺段切除等。

③双侧弧形切口:自右腋中线至左腋中线沿第 4 或第 5 肋间隙做弧形切口。适用于心包切除、二尖瓣手术、心内直视手术等。

④胸膜腔闭式引流切口:自第 2 或第 3 肋间隙,在锁骨中线做 5～6cm 切口,适用于气胸闭式引流术;自第 8 或第 9 肋间隙,在腋后线做 5～6cm 切口,适用于胸膜腔液体闭式引流;根据 X 线定位后,于脓腔下部做肋骨床切口,适用于脓腔引流术。

⑤胸腹联合切口:胸部切口多由第 7 至第 9 肋间进入胸腔,腹部部分可与胸部切口前端纵行向下延续或与胸部切口成直线延续至腹正中线旁。适用于食管-胃吻合术、肝叶切除术等。

4.腹部常见手术切口(图 7-2-23)

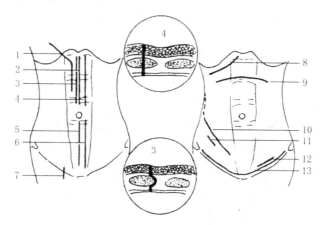

图 7-2-23 腹部手术切口

1.胸腹联合切口;2.上腹正中切口;3.旁正中切口;4.腹直肌切口;5.下腹正中切口;6.下腹腹直肌切口;7.股疝直切口;8.肋缘下切口;9.上腹横切口;10.输尿管下段手术切口;11.麦克伯尼切口;12.腹股沟斜切口;13.下腹弧形横切口

(1)纵切口

①上腹正中切口:自剑突下至脐上,切开腹白线。

②下腹正中切口:自脐至耻骨上切开腹白线。以上两种切口进腹快捷,适用于紧急情况下的手术,如胃出血、宫外孕出血等。

③旁正中切口:距正中线 1~2cm,腹直肌内侧切开腹直肌前鞘,将腹直肌向外牵引,再切开腹直肌后鞘及腹膜。伤口缝合后在前鞘间有一层腹直肌,可加强伤口愈合,减少伤口裂开现象。

④腹直肌切口:自肋缘下至脐上,亦可自脐下至耻骨上做下腹直肌切口,切开腹直肌前鞘,自腹直肌中部分离肌肉,再切开后鞘及腹膜。此切口暴露充分,组织损伤少,临床多用。以上两种切口适用于胃、肠、肝、胆、脾等脏器手术。

⑤股疝直切口:以股管为中心,于腹股沟下 3cm 做 6~7cm 直切口。

(2)横切口

①上腹横切口:于剑突至脐连线中上 1/3 处,做弧形横切口,两侧至锁骨中线连线处。适用于胃肠手术。

②下腹弧形横切口:两侧髂前上棘内 3~4cm 处,向耻骨联合上 3cm 处做弧形横切口。适用于腹股沟淋巴清扫术。

(3)斜切口

①肋缘下切口:自剑突下 2cm 处开始,沿肋缘下 2~3cm 向外延伸,长度可根据手术暴露情况决定,切断腹直肌、腹外斜肌及其前后鞘膜与腹膜。此切口暴露良好,无伤口愈合不良及裂开后果。适用于肝、胆、脾脏等手术。

②腹股沟斜切口:自腹股沟韧带中点外上方至耻骨结节,在韧带上 2~3cm 做与其平行的切口。适用于腹股沟斜疝手术。

③输尿管下段手术切口:自腹外侧斜向内至耻骨结节上外方做斜切口。

④麦克伯尼切口:于右髂前上棘与脐连线中、外 1/3 处,做 6～8cm 长斜形切口。适用于阑尾切除术。

5.肾手术切口(图 7-2-24)

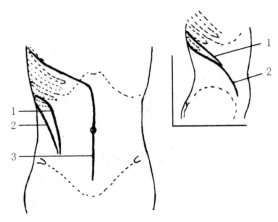

图 7-2-24　肾手术切口

1.肾上腺手术切口;2.常规肾切除术切口;3.胸腹联合肾切除术切口

(1)肾上腺切除术切口:自骶棘肌外缘沿第 11 肋做斜切口,推开胸膜至腹后间隙。切口向下延伸至髂前上棘上 4cm,则可做肾切除术。

(2)常规肾手术切口:自脊肋角处沿第 12 肋,下至髂前上棘上 4cm,做腰腹切口。

(3)胸腹联合肾切除术切口:自第 8 肋至肋软骨处转为腹直肌切口,切开胸及腹腔。适用于肾恶性肿瘤体积较大者。

6.四肢及脊柱手术切口

(1)肩关节手术切口(图 7-2-25)

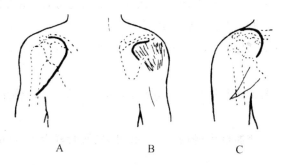

图 7-2-25　肩关节手术切口

A.前侧切口;B.后侧切口;C.肩锁关节前方切口

①肩关节前侧切口:自肩锁关节前起,向外沿锁骨外 1/3 前缘,经喙突弯向下,沿三角肌前缘至三角肌、胸大肌间沟,止于胸大肌止点前。适用于肩关节外伤性脱位、肱骨外科颈骨折内固定、肩关节融合术、肱骨上端肿瘤切除等。

②肩关节后侧切口:自肩峰尖开始,沿肩胛冈下缘向后至三角肌后缘附丽处,转向下沿三

角肌后缘向下 7～10cm。适用于肩关节习惯性脱位修复术、肩关节囊内后方游离体摘除术、肩胛后盂病变切除术等。

③肩锁关节前方切口：自肩峰前上缘向内，沿锁骨至其外 1/4 段，弯向下沿三角肌胸大肌间沟下缘 3～4cm 止。适用于肩锁关节脱位固定术、喙韧带修复术、锁骨外端切除术等。

（2）臂部手术切口（图 7-2-26）

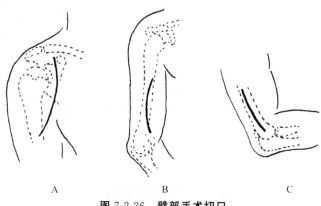

图 7-2-26　臂部手术切口

A.三角肌前切口；B.臂外侧切口；C.肱骨外上髁切口

①三角肌前切口：自锁骨外端下缘经喙突沿三角肌前缘向下.止于三角肌结节处。适用于肱骨上 1/3 部骨折复位、病灶清除及肿瘤切除等。

②臂外侧切口：自三角肌止点前缘开始，沿肱肌外侧缘平行向下，止于肱肌与桡肌的间隙。适用于肱骨中 1/3 骨折复位术、骨移植术、骨髓病灶清除术、肿瘤切除术等。

③肱骨外上髁切口：自肱骨外上髁开始，沿外上髁嵴向上至肱骨中下 1/3 交界处。适用于肱骨髁上截骨术、骨折切开复位术、骨髓炎病灶清除术、肿瘤切除术等。

（3）肘关节手术切口（图 7-2-27）

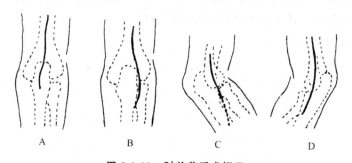

图 7-2-27　肘关节手术切口

A.后正中切口；B.后外侧切口；C.外侧切口；D.内侧切口

①肘关节后正中切口：自尺骨鹰嘴尖端上 10～12cm 臂部后正中线，至鹰嘴下方 3cm 止。适用于肘关节陈旧性脱位切开复位术、肘关节成形术、肱骨髁部骨折内固定等。

②肘关节后外侧切口：自尺骨鹰嘴尖端上 6～8cm，向外下绕鹰嘴外侧，经肱骨外上髁与鹰嘴尖端下 5cm。适用于肘关节成形术及肱骨髁部骨折固定术等。

③肘关节外侧切口：自关节线上 5～7cm 处向下沿肱骨外上髁嵴下行，经桡骨头向下。适

用于肱骨外上髁骨折内固定术、桡骨头切除术。

④肘关节内侧切口:以肱骨上髁为中心,沿肱骨内上髁嵴向上下各延伸 5cm。适用于尺神经手术、肱骨内上髁骨折复位术、肘关节探查及融合术等。

(4)前臂手术切口(图 7-2-28)

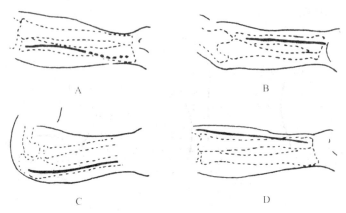

图 7-2-28　前臂手术切口

A.桡骨干前外侧切口;B.桡骨干后外侧切口;C.尺骨干后侧切口;D.尺骨干前内侧切口

①桡骨干前外侧切口:又分为上 2/3 及下 1/3 两种切口。前者自外侧肘横纹开始,沿肱桡肌前缘延伸约 18cm;后者自桡骨茎突前,沿肱桡肌内侧缘向上延伸约 14cm。适用于骨折切开复位术、桡骨成角畸形矫正术、病灶清除术、肿瘤切除术等。

②桡骨干后外侧切口:自肱骨外上髁至腕背侧中心连线,视病变部位做适宜切口。适用于处理桡骨背侧病变。

③尺骨干后侧切口:由于整个尺骨后侧面位于皮下,后侧切口可显露全尺骨干。切口自鹰嘴尖沿尺骨背侧至尺骨茎突后外侧。适用于尺骨骨折切开复位、病灶清除及肿瘤切除等。

④尺骨干前内侧切口:自肱骨上内髁至尺骨茎突内侧前连线上.按病变部位做沿尺侧腕屈肌前缘的不同长度切口。适用于不能后切口的尺骨病变。

(5)腕部手术切口(图 7-2-29)

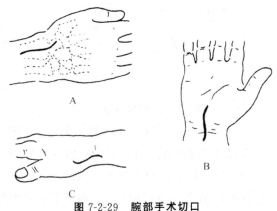

图 7-2-29　腕部手术切口

A.背侧切口;B.掌侧切口;C.桡侧切口

①腕背侧切口:自第 2 或 3 掌骨远侧 2cm 处开始,向腕上做 6～8cm S 形切口。适用于桡腕关节、全腕关节融合术、掌骨柄病灶清除等。

②腕掌侧切口:自大小鱼际间皱纹外开始,至腕横纹近侧做"S"形切口。适用于月骨摘除术或复位术、腕管切开术等。

③腕桡侧切口:自第 1 掌骨基底远侧 1cm 处,经鼻烟窝并稍斜向背侧,长约 5cm。适用于舟骨手术。

(6)髋关节手术切口(图 7-2-30)

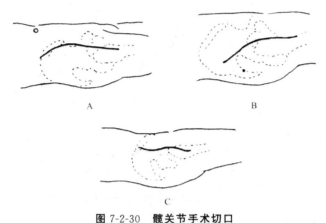

图 7-2-30　髋关节手术切口

A.前外侧切口;B.后外侧切口;C.外侧切口

①前外侧切口:自髂嵴前 1/3 开始,沿髂嵴向前至髂前上棘,转向大腿前外侧延伸 10～12cm。

②后外侧切口:自髂后上棘至大粗隆连线点中 1/3 交界处切开,然后向股骨外侧纵轴延伸 10cm。

③外侧切口:在髂前上棘外后 2.5cm 开始,垂直向下沿臀中肌前缘,经大粗隆顶延伸至股骨干外侧约 7cm。以上切口适用于人工髋关节置换术、人工股骨头置换术、髋臼旋转截骨术、肿瘤切除术等。其中,后外侧切口为最佳选择切口

(7)股骨干手术切口(图 7-2-31)

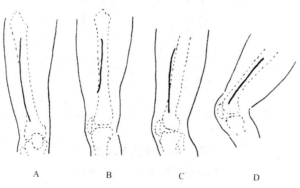

图 7-2-31　股骨干手术切口

A.前外侧切口;B.前内侧切口;C.后外侧切口;D.内侧切口

①前外侧切口:在髂前上棘至髂骨外缘连线中 1/3 做切口,向上、下延伸至所需长度。

②前内侧切口:自髂骨上内侧 7cm 处,沿股直肌内侧缘向上延伸至所需长度。

③后外侧切口:自股骨外踝最高点开始,沿大腿内侧向上做纵行切口,可直至大粗隆下。

④内侧切口:自股骨内髁最高点始,沿大腿内侧向上做纵作行切口。以上 4 种切口均可显露股骨干,适用于骨折不愈、成角畸形矫正术,病灶清除、肿瘤切除术等。

(8)膝关节手术切口(图 7-2-32)

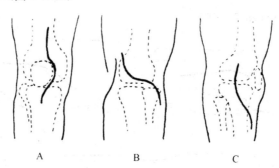

图 7-2-32　膝关节手术切口

A.前内侧切口;B.后侧切口;C.外侧切口

①前内侧切口:自髌内上 5cm 股直肌腱内侧开始,向下至髌内下 1.5cm 处,绕髌骨内缘至其下缘,止于胫骨结节内侧。

②后侧切口:S 形切口,自半腱肌、半膜肌之肌腱处开始,向下至屈曲皱纹横过腘窝,转向下止于腓肠肌外侧头处。

③外侧切口:在膝外侧中轴线上,相当于髌内上缘平面开始,越过膝关节外侧间隙,做 S 形切口,止于胫骨前外侧缘。以上切口适用于髌骨、关节囊、半月板等病变的处理。

(9)小腿手术切口(图 7-2-33)

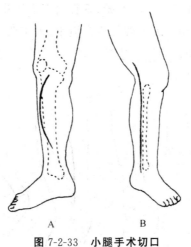

图 7-2-33　小腿手术切口

A.前内侧切口;B.后外侧切口

①前内侧切口:自膝关节平面开始,向下、向前做弧形切口,止于胫骨内侧面,适用于胫骨骨折、病灶清除、肿瘤切除等。

②后外侧切口：在腓骨小头上 3cm 开始，至外踝后缘连线上，按病情需要做直线切口。适用于胫骨骨折、病灶清除、肿瘤切除等。

（10）踝关节及足部手术切口（图 7-2-34）

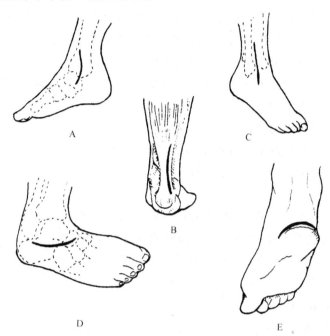

图 7-2-34　踝关节及足部手术切口
A.踝前内侧切口；B.踝后侧切口；C.踝前外侧切口；D.足背外侧切口；E.跟后环形切口

①踝前外侧切口：沿腓骨内缘、踝关节上 8cm 开始，向远端延伸，过踝关节，止于第 4 距骨基底。可显露踝关节、距跟、距舟、跟骰关节。适用于关节融合及固定。

②踝前内侧切口：自内踝尖上 8cm 开始，沿胫骨内侧缘向下过内踝中央，止于内踝尖下 3cm。可显露踝关节及内踝。适用于处理关节病变、关节融合、骨折固定等。

③踝后侧切口：自跟骨结节平面上、跟腱外侧缘做长约 8cm 纵行切口，可显露胫骨下端、踝关节后面、距骨后缘、跟骨后面及距下关节。适用于肌腱延长、关节病变处理。

④足背外侧切口：自外踝尖后下开始，向前止于舟楔关节，做弧形切口。可显露距舟、跟骰及跟距关节。适用于关节成形、肌腱延长或缩短等。

⑤跟后环形切口：沿足跟纹做半环形切口。适用于跟骨病变的处理。

（11）脊柱手术切口：脊柱手术有正中及旁正中切口。前者在胸背正中切口，以病变部位为中心，上、下各包括一个棘突，长 8～10cm，适用于脊柱融合、椎间盘摘除、椎管狭窄手术等；后者于棘突旁 4～5cm 做直切口，适用于脊柱病灶清除、脊柱旁骨融合术等。

（三）手术野无菌巾单铺置法
铺无菌单的方法依手术部位不同而异，以下为几种常见手术无菌单的铺置法。

1.铺置方法

（1）腹部手术无菌单的铺置

①传递 4 块治疗巾。前 3 块向外折边 1/3，第 4 块向内折边 1/3，递给手术助手。4 块手术

巾的位置:第1块治疗巾覆盖手术野下方,然后按顺序铺置手术野上方、对侧和同侧。以4把巾钳固定或切口部位覆盖皮肤保护膜。

②铺剖腹单覆盖全身、头架及托盘。

③托盘用2块中单覆盖:第1块中单向外折边1/3,与托盘重叠,覆盖托盘;第2块中单与手术床平行,覆盖于床尾的托盘上,且下垂过脚的长度不低于30cm。

④如为大手术,在麻醉桌侧横拉1块单层中单。

⑤如需做肋缘下切口时,患侧在铺4块治疗巾前,在腰背下垫1双折中单。需做腹部横切口时,在两侧各垫1双折中单。

(2)甲状腺手术无菌单的铺置

①第1块中单,双折横铺于患者胸前;第2块中单,双折横铺于头下。

②2块治疗巾团成球形,填在颈部两侧。

③套托盘套。

④铺甲状腺单,由巡回护士将甲状腺单的固定带从耳后系于患者头顶上。

⑤4块治疗巾铺成手术野,以4把巾钳固定或覆盖皮肤保护膜。

⑥铺剖腹单覆盖前托盘、全身及后托盘。

⑦2块中单铺托盘(方法同腹部手术铺单)。

(3)头部手术无菌单的铺置

①中单双折铺于患者头下。

②4块治疗巾铺成手术野,用三角针、4号线将治疗巾交叉缝合固定在头皮上或用皮肤保护膜。

③中单双折1块,1/3铺于托盘架上,并用托盘压住,剩余部分覆盖托盘。

④剖腹单覆盖托盘及患者上身。

⑤2块中单铺托盘,托盘下与手术野之间用组织钳固定成器械袋,两端各用1把组织钳固定电凝器电线和吸引器管子。

⑥麻醉机侧横拉1单层中单,保护无菌手术区。

(4)骨科手术无菌单的铺置

①上肢铺单:患肢下铺骨科单1块。用1块治疗巾对角折叠包裹患肢、绷带缠绕。1块治疗巾4折围绕手术部位上方,裹住上臂及气囊止血带,以1把巾钳固定。1块治疗巾对折铺在上肢下,并用巾钳固定于患肢上端。第4块治疗巾向外折边1/3铺于托盘上。2块中单交叉铺于患者身上。剖腹单覆盖托盘及全身。

②下肢铺单:患肢下铺骨科单1块。用1块治疗巾4折围绕手术部位上方,裹住气囊止血带,以1把布巾钳固定。1块中单双折铺于患肢下,巾钳固定。1块中单双折包裹患肢、绷带缠绕。剖腹单覆盖全身并套腿套。

(5)胸部手术无菌单的铺置

①骨科单铺于患者身体的下半部和托盘上。

②托盘上铺1块治疗巾;用4块治疗巾、3块中单分别铺成手术野,并用巾钳或手术膜固定。

③剖腹单覆盖全身。

④2块中单铺托盘。

⑤2块中单在头部遮挡麻醉机,保护手术区。

(6)耳部手术无菌单的铺置

①将托盘摆在患者头部,托盘的右上角对着患者上颌角处,其高低距离患者面部20cm左右。

②3块治疗巾交叉铺于耳周围,用3把布巾钳固定。

③由巡回护士拿起托盘,1块治疗巾竖铺,将1/4搭于托盘架上,用托盘压住,3/4翻铺于托盘上。

④铺耳孔巾,覆盖头部、托盘及上身。

⑤托盘上铺1双折治疗巾(中单)。

(7)眼部手术无菌单的铺置

①2块治疗巾铺于患者头下,将上面1块包裹患者头部及健眼,以1把布巾钳固定。

②将托盘摆于患者胸前,高低距患者胸部20cm左右。

③铺眼孔巾覆盖头部、托盘及上身。眼孔处覆盖皮肤保护膜。

④托盘上铺1双折治疗巾(中单)。

2.铺置无菌单的注意事项

(1)传递治疗巾时,手持两端,医师接时手持中间,无菌巾不得接触腰以下的无菌衣及其他部位。铺剖腹单展开时,要手握单角遮住手背,以防手被污染。铺无菌单时如被污染应当即更换。

(2)已铺上的无菌单只能由内向外移动,不可由外向内移动。

(3)铺置第一层无菌单的医师不穿手术衣,不戴手套。

(4)铺完第一层无菌单后,医师要再消毒手,穿无菌衣、戴无菌手套后再铺其他层无菌单。

(5)手术野四周及托盘上的无菌单为4层以上,手术野以外为两层以上。无菌单下垂应过手术床沿30cm以上。

(6)固定接触皮肤的第一层无菌单可以用巾钳。固定最外一层无菌单或固定皮管、电凝线等不得用巾钳,以防钳子移动造成污染,可用组织钳固定。

(四)无菌器械桌整理

手术器械桌按手术的大小需要有大号、小号两种。其构造应简单,易清洁,有车轮可推动,桌面四周有栏边,栏边高4~5cm,防止器械滑下。大号器械桌长100cm,宽60cm,高90cm;小号器械桌长80cm,宽40cm,高90cm。

(1)将无菌敷料包置于器械桌上,揭开无菌敷料包的外层,按折叠顺序由里向外展开双层桌布,桌面须用4~6层无菌单,防止水及血渍渗透污染。

(2)无菌单应下垂过桌缘不少于30cm,周围的距离要均匀。桌缘下应视为污染区,参加手术人员双手不得扶持器械桌边缘。

(3)必须严格保持器械桌上无菌要求,术中已污染的器械或物品,不能再放回原处,如术中接触胃肠道等污染的器械应放置于弯盘容器内,勿与其他器械接触。

(4)手术开始后,该无菌器械桌仅对此手术患者是无菌的,而对其他患者,则属于污染的。

（五）手术中无菌操作注意事项

在执行无菌操作时，任何人发现或被指出违犯无菌技术时，必须立即纠正。

（1）术者脐平面以下区域，均视为污染区，因此手和各种器械都不可放到该平面以下。

（2）手术者和助手都不可随意伸臂横过手术区拿取手术器械和物品，更不能在身后传递物品。

（3）已取出的无菌物品如手套、手术衣、敷料、器械等，虽未被污染，也决不能再放回无菌包或容器内，更不能供给其他手术使用，须重新灭菌后再用。

（4）手套破损时应立即更换，凡怀疑物品器械被污染时，应立即更换。

（5）术中用于切开或接触胃肠用后的刀、剪、镊、血管钳、纱布等，都须放于另一容器内，不能再用于无菌区。

第八章　消毒供应室护理

第一节　回收与分类

一、回收

回收是指收集污染的可重复使用的诊疗器械、器具和物品的工作过程,包括器械用后的预处理、封闭后暂存、消毒供应中心进行收集运送等。

(一)回收原则

回收工作是器械处理流程中的起始点,开展及时、高效的回收工作,利于提高工作效率,加快器械处理和器械使用周转效率。

重复医疗器械、器具和物品使用频率高,使用范围广,器械使用后到回收处理需要一定时间。因此,严格控制污染的扩散,加强污染器械回收中消毒隔离措施尤为重要。

回收工作原则包括以下方面:

(1)使用者应对用后的污染器械、器具和物品进行封闭存放,防止污染扩散,对污染较多的器械进行擦拭或简单冲洗的预处理。因为各类污染物质对器械表面具有一定的腐蚀性,如果污染干固会增加清洗难度,引起加快器械表面磨损和器械功能改变的问题。一般污染量较大的器械包括手术器械、妇产科诊疗器械、管腔类器械、精密器械、结构复杂的专科器械等。

(2)一般由消毒供应中心负责污染器械集中收集和运送。应本着及时回收原则,定时定点的开展回收工作。

(3)回收操作人员应严格执行感染预防措施,着工装、戴圆帽、口罩,应视所有回收的诊疗器械、器具和物品都具有感染性,接触污染器械时应戴手套,并备手消毒剂,便于操作过程中进行卫生手消毒;回收、运输中应用清洁手接触公共设施。

(4)采用封闭方式进行器械收集运送,使用封闭回收用具,包括污染回收车、箱、盒等;不应在诊疗场所对污染的诊疗器械、器具和物品进行清点和交换。应将已封闭放置于盒或箱中的污染器械直接运送到消毒供应中心去污区清点、核查,以减少污染器械反复接触,防止职业暴露,提高回收工作效率;区域化的消毒供应中心或距离 CSSD 较远的回收和供应工作时,可配置机动车。

(5)回收污染器械的用具,每次用后应清洗、消毒、干燥备用。

(二)回收用具

1.用具种类

消毒供应中心回收用具包括推车、箱、盒或其他密闭容器等。

2.用具质量

(1)回收用具材质应防液体渗漏,不易刺破,易清洗、消毒。

(2)回收箱(盒)体与盖能扣紧;有门的推车,车门宜有封条和闭锁装置,利于车门关闭牢固。

(3)使用机动车运输,宜具备装载搬运的升降辅助设备和设施。利于推车和人员搬运操作在水平位置上进行,保证装载工作的安全。

3.使用方法

(1)回收用具使用方式应符合消毒隔离的原则,防止交叉污染。通常回收用具有两种使用方式。

①回收、运送用具(车、箱)分开使用:即污染物品回收容器和无菌物品运送用具分开固定使用。回收、运送用具分开使用,可共用洗车间和清洗设施。清洗操作时宜先处理无菌物品运送用具,再处理污染回收用具。

②回收、运送用具共用:即污染物品回收用具使用后,经过清洗、消毒,达到低水平以上消毒质量要求,可以用于无菌物品的运送容器。共用的优点是可以减少运输用具的配置,提高运输用具的使用率和回收与运送工作效率。

(2)回收和下送的用具可集中由消毒供应中心清洗、消毒。其回收用具(封闭车、箱等)每次使用后应清洗、消毒,干燥备用。

(3)回收用具消毒应遵循卫计委《医院消毒技术规范》。按照低度危险物品的要求,采用低水平消毒方法;遇有病原微生物污染时,针对所污染病原微生物的种类选择有效的消毒方法。消毒方法及操作见该节回收操作技能中的回收用具清洗消毒有关内容。

(三)器械回收程序及方法

1.基本程序

回收程序一般包括器械使用后的预处理、封闭后暂存、收集运送等。

2.基本要求

回收程序步骤的具体操作及要求分两部分叙述。

(1)由临床使用者负责的回收处理工作

①器械用后处理

a.使用后的器械,首先由临床使用者负责进行一次性使用物品与重复使用物品分类处理。将用后的一次性使用物品如纱布、棉球、胶布、缝线、引流管或针头、缝合针、刀片等锐器按照医疗废弃物处理规定放置,由医疗机构的卫计委门统一回收;重复使用器械、物品放入专用的回收容器中。

b.通常情况下,重复使用医疗器械、用具和物品不需要在临床进行清洗去污处理。可直接使用原有的包装材料,包裹污染物品,放入专用容器具中。也可将裸露的器械直接放入专用容器中封闭。当器械沾染较多血液和污染物时,应进行预处理,在封闭之前擦拭去除污物,有条件的在污染处理专用水池中进行冲洗去污。德国器械工作小组在《器械的正确维护和保养》方案中推荐,污染器械处理时间不宜超过 6 小时。如果污染物干固,会增加清洗难度,使清洗操作投入更多的时间、材料等成本,并会加快器械磨损程度,缩短使用寿命。预处理能够提高清洗质量。因此,手术器械、妇产科诊疗器械、管腔类器械、精密器械、结构复杂的专科器械等用后建议进行及时预处理。

c.精密、贵重器械使用后,使用者应进行预处理。去污处理宜采用清水冲洗的方法,也可以采用保湿的方法处理,即在器械、物品表面喷洒专用的保湿剂等。用后的处理可参考卫计委内镜清洗消毒规范和口腔器械清洗消毒规范的要求,并根据器械厂商建议,采取的保湿措施。

d.被朊毒体、气性坏疽及突发原因不明的传染病病原体污染的重复使用诊疗器械、器具和物品,应使用双层封闭包装并标明感染性疾病名称,由 CSSD 及时回收后做全过程的清洗、消毒、灭菌处理。

②封闭暂存

a.重复使用诊疗器械、器具和物品经过预处理后,封闭在专用容器中,暂存于临床使用部门。所使用的容器应有明确的标示(文字或颜色),放置在固定的地点,保持封闭状态。

b.封闭暂存的污染器械、物品需要填写表格,表明数量、品名和使用部门名称。也可在容器上标明使用部门的名称,利于开展回收后物品清点和处理工作,避免专科器械混乱或丢失。

c.需要特殊处理的专科器械、精密器械或急用器械等物品,宜设特殊标识加以注明。便于消毒供应中心开展针对性的处理,避免发生器械损坏,满足临床对器械使用需求。

d.过期物品应视为污染物品,按照污染物品要求进行封闭暂存。

(2)消毒供应中心负责的回收处理工作

①消毒供应中心应本着及时回收原则,按规定时间,在规定地点开展集中回收工作。

②不应在诊疗场所对污染诊疗器械、器具和物品进行清点。采用封闭方式直接将封闭容器放入回收车,集中运送到消毒供应中心进行清点、核查等处理,尽量减少反复接触、装卸污染的器械。

③禁止将无菌物品、清洁物品与污染物品混放在同一回收用具中。

④运送中密封箱等容器,盖子应盖紧封闭,使用污染袋时开口处应扎紧封闭,运送车内的物品放置稳固,车门应保持关闭。

⑤使用机动车辆(汽车等)运送时,不能将污染物品直接裸露的放置在机动运输车厢内。应先将回收物品放入封闭的箱(盒)或手推回收车内,再装放于机动运输车中。应采取必要的固定措施,将手推车车轮锁定,封闭箱(盒)应稳妥放置,防止机动车晃动,避免发生器械损坏或安全风险。

(四)回收操作技能

1.污染器械回收操作方法

用于消毒供应中心到各诊疗区、病区或手术室进行回收的操作。

(1)操作准备

①人员准备:着装符合回收工作要求、戴圆帽(须遮盖全部头发)、戴手套。

②物品准备:污染回收车、(干)手消毒剂,根据回收品种、类别、数量选择与之匹配的密闭箱、盒。

(2)操作步骤

①回收:按照规定时间、路线和回收区域进行污染器械收集。

②回收前评估

a.确认回收封闭箱所属科室。

b.确认有无特殊回收器械标识(急用、易碎等)。

c.根据精密器械回收制度及要求,初步检查器械完好性、部件完整性,填写专项回收记录表。

③封闭运送:将回收物品放置妥善。

a.密封箱等容器的盖子应盖紧封闭。

b.污染袋开口处应扎紧封闭。

c.车内的物品放置稳固,车门应保持关闭状态。

d.污染物品回收后按照规定入口送至消毒供应中心污染区,集中清点、核查、记录。

(3)标识及表格应用

①手术室器械应有配置清单,便于清点、核查和后续制作流程。

②诊疗区、病区器械使用回收物品清单,用于清点、统计回收物品名称、数量。

(4)操作注意事项

①精密贵重器械、易碎器械应放在回收车内明显宜拿取的位置。避免回收中的挤压、晃动。

②回收人员应与去污区人员共同清点器械或交接回收器械情况,包括精密贵重器械、急用器械、易碎器械等。

2.手术污染器械及外来器械的回收操作

用于 CSSD 与手术室设专用污染电梯、通路或外来手术器械专用接收入口进行的回收操作。

(1)操作准备

①人员准备:着装符合回收工作要求、戴圆帽(须遮盖全部头发)、戴手套。

②环境准备:在消毒供应中心去污区环境整洁、光线充足。

③物品准备:操作台、转运车、器械清洗篮筐、清洗架等,标识等物品,电脑记录系统处于备用状态。专用污染电梯门口和外来器械接收入口处设置备用清洁手套。

(2)操作步骤

①器械通过污染专用入口送至消毒供应中心去污区,及时接收污染器械并清点核查。

②操作评估

a.回收污染器械的回收车、箱、盒等专用用具,处于封闭状态。

b.回收器械有归属部门的标识、器械标识、器械配置单、表格填写清晰、项目完整。

c.察看有无特殊标识,如感染、急用、易碎等。

d.依照专项管理制度进行外来器械、移植物回收。

③清点器械数量:以组合器械包为单位,逐一清点、核查。

④按照技术规程检查回收器械完好性、部件完整性。

⑤填写器械清点核查记录。项目应填写完整、字迹清楚、操作人员签名。

（3）标识及表格应用

①手术室器械应有配置清单,便于清点、核查。

②使用手术器械回收记录。

③使用外来器械、移植物专项回收记录。

④根据需要使用精密贵重器械专项回收记录。

（4）操作注意事项

①及时接收并清点、核查回收的手术器械。

②发现器械清点缺失等问题及时反馈,协调沟通。

③外来器械、移植物由专人负责进行回收,即刻当面清点交接器械。

④回收器械物品标识明确,注明器械归属部门、物品名称或编号等信息,防止混乱。

3.回收用具清洗、消毒

（1）操作准备

①人员准备:着装符合工作要求、戴圆帽、戴口罩、穿隔离衣、(须遮盖全部头发)、戴手套、去污区专用鞋或水靴。

②环境准备:去污区洗车间整洁、地漏排水通畅、无杂物堆放、室内光线明亮。应设清洗浸泡水槽,用于回收箱(盒)等容器的清洗;配置洗车冲洗水枪或大型自动化清洗消毒;有回收车(箱、盒)的储物架。

③物品准备:清洁擦布、清洗设备、清洗水枪、清洗水池、化学消毒剂等。

（2）操作步骤

①操作前评估

a.根据密闭盒、箱、车等用具品种、数量、材质类别,选择机械清洗或手工清洗。

b.清洗消毒设备或酸性氧化电位水等已在备用状态。

c.根据需要配置化学消毒剂并测试合格。含氯消毒剂 500ppm;使用酸性氧化电位水其有效成分指标达到有效氯含量为(60±10)mg/L;pH 范围 2.0～3.0;氧化还原电位（ORP）≥1100mV;残留氯离子<1000mg/L。

②手工处理清洗、消毒、干燥

a.运送车(无菌物品)箱等用具:采用擦拭或冲洗(洗车水枪)方法。

b.污染回收车的清洗:从污染较轻的部位开始处理,再处理污染较重部位。顺序为车体外部(由上至下、车门扶手处重点清洗)→车轮→车内(由上至下);消毒:用消毒剂擦拭消毒,再用清水彻底冲洗或擦拭。干燥:清洁布擦拭柜内(由上至下)→擦拭车体外部(由上至下)→车轮自然沥干或擦拭。存放于清洁区域或洗车间。

c.污染器械盒等容器清洗:在清洗槽中冲洗。消毒:浸泡于消毒液中或用消毒液进行擦拭,再用清水彻底冲洗。干燥:用清洁的布擦拭干燥,操作顺序由内向外。存放于清洁区域或洗车间处储物架上。

③自动清洗消毒器处理

a.清洗消毒器自动完成清洗、消毒、干燥处理。清洗前应打开封闭盒、箱的盖子、将箱、盖分别放在清洗架上,车应打开门并加以固定,防止冲洗时关闭。将回收用具推进清洗消毒器舱内清洗消毒。采用清洗消毒器进行机械清洗方法处理,其热力消毒90℃,1min,AO值600。

b.具体操作应遵循所用产品制造商指导手册和操作规程。

(3)操作注意事项

①回收运送车、箱等工具使用后及时清洗或消毒。

②含有小量血液或体液等物质的溅污,可先清洁再进行消毒;对于大量的溅污,应先用吸湿材料去除可见的污染物,然后再清洁和消毒。

③一般选用含氯消毒剂消毒,有效氯500mg/L的消毒液浸泡＞10min或选用中效以上的消毒剂。擦拭消毒方法的消毒时间按浸泡消毒时间,具体规定见 WS/T367-2012《医疗机构消毒技术规范》有关内容。

④采用酸性氧化电位水消毒,应在清洗步骤之后,再用酸化水冲洗消毒。

⑤使用酸性氧化电位水的方法,参照行业标准《酸性氧化电位水应用指标与方法》。使用清洁的擦布进行干燥处理。

⑥擦拭布巾用后应清洗干净,用 250mg/L 有效氯消毒剂(或其他有效消毒剂)中浸泡30min,冲净消毒液,干燥备用。

二、分类(清点、核查、分类装载)

分类程序是指污染器械、器具及物品运送到消毒供应中心去污区,进行清洗前准备至清洗工作开始的操作过程。分类操作包括清点、核查和分类装载程序。

(一)分类原则

分类装载操作是清洗前必要的准备工作。通过器械评估,根据器械材质、结构、污染等状况分类装载。便于选择适宜清洗、消毒程序和方法,避免因清洗方法不当造成器械损伤或损坏。在分类操作中应掌握以下方面原则。

(1)应在消毒供应中心去污区进行污染器械分类操作,包括清点、核查和清洗装载等操作步骤。

(2)去污区环境整洁、光线充足。应备有器械分类操作台、器械清洗篮筐、U 形卡、清洗架等、转运车,分类标识、记录表格等物品,有电子网络系统,应处于备用状态;污染敷料收集袋或容器、锐器收集容器、消毒剂等。

(3)需双人进行清点核查操作,并填写各类统计记录,满足质量追溯管理要求。发现问题及时处理或报告,与器械归属部门沟通、反馈。

(4)使用清洗篮筐、清洗架等用具进行分类。分类的器械应摆放有序,应充分打开关节;可拆卸的部分应在指导手册的规定下拆开清洗;确保器械表面、管腔、缝隙和小孔等处,能够充分的接触清洗介质(水和清洗剂)的浸泡或冲洗。

(5)采用机械清洗方法时,器械盛载量和装载方法应经过验证。避免清洗装载超量,影响清洗效果。

(6)酌情使用分类标识,以满足清洗质量追溯的管理要求,利于后续操作。

(7)应严格执行手卫生消毒和职业防护要求。着装符合器械清点工作要求、戴圆帽、戴口罩、穿隔离衣、(须遮盖全部头发)、戴手套、污染区专用鞋。操作人员防护用具的使用应符合WS310.2。附录A(规范性附录)CSSD不同区域人员防护着装要求。严格遵循标准预防的原则,禁止裸手接触污染器械,防止发生职业暴露。分类结束后,对分类台及用具及时进行清洁,必要时进行消毒。

(8)操作人员应掌握发生职业暴露时的紧急处理方法。

(二)分类用具及使用

1.U 形卡等用具使用

用于各类手术钳的整理,可在器械分类时选择使用。起到撑开器械关节,固定器械,防止扭结,避免器械损坏的作用 U 形卡使用。

2.清洗篮筐及使用

清洗篮筐可用于装载各类器械,是器械清洗、分类,无菌包装的主要用具。具有保护器械,利于清洗操作,便于器械组合等功能。使用时可将 U 形卡串联的器械摆放在器械篮筐中;也可直接摆放在清洗篮筐中,器械宜充分打开 90°。

3.带盖、精密篮筐及使用

用于装载较小的器械或零部件,防止清洗等操作中的丢失。

4.清洗架及使用

清洗架是清洗消毒器的辅助部件。常用的清洗架有:①专用精密器械清洗架,有的设有管腔冲洗接头和固定夹,用于冲洗管腔类器械;②呼吸机管路清洗架;③换药碗清洗架;④换药盘清洗架。

5.分类标识及使用

分类标识用于区分器械的所属科室、拆开清洗的器械、成套器械分篮筐装放等情况下使用的标志。避免在操作程序中发生器械混乱,便于进行器械的组合,例如专科器械标识。标识还可以标明被清洗器械所使用的设备、程序等状况,满足质量追溯的管理要求。具体应用于以下情况。

(1)标明清洗方法:标识放置在清洗篮筐中,标识对应清洗所用方法(手工清洗方法或清洗设备序号)便于清洗后的质量记录。

(2)标明组合分拆器械:用于套装器械拆分。使用相同符合的标识,分别放置在分装器械清洗篮筐中。便于器械组装配套,提高操作效率,防止器械混乱。

(3)标明器械归属部门:用于不同使用部门使用相同器械的分类。满足临床器械使用及管理需求。

(4)标明需紧急或其他特殊需求的处理:便于优先处理,满足临床使用需求。

(三)分类程序及要求

分类程序包括操作前的分类评估,清点、核查器械,器械分类后清洗装载,设分类标识等操作步骤。

(1)分类评估:卸载后的器械,除去外包装及敷料,进行污染器械分类评估。

①操作可行性评估:回收诊疗器械、器具及物品,外来手术器械符合器械管理要求,有可遵循的规章制度,技术操作规程、质量要求。

②感染风险评估

a.评估微生物感染风险,确认回收器械是否设置感染分类标识。被朊毒体、气性坏疽、不明原因感染的诊疗器械、器具和物品,应执行 WS310.2 第 6 项操作程序;其他感染性疾病和致病微生物污染的诊疗器械、器具和物品,应执行 WS310.2 第 5 项操作程序。

b.评估器械交叉污染的风险。消毒后直接使用与消毒后需要继续灭菌器械物品应分类,分别进行处理。

③器械材质结构评估

a.评估器械材质,选择清洗消毒方法。通常分为两大类,耐湿热或不耐湿热器材。耐湿热器材主要包括不锈钢等金属类、器械。这类器械按照机械清洗和热力消毒的方法及要求准备;不耐湿热的精密、有电源类器械材等,按照手工清洗方法及要求准备。

b.评估精密、贵重器械程度,按照专项操作规程要求准备,例如硬式内镜、牙钻手机、显微手术器械等。

④污染状况评估

a.评估器械污染的性质(湿性或干性),确认操作程序。湿性污染按照常规处理程序准备。污渍干固时(干性),应进行清洗预处理准备。即先采用人工清洗和(或)超声清洗等方法清洗,清除表面污染物后再进行常规程序处理。

b.评估可见污染量。污染量少易于清除,按照常规处理程序准备。污染量较多时应进行预处理准备。方法同干固污渍处理程序。

(2)清点、核查器械

①评估器械功能的基本完好性,有无变形、螺钉和附件缺失等情况。

②评估器械功能的基本完整性,器械数量准确,并记录。

(3)分类装载:分类后的器械即装载于清洗篮筐或清洗架上。篮筐装载时,器械应充分打开关节,摆放有序。可使用 U 形卡,防止器械扭结。器械可拆卸的部分应按照指导手册的规定拆开清洗,具体分类方法如下。

①分类

a.根据材质分类装载:金属材质和玻璃器皿不应放在同一个清洗篮筐中,避免清洗中损坏;软管道或电源线应单独使用清洗篮筐;精密器械宜单独使用清洗篮筐。

b.根据结构分类装载:需要拆卸后清洗的复杂器械,放置在同一个清洗篮筐中,利于器械配套组装的操作,避免器械装配时发生混乱;组合成套的手术器械量过多时,分开装载。

c.根据精密程度分类装载:按其专项操作方法和生产厂家提供的使用说明或指导手册分类、装载。可选用专用架或专用器械防滑垫,如呼吸机管路、硬式内镜等较小的附件应使用带盖的清洗网盒,避免清洗时失落。

d.根据临床使用需求分类装载:按其器械归属部门、使用需求的急缓程度归类。

e.根据污染情况进行分类装载:需进行预处理器械应单独分类放置。

f.根据器械处理程序进行分类装载:使用不同清洗程序的器械应分开装载,例如消毒后直接使用的器械与灭菌后使用的器械分开装载;塑胶材质等管腔类器械不使用润滑剂,且干燥程序时间较长,因此应与金属器械分开装载。

②装载方法举例

a.钳、剪类装载:应打开器械90°。

b.鼻钳类无锁扣闭合器械不能打开清洗,可借助用品放置在器械颚部开启闭合处,使器械充分接触到水流,保证清洗质量。

c.管腔类器械装载:应使用专用清洗架清洗,通过清洗架可以使管腔内、外得到水流冲洗。举例金属管腔器械、管路清洗。

d.各类容器的装载:盆类、盘类、罐类、盒类容器,开口处朝下或倾斜摆放,避免容器内积水,可直接装载于清洗架上清洗,罐类容器可装载清洗篮筐中清洗。手术器械盒装载应注意调整清洗层架的高度,利于喷淋清洗臂转动正常。

(4)设分类标识:根据器械分类酌情使用标识,标识使用见该节分类用具及使用相关内容。

(5)操作注意事项

①遵循产品说明书装载清洗器械。机械清洗的器械盛载量和装载方法应经过验证,符合WS310.3的有关规定。

②器械装载量不应超过清洗篮筐的高度,易摆放为一层。

③每次装载清洗架的物品后测试清洗臂旋转状况。用手转动每一层架的清洗臂,观察清洗臂转动有无阻碍或发出碰撞器械的声音。

(四)分类操作技能

1.清点、核查操作

适用于消毒供应中心去污区进行的污染器械分类(清点核查)操作。

(1)操作准备:在去污区清洗操作间进行准备工作。

①人员准备:着装符合器械清点工作要求、戴圆帽、戴口罩、穿隔离衣、(须遮盖全部头发)、戴手套、去污区专用鞋。

②环境准备:消毒供应中心去污区,环境整洁、光线充足。

③物品准备:器械分类操作台、U形卡等、器械清洗篮筐、清洗架等、转运车,分类标识、分类记录表格等物品,电子网络系统,应处于备用状态;污染敷料收集袋或容器、锐器收集容器等。

(2)操作步骤

①回收器械卸载:将回收器械按照器械包名称分类,逐一码放在分类操作台上并留有分类操作的空间。

②器械清点、核查

a.确认回收物品归属部门标识。

b.确认使用部门回收物品记录单或手术器械配置单。

c.根据器械回收次序分批清点、核查。确认特殊标识(急用、易碎等),标注急用的器械优先清点并处理。精密器械稳妥放置,单独核查器械完好性、完整性。

③记录:记录项目完整,字迹清晰。包括日期、科室、器械包名称、器械型号、数量等,清点人、核对人签名。

（3）操作注意事项

①临床回收器械清点,应经两人复核,并在记录单上签字。

②器械清点缺失等问题应记录,及时反馈临床,协调沟通。

③灭菌和消毒器械分别清点,防止交叉污染。

④手术器械按照器械配置单进行清点。移植物及手术器和外来器械由专职人员清点、执行专项清点制度。

⑤清点器械后及时进行台面的整理,有血渍污染应及时擦拭消毒。

（4）标识及表格应用　根据清点器械种类可选择使用以下清点记录单。

①污染器械清点核查记录单。

②器械检查问题记录单。

③精密贵重器械回收记录单。

④外来手术器械单回收记录单。

⑤手术器械配置单和回收记录单。

2.手工清洗装载操作

用于手工清洗器械装载操作。例如不能采用机械清洗方法的精密器械类、电源器械类的清洗处理。黏附较多血液、体液和干固污渍器械的清洗预处理。结构复杂如穿刺针、手术吸引头等器械的清洗预处理。

（1）操作准备

①人员准备:操作人员个人防护符合 WS310.2-2009 附录 A 要求。

②环境准备:在消毒供应中心去污区,环境整洁、光线充足。

③物品准备:器械分类操作台、U 形卡等、器械清洗篮筐、清洗架等、转运车,分类标识、各类分类记录表格等物品,有电子网络系统,应处于备用状态;污染敷料收集袋或容器、锐器收集容器等。

（2）操作步骤

①器械评估

a.评估器械材质和结构。

b.进行精密、贵重器械功能完好性和附件完整性评估。

②分类装载

a.将待清洗器械放入清洗篮筐中。

b.精密贵重器械按类别或单套器械放入清洗篮筐中。

③设标识:拆分的器械根据需要设置分类标识。

④进入手工清洗流程(略)。

（3）操作注意事项:装载操作结束,及时清洗、消毒回收用具,整理环境,需要时对操作台面进行消毒。污染器械操作台有明显血液、体液污染时及时擦拭消毒。

3.超声波清洗器分类、装载(台式)

用于超声波清洗器的装载操作。

（1）操作准备

①人员准备:操作人员个人防护符合 WS310.2-2009 附录 A 要求。

②环境准备:在消毒供应中心去污区,环境整洁、光线充足。

③物品准备:超声波清洗设备、操作台、U形卡、器械清洗篮筐、清洗架等,锐器收集盒、污染敷料收集用具等。清点、核查记录单等物品或电脑记录系统处于备用状态。

(2)操作步骤

①器械评估

a.评估污染性质和污染量,是否需要预清洗。

b.进一步评估器械材质和结构,是否适宜超声清洗方法。

②分类装载

a.根据以上综合评估的结果将器械放入清洗篮筐中。

b.精密贵重器械按类别或单套放入清洗篮筐中。

c.将盛器械的清洗篮筐置于超声波清洗器中。

d.按开启键,进入清洗程序(略)。

(3)操作注意事项

①污染量较多或有干固污渍的器械,经手工清洗预处理后,再进行超声清洗装载操作。

②拆开、分解的器械单独放置或设标识牌。

4.自动清洗消毒器分类装载

用于自动清洗消毒器的器械装载操作。

(1)操作前准备

①人员准备:操作人员个人防护符合 WS310.2-2009 附录 A 要求。

②环境准备:在消毒供应中心去污区,环境整洁、光线充足。

③物品准备:自动清洗消毒器、操作台、U形卡、器械清洗篮筐、清洗架等,锐器收集盒、污染敷料收集用具等。清点、核查记录单等物品或电脑记录系统处于备用状态。

(2)操作步骤

①器械评估

a.评估器械材质和结构,是否适宜自动清洗消毒器清洗方法。

b.评估污染性质污染量,污渍较多的器械经预清洗处理,再进行机械清洗的装载。

②分类装载

a.根据以上综合评估结果进行清洗装载操作。

b.分层摆放清洗篮筐,不能摞放篮筐;直接放在清洗架上的换药盘等容器,应按照规定的数量和方式摆放;管腔类器械应使用专用清洗架,并将管腔器械牢固插入冲洗口。

c.贵重器械,如电钻、内镜等分类后,单件放置在清洗篮筐中。

(3)标识及表格应用:设标识,追溯器械清洗时所用的清洗设备、清洗程序等。满足WS310.3-2009 有关清洗质量监测和追溯要求。

(4)操作注意事项

①清洗装载充分考虑器械物品材质、精密度,选用适宜的装载方法。

②清洗架装载清洗篮筐后,应转动清洗臂,发现清洗臂被器械阻碍旋转及时调整。

第二节 清洗

一、器械清洗

清洗,是指去除医疗器械、器具和物品上污物的全过程,包括冲洗、洗涤、漂洗和终末漂洗。

(一)清洗过程

1.冲洗

以水为介质,形成流动水,去除器械、器具和物品上的污染物,达到能进一步处理的程度。

2.洗涤

以含有化学清洗剂的水为介质,通过水的溶解清洗能力,清洁剂的乳化和皂化等作用,去除器械、器具和物品上的有机类污染物等。

3.漂洗

以水为介质,通过水的溶解清洗能力,去除器械、器具和物品上的污染物和化学残留物,达到清洗质量要求。

4.终末漂洗

用纯水或蒸馏水为介质,进行流动水冲洗。避免自来水中含有的金属离子等化学物质对器械表面造成腐蚀、变色等问题。终末漂洗,能够进一步提高清洗质量,终末漂洗是器械、器具和物品进行最终的清洗步骤。在精密器械处理中为必须步骤。

(二)医疗器械污染

医疗器械污染主要来自于患者血液、体液、分泌物、排泄物和病原微生物等。各种污染源造成感染危害程度不同,其中微生物的污染是引起交叉感染和医院内感染问题的主要原因,不同污染物对医疗器械产生的腐蚀和损伤程度也不同。医疗器械的清洗去污工作需要针对污染的特性选择清洗的方法、程序、清洗介质(清洗剂等)才能达到彻底的清洗并符合质量标准。医疗器械主要污染性质归纳为以下几类。

1.被朊毒体、气性坏疽及突发原因不明传染病病原体污染

被朊毒体、气性坏疽及突发原因不明的传染病病原体能够抵抗一般消毒、灭菌方法,不容易被杀灭,且致病性强、具有严重危害性。此类致病微生物污染的器械必需经过专项处理流程,遵循先清洗后消毒的处理程序。符合 WS.310.2 第 6 章,4.1 条款规定的被朊毒体、气性坏疽及突发原因不明的传染病病原体污染的诊疗器械、器具和物品的规定。

2.有机物污染

通常有机物指含碳元素的化合物或碳氢化合物及其衍生物总称为有机物。地球上所有的生命体中都含有大量有机物。医疗器械主要污染源来自有机物,包括致病微生物、血液、体液、排泄物、分泌物、组织碎屑等,以及其中的蛋白质、脂类、糖类等物质。有机物一般难溶于水,熔点较低。绝大多数有机物受热容易分解、容易燃烧,这类物质因具有黏滞性,干涸后难以清除,可形成生物膜而造成灭菌失败。去除有机物是重要的清洗过程和质控目标。

3.无机物污染

无机物是无机化合物的简称,通常指不含碳元素的化合物。体内各种元素除碳、氢、氧、氮主要以有机化合物形式存在,其余元素统称为无机盐类。人体组织和血液中含有的无机盐和微量元素约占体质量的 2.2%～4.3%,其中含量较多的有钙、镁、钾、钠、磷、硫、氯等,占无机盐总量的 99%。无机的化学物质,可造成器械材质的变色、点蚀(生锈)和其他的变性。因此,德国蛇牌器械工作小组建议器械使用到处理的时间不宜超过 6 小时,以降低人体体液、血液中无机物对器械的腐蚀。另外,可引起无机物污染的来源是清洗用水,是影响器械清洗质量的重要因素之一。

4.微粒污染

器械微粒的污染来自环境空气中的灰尘;新的器械生产中留下的金属屑、研磨粉;棉部包装材料脱落的纤维;人体毛发、皮肤碎屑等。器械表面容易沾染固体微粒,是由于固体微粒具有较强的黏附能力。如边长 1cm 的立方体,分散成胶体微粒时,它的表面积为 600m²,即增加了 100 万倍。表面积增加,意味着表面能量增加,吸附能力增强。由于微粒污染源广泛存在于环境中,所以器械使用过程和清洗、制作过程都可能发生器械微粒的污染。当微粒污染物自由沉落在器械表面,黏附力不强,易于清除。有些是液体蒸发后而沉积在器械表面的粒子,黏附力很强,不易清除。因此,彻底清洗是去除污染的重要过程。另外,在清洗操作等环节中,保持环境清洁,及时去除台面污染物和杂物,是去除和防止微粒污染的重要措施。

重视清洗质量的重要意义在于清洗不彻底,残留污染物会形成生物膜,影响消毒质量,造成灭菌失败。残留的污染物还可以造成器械锈蚀、腐蚀和损坏,缩短器械的使用寿命。

影响清洗质量的因素包括污染物的性状、器械材质和形状,清洗介质(水、清洗剂)、清洗方法、程序(温度、时间、机械力)和清洗设备的运行状况等。因此,对于发现的清洗问题应做全面的分析和问题查找。

二、器械清洗原则

(1)根据器械材质和精密程度选择有效的清洗方法。耐水洗、湿热材料的器械首选机械清洗方法。不耐水浸泡、湿热材料精密、复杂器械采用手工清洗方法;污染量较重的器械应进行预处理清洗后再做常规清洗;精密器械的清洗,应遵循生产厂家提供的使用说明或指导手册。

(2)根据 WS310.2—2009 诊疗器械、器具和物品处理基本原则,器械去污程序为先清洗,再进行消毒。避免经化学消毒或湿热消毒后产生蛋白质凝固,增加清洗的难度。

(3)根据 WS310.3—2009 第 5.6.1 规定,器械经过清洗后,必须符合清洗质量标准,即器械表面及其关节、齿牙处应光洁,无血渍、污渍、水垢等残留物质和锈斑;功能完好,无损毁。

(4)应制订完善的常规器械、精密贵重器械清洗操作规程;手工清洗和机械清洗程序应包括冲洗、洗涤、漂洗、终末漂洗;清洗操作方法及注意事项应符合 WS310.2—2009 和附录 B 的要求。

（5）清洗操作人员个人防护符合 WS310.2—2009 附录 A 要求。

（6）清洗操作的人员必须经上岗前培训。精密、贵重器械清洗的操作人员应经过专项技能培训。

（7）根据医院规模、任务及工作量，合理配置清洗消毒设备、水处理设备及配套设施。加强设备的日常维护和保养，确保清洗效果。

（8）开展日常和定期的清洗质量检测工作，清洗质量问题应记录、并满足质量追溯和持续改进管理要求。

三、清洗条件及设备设施

（一）清洗媒介

清洗媒介主要包括清洗剂、清洗用水及设备。清洗媒介是影响清洗质量的重要因素。WS310.1—2009 中 9.1 条款规定，清洁剂应符合国家相关标准和规定。根据器械的材质、污染物种类，选择适宜的清洁剂。洗涤用自来水水质应符合 GB5749 的规定；纯化水应符合电导率 $\leqslant 15\mu S/cm(25℃)$。

1.清洗剂

（1）作用及原理：器械清洗剂用于医疗器械的清洁去污，主要成分包括碱、酸、酶、磷酸盐、表面活性剂、络合剂和螯合剂、泡沫控制剂、防锈剂类等。但是，一种清洗剂中不可能含有上述全部成分，不同种类的清洗剂根据用途含有不同的成分，往往都是通过多个反应共同起到去除污染物的功效。因此，清洁剂去除污染物的作用原理也不是单一的。一般器械清洗剂是通过溶解、皂化、润湿、乳化、分解、螯和等作用，去除医疗器械上的各类污染物质。

①溶解作用：器械上很多污染物是不溶于水的。清洗剂中的成分可将这些不溶于水的污染物转化为可溶于水的物质被去除。例如清洗机中的碱性成分就可与不溶水的蛋白质的羧基发生反应，形成可溶于水的羧酸盐。

②皂化作用：皂化作用是脂肪类的油脂能与碱发生反应，分解成能溶于水的脂肪酸盐（肥皂）和甘油，这个反应叫皂化反应，这类油脂叫皂化类油脂。利用皂化作用，可将器械上的脂类有机污染物去除。矿物油脂类的污染例如凡士林、汽油、煤油、柴油、润滑油等虽然也称之为油，但是这些油与动植物油的化学成分不同，这类油脂不溶于水，也与碱不起皂化作用，属于不皂化类油脂。因此，矿物油不能用碱来分解去污，在一定条件下可通过表面活性剂的乳化作用清洗去污。

③润湿作用：润湿能力是液体表面在固体表面的铺展能力。如果清洗剂在固体表面能够铺展，接触面有扩大的趋势，这种现象叫润湿。如果液体在固体表面不能铺展，接触面有收缩成球的趋势，这种现象叫不润湿。润湿的本质是，用清洗介质对被洗器械和物品表面的润湿取代污染物。清洗介质对器械物品表面的润湿，削弱了污染物在器械、物品表面的黏附，便于污染物的剥离。因此润湿是清洗的先决条件，如果清洗介质不能润湿器械和物品的表面，就难以发挥清洗介质的去污作用。清洗介质的润湿能力与被清洗器械和物品表面的性质和形态有

关,还与清洗剂的密度、黏度和表面张力有关。表面张力对清洗具有重要作用。表面张力是液体表面受到一种垂直指向液体内部的引力。是使液体表面尽量缩小的力。例如,下落水滴成圆球形就是表面张力的作用。由于表面张力具有使液体表面自动缩小的趋势,如同一张有弹性的薄膜,能使液体保持最小表面积。因此,表面张力低就可以使液体扩展,容易润湿。总之,清洗介质应具有表面张力低的特性,表面张力低,容易润湿、渗透削弱污染物对器械表面的黏附,从而达到较好的去污效果。

④乳化作用:由于表面活性剂的作用,使本来不能互相溶解的两种液体能够混到一起的现象称为乳化现象,具有乳化作用的表面活性剂称为乳化剂。例如脂肪等有机物污染是不容易溶于水中的,但是清洗剂中的表面活性剂的分子结构是由亲油基和亲水基两部分组成,这种结构可以形象地称为"大头针"。亲油基指向油、亲水基指向水,由此降低了水的表面张力,使得污染器械容易润湿;继而改变了污染的黏附状况,使其发生污染卷缩、分散、乳化、悬浮等现象,并形成水包裹脂肪等污染型的微粒即乳化结构,最终被清洗去除。在乳化阶段机械外力可增强清洗作用。清洗剂中表面活性剂成分,还可避免乳化微粒在器械表面的再沉积。

⑤分解作用:分解作用是指各种酶与其相应的大分子不溶于水的反应物发生的反应过程。酶是一类有活性,具有催化功能的蛋白质。在清洗机中常用的酶有四种:蛋白酶、脂肪酶、淀粉酶和纤维素酶。蛋白酶可将蛋白质分解为肽段和氨基酸;脂肪酶可将脂肪分解为甘油和脂肪酸;淀粉酶可将淀粉和糖原质分解为麦芽糖;纤维素酶可将纤维素分解为葡萄糖。以上这些产物都能够溶于水。

⑥在清洗过程中,为了避免水中的金属离子对清洗剂中的其他成分,例如酶、碱等成分产生负作用,在清洗剂中会添加螯合剂成分,例如磷酸盐、多聚磷酸酯和聚丙烯酸酯等。凡是能够与金属离子(钙、镁、铁)结合生成可溶性螯和物,这种物质称为螯合剂。一个分子中至少有两个以上的原子或基团和一个金属离子形成配位键,生成一个环状化合物,这种现象叫螯和作用。

(2)清洗剂分类及使用:清洗剂主要分为酸性、中性、酶和碱性四大类。不同成分及含量的清洗剂 pH 不同。pH 是物质酸碱性的测度指标。pH 为 7 是中性,低 pH 的液体是酸性,高是碱性酸碱度示意表。高 pH(强碱性)或低 pH(强酸性)的物质会破坏组织、金属、橡胶和塑料。

(3)常用清洗剂

①含酶清洗剂:作用特点是含酶有较强的去污能力,能快速分解蛋白质、脂肪、纤维素、糖类等多种有机污染物。

主要成分是蛋白酶、脂肪酶、淀粉酶、纤维素酶、表面活性剂、络合剂、防锈剂等。

酶是一种有活性的生物蛋白,极容易失去活性,因此含酶清洗溶液不宜重复使用。温度不宜过高,水温≤60℃,过高的水温会失去酶的活性,由此降低清洗效果。蛋白水解酶清洗剂有助于去除血液、体液中的蛋白质类污染,脂肪分解酶清洗剂有助于去除脂肪物质如骨髓和脂肪组织。采用酶清洗剂浸泡器械可以去除表面干结的蛋白质和脂肪类污染。机械清洗时应选用低泡清洗剂,以免损坏设备。

②碱性清洗剂:作用特点是 pH≥7.5,应对各种有机物有较好的去除作用。对金属腐蚀性小,加快返锈的现象不会发生。主要成分为碱、络合剂、防锈剂等。pH>11 的碱性清洗剂对铝、锌、锡、黄铜等制成的器械有一定腐蚀性。

③酸性清洗剂:作用特点为 pH≤6.5,对无机固体粒子有较好的溶解和去除作用,应确保其兼容性(器械与设备等)不应腐蚀和加快生锈。主要成分为磷酸、表面活性剂等。酸性清洗剂对不锈钢器械表面的保护层有一定的腐蚀性,不能作为器械日常保养的处理方法。只有在器械出现问题(生锈、结垢、变色等)后才需要使用酸性清洗剂处理。

④器械润滑剂:pH 中性。能够在器械上形成保护层,但又不会影响蒸汽、环氧乙烷等的穿透力。主要成分为医用白油,乳化剂。用于不锈钢器械,不能用于橡胶和乳胶材质制成的器械,如麻醉器具、呼吸管路等,润滑剂会使这些材质发生脆化。

(4)注意事项

①根据 WS310.1 第九条款规定,选用清洗剂应符合国家相关标准和规定。根据器械的材质、污染物种类,选择适宜的清洁剂。

②手术器械宜使用中性洗涤剂,其他洗涤剂可能会造成器械损伤。手工清洗需要用 pH 为 7~8 的中性清洗剂。碱性清洗剂通常用于机械设备的清洗。一些贵重精密的器械制造商会推荐使用指定的清洁剂和润滑剂,例如牙科手机等器械。

③洗涤剂使用中始终要遵守制造商关于正确稀释比例、溶液温度、水硬度及使用的指示。

2.清洗用水及质量

天然水资源分为降水、地面水和地下水 3 大类水。水资源有不同的卫生学特征,天然水水质中含有的物质可分为溶解性物质,如钙、镁、钠、铁、锰等的盐类或化合物及氧、二氧化碳等气体;胶体物质,包括硅胶、腐殖酸;非溶解性物质,包括黏土、砂、细菌、藻类及悬浮物质。WS310.1 明确规定,消毒供应中心清洗用水必须符合生活饮用水标准。主要的清洗用水包括自来水、软水、纯化水或蒸馏水。

(1)生活饮用水(自来水)

①使用范围:自来水是器械、器具和用品清洗的基本用水,用于手工清洗,以及制备软水、纯化水的水源。

②质量标准:自来水是对天然水进行卫生处理,达到生活饮用标准的水。其水质应符合 GB/T5750.5《生活饮用水检验标准方法无机非金属指标》和 GB5749-85《生活饮用水卫生标准》。在 GB5749-85《生活饮用水卫生标准》中规定了 35 项水质标准,包括细菌学指标、毒理学指标、感官性状和一般化学指标以及放射性指标。自来水 pH 为 6.5~8.5;饮水细菌总数每毫升不超过 100 个,总大肠菌群每升不超过 3 个;硬度为 450mg/L。

(2)软水

①使用范围:软化水可用于机械清洗。软水是自来水经过离子交换树脂等方法软化处理而成,已去除部分钙镁离子,降低水的硬度,机械清洗时水温在 60℃ 以下,不宜出现器械表面结垢的现象。

②质量标准。

硬度对清洗有很大影响,硬度比表示水中钙、镁离子的溶解量,包括溶于水中的钙、镁、盐等的总量,以 CaCO₃(mg/L)表示。《美国一水等级规定》软水碳酸钙 CaCO₃ 含量 40～80mg/L。

(3)纯化水或蒸馏水

①使用范围:精密器械手工清洗应使用纯化水或蒸馏水;清洗消毒器终末漂洗应使用纯化水;医疗器械、器具和物品采用湿热消毒方法,应使用纯化水或蒸馏水。

②质量标准:WS310.1—2009 规定纯化水应符合电导率≤15μS/cm(25℃)。为了保证纯化水(去离子水)水质,制水设备上宜设有水质主要指标的适时显示装置,操作人员还应定期观测并记录水质指标,一般监测电导率、pH 不合格时,即认为清洗用水质量不符合标准。消毒供应中心用水质量标准及分类及用途。

(二)清洗设备、设施

遵循 WS310.1—2009 规定,消毒供应中心应根据 CSSD 的规模、任务及工作量,合理配置清洗消毒设备及配套设施。设备、设施,包括手工清洗池、压力水枪、压力气枪、超声清洗等机械清洗消毒设备、干燥设备及相应清洗用具,如器械分类操作台、转运车、器械清洗篮筐、清洗架等,清洗剂、刷子,标识等,电脑记录系统等。应有冷热自来水、软水、纯化水或蒸馏水供应。

1.清洗设备及使用

(1)清洗水槽:由不锈钢材质制成,用于手工清洗操作为双水槽,宜进行器械浸泡和冲洗的清洗操作。

(2)压力水枪:用于手工清洗管腔器械。压力水枪一端接水源管道,另一端通过压力水枪喷头连接于管腔器械上,压力水枪喷头可增强水流压力,利于清除管腔器械内腔壁上附着的污渍。使用时应选择与管腔器械内径适宜的喷水接头,保证腔内的水流压力。

(3)压力气枪:用于手工清洗管腔器械的处理。压力气枪一端接于压缩空气管道,管道气源压力0.45～0.95Mpa,压力气枪工作压力 0.1～0.3Mpa。另一端通过压力气枪喷头连接于管腔器械上,在压力的气流作用下,清除管腔壁脱落的污染物或水。使用时应选择与管腔器械内经适宜的接头,保证腔内的气流压力。

(4)器械刷:有多种规格和型号,主要用于手工清洗操作。

(5)冲眼器:职业防护必备的设施,用于操作人员眼部受到污染后进行冲洗处理。

(6)超声波清洗机:超声波清洗机分为台式和落地式,设备功能有所不同,有的只具有单一的洗涤功能,多为单槽台式机。有的具有洗涤、漂洗、消毒功能,为单槽或双槽。由于,这类设备需要人工完成漂洗、消毒的程序转换。因此,又常称这类设备为半自动化设备。

①主要构造图台式超声洗涤设备,一般具有洗涤和湿热消毒功能。

单槽落地式:具有超声洗涤、漂洗功能。

单槽组合:单槽组合具有冲洗、超声洗涤、漂洗、消毒、干燥功能。

②使用范围:超声波清洗消毒机适用于金属、玻璃类材质的器械清洗,对其形状复杂器械

例如有深孔、盲孔、凹凸槽器械清洗效果好。一些精密器械应根据产品的说明选择使用。

③主要原理:人耳一般对于每秒震动 20～18000 次的频率范围有反应(18kHz)。当大于 20kHz 的声波人听不到,称为超声波。超声波清洗作用原理如下。

空化效应:超声波具有声波的一切特性。可以在固体、液体和气体中传播。超声波清洗是利用超声波发生器所发出的高频振荡讯号,通过换能器转换成高频机械振荡而传播到清洗溶液中。超声波在清洗液中疏密相间地向前辐射,在密集状态区液体承受正压力,在稀疏状态区则承受拉力,使液体流动而产生数以万计的微小气泡,这些气泡在负压区形成、生长,而在正压区迅速闭合,被称之为"空化"现象。空化现象的过程中气泡闭合可形成超过 1000 个气压的瞬间高压,连续不断冲击物件表面,使物件表面及缝隙中的污垢迅速剥落,这种效应称为"空化效应"有很强的清洗作用。

超声波声压强:超声波是一种交变声压,超声波清洗的空化效应与其声压强有关,如果声压强度达不到一定的值,就不能出现空化现象。这个值叫做空化阈值。液体中只有交变声压超过静压才能出现负压,负压只有大于液体的强度时(空化阈值)才能产生"空化效应"。声压强度越高,功率密度越大,空化效应也越明显。不过,功率密度过大,有可能造成器械表面的空化腐蚀。

④超声波频率:超声波频率与空化作用有关,超声波频率越高,空化阈值越大,声压强度也越大。超声波频率低时,产生的气泡(空穴)大而数量少,爆破力强;产生频率增强时,气泡(空穴)小而数量多,爆破力小而范围广,清洗比较精细。但是频率过高接近 1000kHz 将不再产生空化现象。消毒供应中心使用的超声波清洗设备的频率范围多为 30～40kHz。也可选用多频率的设备,在同一个清洗舱内通过 40KHz、80KHz、100KHz 三种频率的设定转换和自动转换,使器械得到不同程度的洁净效果。

清洗介质(水、清洗剂等)不同,物理性质不同,空化阈值也不同。清洗介质表面张力越大,空化所需的能量也越大即空化阈值增加;清洗介质的黏度越大,不易产生空化现象,其空化阈值也大;温度对空化现象产生影响,但温度达到沸点时,将不再产生空化;清洗介质中含有气泡和溶解氧,主要是氧气和氮气,不但没有空化作用,而且会吸收大量的超声能量,降低空化效应。所以,在超声清洗槽中放入水后,不应立刻开始清洗器械,应除气。即将水静置至少 5min 的时间,待气体自动析出排除后开始清洗操作。

⑤定期维护、定期检测超声波气穴的活性。检查的频率依赖于使用清洗机的情况。建议每月检测一次。可采用玻璃滑片检测方法。使用磨砂的显微镜用玻璃滑片;2 号铅笔;民用的普通清洁剂,比如液体肥皂。检测步骤:准备一个新鲜的混有民用清洗剂的溶液(浓度为 1%)和温的自来水(华氏 120～140℃),将溶液倒入清洗器中至操作水位线 3/8 范围内。打开超声,进行至少 5～10min 的除气。用铅笔在滑片磨砂的一端标上 X,将磨砂浸入溶液中,应垂直放入溶液中央,确认清洗机处于超声清洗程序,然后启动超声清洗,超声将立刻去除滑片上的铅墨。所有铅墨应该在 10s 内去掉。如果你的清洗器符合这一时间,其超声清洗状况是可以接受的。

为了保持测试之间的连贯性,必须确保测试条件的一致,即使用相同的溶液浓度,液量,温度,铅笔,除气时间等;如果运转情况不良,应首先按照故障排除法进行处理。

超声清洗机的监测还可选用专用的测试产品或选择使用设备厂商推荐的方法和产品。

(7)喷淋式清洗消毒器:多为自动化程度较高的设备,可完成器械全部的去污处理,包括冲洗、洗涤、漂洗、终末漂洗、消毒、干燥,并可预设自动添加清洁剂程序和多种清洗程序。

①主要构造:单舱和多舱式。

②使用范围:可用于耐湿热、耐水材质器械的清洗消毒例如不锈钢、金属类、塑料、玻璃等。通过专用清洗架,进行常规器械、精密器械、管腔等结构复杂器械等处理。处理效率高。

③主要原理:喷淋式清洗消毒器是利用大容量的循环泵使清洗舱内的水,形成一定的水流压力,并通过旋转喷淋臂将水喷淋到器械、器具和物品表面。管腔类器械通过专用清洗架上的插件,使水流对管腔内进行冲洗清洗。

④定期维护:根据设备厂商使用说明和维护手册进行。在第一次使用清洗清毒器时,必须阅读全部内容。根据厂商的建议和维护手册以及清洗效果观察,进行设备检测。每年度进行设备清洗效能的监测,对自动清洗机的所有输入信号都进行完整的测试(水温、pH、硬度等)并记录所有设备(喷水臂,数字显示屏幕等)情况。每天工作结束应进行设备的清洁。清除清洗舱内排水槽底部和过滤器上的杂物。用擦布清洁表面。如果清洗消毒器出现问题,根据维护手册中所列原因排除故障或联络授权的维修中心。

(8)喷淋、超声波式清洗消毒器

①主要构造:清洗消毒器具有喷淋清洗和超声清洗的功能。此类设备可分为单舱和多舱式。

②使用范围:主要适用于常规器械、精密器械、形状复杂器械、管腔器械以及深孔、盲孔、凹凸槽器械、器具和物品的清洗。

③主要原理:同前所述的喷淋清洗原理和超声波清洗原理。具有多频超声清洗功能的设备,可完成45KHz、80KHz、100KHz的三频率自动转换的清洗,减少超声波的盲角和死角,利于器械得到全方位的清洗。

④定期维护:根据产品厂商指导,参照超声波清洗机和清洗消毒器维护要求。每年进行设备效能的测试并记录。

2.制水设备(软水、纯化水)

(1)主要构造:水处理设备、储水槽等。

(2)使用范围:主要用于清洗用水(软水、纯化水)制作。制水量与设备功能有关,应根据手工清洗用水量、机械清洗用水量选择。蒸馏水是经过蒸馏器将煮沸的水蒸气经过冷凝器冷凝后制成的水,可作为终末漂洗用水。由于制作过程用水量较大,耗水成本高,不适宜消毒供应中心作为制水设备使用。

(3)主要原理:消毒供应中心制水方法主要采用电渗析和树脂交换法。电渗析利用半透膜的选择透过性分离不同的溶质粒子(如离子)的方法称为渗析。在电场作用下进行渗析时,溶液中的带电的溶质粒子(如离子)通过膜而迁移的现象称为电渗析。利用电渗析进行提纯和分离物质的技术称为电渗析法。

电渗析可以是一种除盐技术,因为各种不同的水中都有一定量的盐分,而组成这些盐的阴、阳离子在直流电场的作用下会分别向相反方向的电极移动。如果在一个电渗析器中插入阴、阳离子交换膜各一个,由于离子交换膜具有选择透过性,即阳离子交换膜只允许阳离子自由通过,阴离子交换膜只允许阴离子以通过,这样在两个膜的中间隔室中,盐的浓度就会因为离子的定向迁移而降低,而靠近电极的两个隔室则分别为阴、阳离子的浓缩室,最后在中间的淡化室内达到脱盐的目的。

离子交换树脂具有网状结构的骨架,有许多可以电离、交换的基团。交换树脂分为阳离子树脂和阴离子树脂两大类。阴离子树脂与自来水中的阳离子交换;阳离子树脂与自来水中的阴离子交换,自来水经过两种树脂的交换后,可去除大部分钙、镁离子。通常用的树脂串柱越多,所得水质越纯。制水设备中的阳离子串柱和阴离子树脂串柱,分别于水中的阳离子、阴离子不断的交换,当串柱中的树脂达到饱和时,会"失效"或"老化",出现水质质量不合格。因此,需要定时对树脂进行再生,通过酸(对阳离子树脂)碱(对阴离子树脂)处理,使树脂恢复其交换能力。

消毒供应中心在选择水处理设备和制作工艺时应考虑运行成本,节能、环保等因素。目前,国产离子交换膜质量亦很稳定,运行管理也很方便。

(4)设备使用注意事项

①每天启用制水设备时,察看并记录水质指标,包括电导率、pH。

②新树脂在使用前应由厂家进行预处理,将新树脂用自来水(40℃)浸泡,使其充分溶胀,并清洗为无色透明状,去除杂质,将水沥干。进行树脂的酸碱转化阳树脂 pH3～5,阴树脂 pH8～9。

③制水设备在安装后应对制水系统、输水系统以及再生制剂等进行检查。设置所有阀门的标识;检查所有仪表,压力表、流量表、电导仪测试值显示情况等;检查和试运转合格才能使用。

④制水设备的安装地点应有可靠的防冻措施。

⑤按照设备说明书进行定期的再生处理,如定时加盐等。

⑥按照设备说明书定期维护保养。

四、清洗方法

诊疗器械、器具及物品的清洗方法包括手工清洗方法和机械清洗方法。两类清洗方法适用范围不同,一般是根据器械不同材质、不同污染程度选择清洗的方法。手工清洗方法是通过水流冲洗、刷子刷洗、擦洗和压力水枪等方式清洗去污。机械清洗方法是通过机械作用产生有一定压力的水流或者利用超声波产生的空化作用等进行清洗。

手工清洗方法适用于器械的清洗预处理,能够针对性地的去除器械上湿性、干性的血渍和污渍、锈迹、水垢、化学药剂残留、医用胶残留等情况;主要用于不能采用机械清洗方法的精密器械清洗,如一些软式窥镜、电源类等器械;还用于运送车、运转箱、清洗篮筐、托盘等物品用具的清洗。

机械清洗是指利用清洗设备完成清洗去污的方法。机械清洗具有自动化、程序化、标准化和清洗效率高等优点,是医疗器械、器具和用品清洗采用的首选方法。机械清洗适用于耐高温、湿热材质的器械清洗。受设备本身自动化程度和功能影响,使用不同类型的清洗设备操作方式和程序有较大区别,自动化程度高的设备完成预清洗、洗涤、漂洗、终末漂洗、消毒、干燥等处理时,完全是自动化(全自动)的一键式操作,不再需要人工辅助操作。而一些自动化程度较低(半自动)的设备则需要加入人工辅助操作。

(一)手工清洗及操作

1.基本方法

(1)冲洗操作方法:使用水(自来水、软水、纯化水或蒸馏水)冲洗器械和物品(包括使用压力水枪,增强水的冲洗压力或使用压力气枪进行气体冲刷)。冲洗操作的方法一般用于洗涤前初步去污步骤或去除化学清洗剂的漂洗;用于压力水枪、气枪进行管腔冲洗操作。

(2)浸泡操作方法:将污染器械浸泡在水中或含有清洁剂液体中,使黏附在器械上的干涸污渍软化、分解。浸泡时器械要完全浸没在水下;管腔器械从一端缓慢放入液体,使腔内充满清洗剂;器械上的阀门应打开。

(3)擦拭操作方法:使用软巾浸于清洁剂液体内进行器械擦洗或使用蘸有清洁剂的软布直接擦拭,操作时擦拭清洗的力度应柔和,使用的擦布宜采用低棉絮材质,避免毛絮脱落。擦拭法一般用于表面光滑器械;不能浸于水中清洗的不耐湿材质的器械、带电源类器械清洗。擦拭清洗时应在水面下进行,防止产生气溶胶,不能浸于水中清洗的器械,可用蘸有清洁剂的软布直接擦拭去污,应使用具有活性,无蛋白质黏附能力的清洁剂,例如酶等清洁剂。

(4)刷洗操作方法:使用专业清洁刷刷洗器械的方法。器械刷洗部位主要包括器械关节、齿缝;刷子的刷洗方向要与器械齿端纹路一致,避免产生清洗死角;选用适宜的刷子型号,确保刷子可以深入到空隙、管腔内;刷洗手术吸引头、各类穿刺针等管腔器械时,可交替使用压力水枪和气枪进行管腔内的清洗。

2.清洗程序及操作

(1)操作前准备

①人员准备:操作人员个人防护符合 WS310.2—2009 附录 A 要求。

②环境准备:在消毒供应中心去污区,环境整洁、光线充足。

③物品准备:操作台、转运车、器械清洗篮筐、清洗架等,清洗剂、刷子,标识等物品,电脑记录系统处于备用状态。

(2)操作步骤

①操作前评估污染分类、可遵循制定清洗技术操作规程、选择清洗方法和操作程序,确认是否可水洗。

②冲洗:第一步,污染器械清器械、器具和物品置于流动水下冲洗,初步去除污染物。手工清洗时水温宜为 15~30℃。

③洗涤:第二步,冲洗后,使用酶清洁剂或其他清洁剂浸泡,然后用刷子刷洗或用擦布擦洗。清洗动作柔和,不应使用钢丝球类用具和去污粉等用品,避免器械磨损。去除干固的污渍可先用酶清洁剂浸泡,再刷洗或擦洗。

④漂洗:第三步,洗涤后,再用流动水冲洗或刷洗。清除脱落的污渍和清洁剂。

⑤终末漂洗:第四步用流动水冲洗,根据器械材质需要选择清洗用水如动力器械、光学材质部件使用软水或纯化水、(或蒸馏水)冲洗,以提高器械清洗的质量。

(3)注意事项

①结构复杂的器械应拆卸后清洗。

②手工清洗后的器械应放置在专用的托盘、车等清洁处,与污染器械分开放置。并及时传入清洁区。避免清洗、消毒后的二次污染。

③清洗池、清洗用具等应每天清洁与消毒。

(4)表格使用:根据追溯管理需要,手工清洗精密、贵重器械,外来器械等应记录。记录清洗器械名称或编号、数量,清洗方法、消毒方法、操作人员等信息,符合 WS310.3—2009 第 5 条款,质量控制过程的记录与可追溯要求。采用手工清洗方法进行预处理的器械不需要记录和追溯。

(二)超声波清洗及操作

1.基本方法

(1)遵循生产厂家提供的使用说明和技术操作规程。

(2)不要将部件或容器直接放在清洗水箱的底部,否则将损坏超声波发生器并导致保修失效。

(3)使用以水为主的清洗液,不要使用酒精、汽油或者其他可燃性的溶液。否则将致火灾、爆炸。不要采用含有氯的清洗液,防止清洗机的损坏并导致保修失效。

(4)不要在无水情况下操作清洗机。清洗用水加热或进行超声清洗时,不要让溶液下降到操作线下3/8以下。否则将导致超声波发生器或加热器损坏并导致保修失效。

(5)当清洗机运转时,不要将手伸入水箱。否则会导致不舒适或皮肤刺激。待运行停止时,才可用手工方式取出清洗器械。

(6)超声清洗时间宜 3~5min,也可根据器械污染情况适当延长清洗时间,不宜超过 10min。

(7)具有超声清洗功能的全自动清洗消毒器,操作简便,可自动完成冲洗、洗涤、漂洗、终末漂洗和消毒、干燥步骤,根据说明书使用。

(8)台式或双槽落地的超声清洗器一般为半自动化的设备,清洗时程序转换需要手工辅助的操作。在清洗槽中加注水之前应切断电源;根据超声清洗槽标刻的水位线加注水量,一般当放入器械和物品情况下加注水量到离顶端约 3cm 的位置;应定时更换清洗液;首次加入水后应除气;清洗时应盖好超声清洗器盖子,防止产生气溶胶;工作结束后关闭电源,关闭水源等阀门;在清空水箱之前应切断电源。

2.超声波清洗器操作(台式或落地式)

(1)操作前准备

①人员准备:操作人员个人防护符合 WS310.2—2009 附录 A 要求。

②环境准备:在消毒供应中心去污区,环境整洁、光线充足。

③物品准备:超声清洗设备、操作台、器械清洗篮筐、清洗架等,清洗剂,刷子,标识等物品,电脑记录系统处于备用状态。

(2)操作步骤

①操作前评估:根据污染分类;选择清洗方法和操作程序,有可依据的操作规程;贵重、精密器械,有可依据的专项技术操作规程。

②清洗槽内注入适量清水,控制水温在 35～45℃;按配置比例添加清洁剂(一般为酶清洁剂)。接通电源,待机指示灯应开启。

③手工预洗:需手工预清洗的器械参照常规手工清洗操作。

④超声清洗:将器械放在清洗设备专用的篮筐中,浸没在水面下,盖上盖子;设定清洗时间5～10min;按下启动开关,运行指示灯开启。

⑤漂洗:超声清洗结束,超声结束运行指示灯熄灭。机械漂洗:将清洗过的器械、器具和物品放到漂洗槽内自动漂洗,控制水温在 35～45℃,漂洗时间 0.5～1min,漂洗循环 2 次。手工漂洗:超声清洗设备没有漂洗功能时,采用手工漂洗。将超声清洗过的器械、器具和物品,在流动水下冲洗至器械上无泡沫和污渍。

⑥冲洗后的器械、器具和物品使用自动清洗消毒器或湿热消毒槽消毒,应使用纯化水。

⑦进行机械干燥(略)。

(3)操作注意事项

①设备操作遵循生产厂家的使用说明书。

②超声请洗时间宜 3～5min,不宜超过 10min。

③不宜清洗塑胶类等软材质的器材。

(4)标识及表格应用:根据清洗器械情况酌情选用标准和记录。

(三)喷淋式清洗消毒器

1.基本程序

(1)预清洗:清洗舱内自动进软水,自动加热,水温控制在 20～35℃,喷淋预清洗时间 1～3min,自动排污,除去物体表面污渍和可发泡的物质。

(2)洗涤:自动进软水,自动投入设定清洗剂,自动加热(根据清洁剂使用温度要求),一般水温设定在 35～45℃设定喷淋洗涤时间至少 5min。自动排水。

(3)漂洗:自动进软水,自动加热 35～45℃(也可用冷水),设定喷淋漂洗时间 1～2min,自动排水。(此过程也可根据需要使用中合剂或酸性清洗剂,防止沉淀物污染器械。)

（4）漂洗：自动进水软水或（纯化水），自动加热 35～45℃（也可用冷水），设定喷淋漂洗时间 1～2min，自动排水。

（5）终末漂洗、消毒：自动进纯化水，自动加热 90℃，根据需要设定消毒时间 Imin 或 5min 以上时间。在设定的温度下（一般为 70℃）自动投入润滑剂，自动排水。

（6）热风干燥：自动加热，自动控制设定的干燥温度一般为 70～90℃，干燥时间 10～20min。自动开启柜门，取出清洗器械。

2.喷淋式清洗消毒器操作

（1）操作前准备

①人员准备：操作人员个人防护符合 WS310.2—2009 附录 A 要求。

②环境准备：在消毒供应中心去污区，环境整洁、光线充足。

③物品准备：操作台、器械清洗篮筐、清洗架等，清洗剂、刷子，标识等物品，电脑记录系统处于备用状态。查看水源接通；查看热源接通；接通电源，设备指示灯应开启，清洗设备处于备用状态。

（2）操作步骤

①操作前评估：评估污染分类，有可遵循的清洗操作规程。确认清洗器械与清洗方法的适宜性；器械装载方式和装载量符合操作规程。

②清洗器装载：开启清洗设备舱门；推进器械架，器械装载正确，插件牢固，装载适量；关闭舱门。

③清洗器运行：选择清洗程序并启动开关，运行指示灯开启。观察预清洗水温，一般不超过 45℃；设备舱门处没有水溢出现象；喷淋臂转速正常，转动无器械阻挡，器械可接触到水流。观察排水阶段，排水通畅，没有水溢出和滞留现象。自动加入清洁剂时，水温符合使用规定；漂洗阶段喷淋漂洗时间 1～2min；漂洗循环 2 次，终末漂洗，消毒温度应在≥90℃，消毒时间 1～5min。热风干燥，70～90℃，干燥时间为15～20min。

④清洗结束：运行指示灯熄灭。观察打印的程序代码、消毒时间、温度，并记录。

⑤开启清洗设备舱门，取出器械架，放置 5min 后观察器械的干燥程度。观察无水迹为干燥。

（3）设备使用注意事项

①遵循生产厂家提供的使用说明或指导手册和制定的技术操作规程。

②不应随意改变清洗消毒器的程序和参数。

③消毒温度、时间应符合 WS310.3—2009 检测的有关规定。确认并记录设备每一次运行的消毒温度、时间和清洗程序。

④按照制造商的指导，每天检查喷淋壁转动是否灵活，出水孔是否通畅。

⑤每天应进行清洗设备舱内的清洁。可使用清洁剂擦拭内壁，滤网以及擦拭清洗设备表面灯。对维护的情况应予记录。

⑥设备检查所发现的任何问题都要提醒并由适当的责任人进行处理。

⑦定时观测和检查洗涤剂使用情况。检查注入清洗剂的泵是否正常运转、泵管没有松脱，有无老化等现象。确保清洗剂用量准确。

(4)标识及表格应用

①酌情使用标识，达到器械清洗的方法和清洗设备运行情况的可追溯。

②进行清洗消毒流程记录。

(四)喷淋超声波式清洗消毒器使用

主要清洗消毒程序包括以下阶段。

1.预清洗

清洗舱内自动进软水，自动加热，水温控制在20～35℃，喷淋预清洗时间1～3min，自动排污，除去物体表面污渍和可发泡的物质。

2.超声喷淋洗涤

自动进软水，自动投入设定清洗剂，自动加热（根据清洁剂使用温度要求），一般水温设定在35～45℃，设定超声洗涤时间5～10min。自动排水。

3.漂洗

自动进软水，自动加热35～45℃（也可用冷水），设定喷淋漂洗时间1～2min，自动排水。（此过程也可根据需要使用中合剂或酸性清洗剂，防止沉淀物污染器械。）

4.漂洗

自动进水软水或（纯化水），自动加热35～45℃（也可用冷水），设定喷淋漂洗时间1～2min，自动排水。

5.终末漂洗、消毒

自动进纯化水，自动加热90℃，根据需要设定消毒时间1min或5min以上时间。在设定的温度下（一般为70℃）自动投入润滑剂，自动排水。

6.热风干燥

自动加热，自动控制设定的干燥温度一般为70～90℃，干燥时间10～20min。自动开启柜门，取出器械架。

喷淋、超声波式清洗消毒器操作及注意事项等，可参考喷淋式清洗消毒器、超声清洗机操作内容及要求。

第三节　干燥

干燥是指经过清洗、消毒的器械，进一步去除消毒后器械物品上残留水分的过程。

一、干燥的原则

经过清洗消毒的器械表面仍有水，是湿的状态。水是细菌滋生的基本条件，最易发生的是真菌的生长。器械上可能残留的微生物或被环境中的微生物污染,在有水和适宜的室温条件下会使细菌繁殖,从而影响器械清洗消毒后的质量。器械关节或齿槽等缝隙部位,存有水分还可以引起器械锈蚀,增加清洗难度,影响使用功能,缩短器械的使用寿命,锈蚀也是器械损坏的主要原因。器械干燥处理其意义是能够防止细菌的污染,确保消毒后直接使用物品的质量;提高器械灭菌质量,例如化学气体灭菌对干燥程度有较高的要求,器械表面过湿会降低消毒剂作用影响灭菌效果。

WS310.2 中规定器械的干燥方法,宜首选使用干燥设备。无干燥设备的或不耐热器械、器具和物品可使用低纤维絮擦布进行手工干燥处理。器械干燥操作原则应包括以下方面。

(1)清洗消毒后的器械及时进行干燥处理。

(2)不应采用晾干的自然干燥方式,避免器械和物品重新滋生细菌或被环境污染。

(3)应根据器械的材质选择适宜的干燥温度,金属类干燥温度 70~90℃;塑胶类干燥温度 65~75℃。

(4)穿刺针、手术吸引头等管腔类器械,可在干燥设备处理之后,再用压力气枪进行干燥处理。也可使用专用棉条进行干燥。

(5)应使用干燥设备对呼吸及麻醉管路进行干燥,保证消毒质量和使用安全。

(6)干燥设备应根据厂家说明进行维护和保养。应保持干燥柜或箱内的清洁,每天进行表面清洁擦拭;每月检查过滤器和密封圈;每季度进行加热装置的检测。

二、干燥方法

(一)手工干燥方法

手工干燥方法,适宜于无干燥设备的及不耐热器械、器具和物品。

1.手工擦拭

操作中应使用低纤维絮类的擦布,特别注意和防止棉絮和微生物的污染因素,同时保持操作人员手的清洁。然而,手工擦布难以处理管腔器械和复杂的器械,如关节、齿牙。可在清洁区设压力气枪,专用于管腔类器械的干燥,如吸管、穿刺针、针头等。

2.压力气枪

(1)适用范围:吸管、穿刺针、针头等管腔器械辅助干燥的处理。

(2)使用方法

①设备的操作方法和步骤,必须依据产品操作手册和规程使用。

②选择适宜的接头。

③组合器械单件处理,防止混乱。

④使用气枪干燥时器械宜先烘干再吹干或先擦拭器械表面水渍再吹干,气枪吹气至少两次,每次维持 2s。

(3)注意事项

①操作时,避免压力气枪吹气口处朝向操作人员。

②穿刺针等锐器进行处理时,应防止人员刺伤。

③过长的管腔器械不宜采用压力气枪方法处理。

(4)保养与维护

①应遵循厂商的说明书进行保养和维护,并制定相应的技术规程。

②每天用后应悬挂在专用挂钩处。

③保持压力气枪的清洁。

(二)干燥设备(干燥柜)

干燥设备具有工作效率高的特点,是器械干燥首选方法。使用干燥设备可以避免手工操作或擦布脱屑使用擦布和人等因素可能造成的器械污染,保证器械消毒质量安全。

1.工作原理

医用干燥箱以电阻丝、电热管为发热源,靠风机或水循环热量,保持箱内温度,采用机械触点控温温度可设定在40~90℃。具有自动控制温度和时间,数字显示并提示超电压、超电流保护指示灯的功能。并配置器械标准的不锈钢网筛和管腔干燥架。

2.使用范围

用于耐热材质的器械包括手术器械、内镜活检钳、注射针头、各式大小注射器、玻璃片、换药碗、各种盘子、呼吸机、麻醉管路等。

3.基本使用方法

(1)干燥设备的使用,应遵循产品说明书和操作规程。

(2)根据器械耐热材质的程度选择干燥温度和时间,以确保装载物不会过热(可能造成损坏)。根据 WS310.2 中 5.5.1 规定,金属类干燥温度 70~90℃;塑胶类干燥温度 65~75℃。

(3)器械放置在网篮中干燥,不要堆积,保持一定的空隙,利于干燥。管腔类器械,如呼吸管路等应使用专用管腔干燥架,悬垂在干燥柜内,使器械表面和内部彻底干燥。金属器械和橡胶类器械干燥所需的时间不同,因此宜分开进行干燥。

(4)干燥结束卸载器械物品时,操作人员应注意防止烫伤,避免用裸手直接接触器械篮筐。

(5)干燥设备运行结束后,及时关闭柜门,使柜门保持关闭状态。

4.注意事项

(1)根据器械的材质选择适宜干燥时间,一般金属器械 20min,塑胶类 40min。

(2)注意观察设备运行情况。

5.设备保养与维护

(1)遵循厂商的说明书进行保养和维护,并制定相应的技术规程。

(2)每天进行灭菌器门、仪表的表面擦拭。

(3)每天清理和擦拭柜内至少 1 次。

(4)每天运行前检查柜门缝是否平整、完好,无脱出和破损。

(5)根据设备厂商维护手册的建议,定期更换或清理空气过滤器,保证进入柜内的循环空气符合消毒要求。

(6)每年至少一次检查过热保护装置。每年由专业工程人员进行一次维护。

(7)设备维护情况应记录。

三、干燥技能及操作

(一)干燥柜操作

1.操作前准备

(1)人员准备:操作人员个人防护符合 WS310.2—2009 附录 A 要求。

(2)环境准备:在消毒供应中心清洁区保持,环境整洁、光线充足。

(3)物品准备:干燥柜、操作台、转运车、器械清洗篮筐、清洗架等,标识等物品。

2.操作步骤

(1)操作前评估

①评估干燥方法是否适宜器械材质,有可遵循的技术操作规程。

②评估器械是否经过清洗。

③评估设备处于的备用状态。

(2)器械装载:使用篮筐装载器械;呼吸机管道、麻醉管道使用专用的干燥架。

(3)程序选择:根据标准和材料的适宜性选择干燥温度、时间。

(4)干燥结束:干燥后,卸载器械。

3.操作注意事项

(1)装载的器械不要超出器械篮筐,利于干燥彻底。

(2)装载和卸载均要防止烫伤。

(二)手工干燥

1.操作前准备

(1)人员准备:操作人员个人防护符合 WS310.2—2009 附录 A 要求,洗手。

(2)环境准备:在消毒供应中心清洁区,环境整洁、光线充足。

(3)物品准备:清洁低棉絮擦布、压力气枪、操作台、转运车、器械清洗篮筐、标识等物品。

2.操作步骤

(1)操作前评估

①有可遵循制定的技术操作规程。

②评估干燥方法是否适宜器械材质。

③评估器械清洗质量合格。

(2)操作台准备:擦布擦拭器械,台面应留有适当的擦湿操作的空间和摆放干燥器械的空间。

(3)干燥擦拭:擦拭动作柔和,宜单件处理。容器类物品的擦拭宜先擦拭外面而后擦拭内面。器械擦拭应首先擦拭器械的水迹,然后再擦拭关节、齿牙等局部的水迹。管腔器械可使用压力气枪清除腔内的水分如穿刺针、妇科刮宫吸管、手术吸引管等干燥。

(4)干燥器械放置:将干燥后的器械分类、有序摆放在台面上。避免再次接触水。

(5)操作后处理:操作结束后,整理台面,物品归位。

3.操作注意事项

(1)保持擦布的清洁,擦布过湿影响干燥效果,应及时更换。

(2)操作人员注意手卫生,在洗手或手消毒后进行器械的手工干燥操作。

参考文献

1.吴欣娟.外科护理学(第6版).北京:民卫生出版社,2017.

2.申海燕,罗迎霞.泌尿外科护理健康教育.北京:科学出版社,2019.

3.胡慧.中医临床护理学.北京:人民卫生出版社,2016.

4.丁淑贞,姜秋红.泌尿外科临床护理学.北京:中国协和医科大学出版社,2016.

5.王慧,梁亚琴.现代临床疾病护理学.青岛:中国海洋大学出版社,2019.

6.彭晓玲.外科护理学(第2版).北京:人民卫生出版社,2016.

7.徐其林.外科护理学.合肥:中国科学技术大学出版社,2017.

8.徐红.外科护理学.北京:科学出版社,2019.

9.冯丽华,史铁英.内科护理学(第4版).北京:人民卫生出版社,2018.

10.魏秀红,张彩虹.内科护理学.北京:中国医药科技出版社,2016.

11.胡艺.内科护理学.北京:科学出版社,2019.

12.黄人健,李秀华.内科护理学高级教程.北京:科学出版社,2018.

13.田姣,李哲.实用普外科护理手册.北京:化学工业出版社,2017.

14.魏革,刘苏君,王方.手术室护理学.北京:化学工业出版社.2020.

15.孙育红.手术室护理操作指南(第2版).北京:科学出版社,2019.

16.郭莉.手术室护理实践指南.北京:人民卫生出版社,2020.

17.赵伟波,苏勇.实用急诊科护理手册.北京:化学工业出版社,2019.

18.金静芬,刘颖青.急诊专科护理.北京:人民卫生出版社,2018.

19.皮红英,何丽,孙建荷.手术室护理指南.北京:科学出版社,2017.

20.缪景霞,蔡娇芝,张甫婷.肿瘤内科护理健康教育.北京:科学出版社,2019.

21.刘书哲,卢红梅.肿瘤内科护理.郑州:河南科学技术出版社,2017.